KNAUR

Über den Autor:
Alexander McCall Smith veröffentlichte über achtzig Romane, u.a. die preisgekrönte Bestsellerserie »The No. 1 Ladies' Detective Agency« um Mme Ramotswe. Seine Bücher sind in über 40 verschiedene Sprachen übersetzt worden und waren Welterfolge. Alexander McCall Smith ist emeritierter Professor für Medizinrecht der Universität Edinburg und an dreizehn Universitäten mit der Ehrendoktorwürde ausgezeichnet worden. In seiner Freizeit spielt Alexander McCall Smith Fagott in einem Ensemble namens »Really terrible Orchestra«. Er lebt in Schottland.

ALEXANDER McCALL SMITH

DER TALENTIERTE HERR VARG

NEUES AUS DEM DEZERNAT FÜR HEIKLE FÄLLE

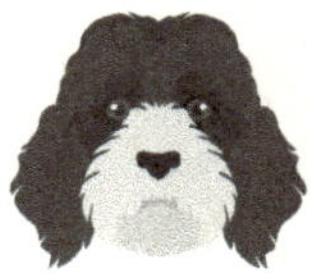

KRIMINALROMAN

Aus dem Englischen
von Alice Jakubeit

KNAUR

Die britische Originalausgabe erschien 2020
unter dem Titel »The Talented Mr Varg«
bei Little Brown, London.

Besuchen Sie uns im Internet:
www.knaur.de

Aus Verantwortung für die Umwelt hat sich die Verlagsgruppe Droemer Knaur zu einer nachhaltigen Buchproduktion verpflichtet. Der bewusste Umgang mit unseren Ressourcen, der Schutz unseres Klimas und der Natur gehören zu unseren obersten Unternehmenszielen. Gemeinsam mit unseren Partnern und Lieferanten setzen wir uns für eine klimaneutrale Buchproduktion ein, die den Erwerb von Klimazertifikaten zur Kompensation des CO_2-Ausstoßes einschließt. Weitere Informationen finden Sie unter: www.klimaneutralerverlag.de

MIX
Papier aus verantwortungsvollen Quellen
FSC® C014496

Deutsche Erstausgabe März 2022
Knaur Taschenbuch

Ein Imprint der Verlagsgruppe
Droemer Knaur GmbH & Co. KG, München

Redaktion: Sabine Blau
Covergestaltung: ZERO Werbeagentur, München
Coverabbildung: Ysbrand Cosijn/shutterstock.com
Illustrationen im Innenteil: A7880S/shutterstock.com
Satz: Adobe InDesign im Verlag
Druck und Bindung: GGP Media GmbH, Pößneck
ISBN 978-3-426-52562-3

2 4 5 3 1

Dieses Buch ist für
Lance und Pauline Butler

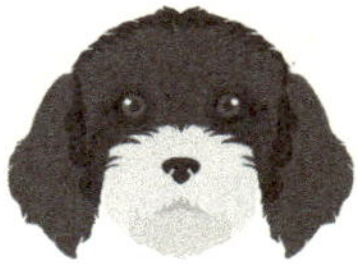

KAPITEL EINS

Vergrößerte Poren

Ulf Varg vom Dezernat für heikle Fälle fuhr mit seinem silbergrauen Saab durch eine Landschaft der kurzen Wege. Er war unterwegs zu einer eintägigen Psychotherapieveranstaltung in einem Wellnesscenter auf dem Land, und die Fahrt dorthin, dachte er bei sich, war Teil der Therapie. Vor ihm lag Südschweden, parzelliert in Bauernhöfe, die seit Generationen im Besitz derselben Familien waren. Hier und dort sprenkelten weiße Punkte das Grün, die Häuser der Leute, die dieses Land bearbeiteten. Es waren sesshafte Menschen mit langem Gedächtnis und ebenso lang gepflegten Eifersüchteleien; Menschen, deren metaphorischer Horizont dort endete, wo der Himmel auf das Land traf, was manchmal nur einen Steinwurf entfernt zu sein schien; Menschen, die nicht viel herumgekommen waren und auch nicht das Bedürfnis danach verspürten.

Er dachte über ihr Leben nach, das sich so sehr von seinem Leben in Malmö unterschied. Hier war nichts sonderlich dringend; niemand hatte Zielvorgaben zu erfüllen oder

Berichte zu schreiben. Input und Output oder Kommunikationsziele waren hier sicher kein Thema. Diese Menschen arbeiteten meistens für sich, nicht für andere; sie wussten, was ihre Nachbarn zu so ziemlich jedem Thema zu sagen hatten, denn sie hatten es alles schon einmal gehört, wieder und wieder, und es war ihnen so vertraut wie das Wetter. Sie wussten auch genau, wer wen mochte oder nicht ausstehen konnte, wem nicht zu trauen war, wer was getan hatte, auch wenn es Jahre zurücklag, und was die Folgen gewesen waren. Hier Polizist zu sein war sicher einfach, dachte Ulf, da es keine nennenswerten Geheimnisse gab. Von Straftaten würde man erfahren, beinahe bevor sie verübt wurden, wobei es sicher nicht viele gab. Die Menschen hier waren gesetzestreu und angepasst und führten ein Leben, das in engen Bahnen vorschriftsmäßig bis ins Grab verlief – und sie wussten auch schon, wo das liegen würde: gleich neben den Gräbern ihrer Eltern und Großeltern.

Ulf öffnete das Autofenster und atmete tief ein: Die Landluft roch nach irgendwelchen Blüten – Ginster, dachte er, oder die blühenden Obstbäume in der Plantage an der Straße. Bäume waren nicht Ulfs Stärke, er konnte sich nie erinnern, welcher Obstbaum welcher war, wobei er glaubte, dass er sich im Moment in einem Apfelanbaugebiet befand – oder waren es Pfirsiche? Wie auch immer, sie blühten, ein bisschen später als gewöhnlich, hatte er gehört, weil der Frühling in Schweden dieses Jahr hatte auf sich warten lassen. Genau genommen ließ alles auf sich warten, auch in Ulfs Karriere. Man hatte ihm – inoffiziell – gesagt, er sei für eine Beförderung innerhalb des Malmöer Dezernats für heikle Fälle vorgesehen, doch seit Monaten war in dieser Sache nichts weiter geschehen.

Sich von der erwarteten Gehaltserhöhung eine neue Couchgarnitur zu kaufen, zumal eine mit weichem Florentiner Leder bezogene, war keine gute Idee gewesen. Sie war ruinös teuer gewesen, und als sein Gehalt einfach nicht erhöht wurde, war er gezwungen gewesen, Geld von seinem Sparkonto aufs Girokonto zu transferieren, um diese Ausgabe zu decken. Ulf war das sehr unangenehm, da er sich gelobt hatte, sein Sparkonto vor dem sechzigsten Geburtstag, bis zu dem es noch genau zwanzig Jahre waren, nicht anzutasten. Doch zwanzig Jahre erschienen ihm wie eine sehr lange Zeit, und er fragte sich, ob er dann überhaupt noch da sein würde.

Ulf neigte nicht zu melancholischen Betrachtungen über die Situation des Menschen. Man kann im Leben nicht alles auf sich nehmen; seine Aufgabe war es, Menschen vor anderen zu schützen, die ihnen in irgendeiner Weise schaden wollten – das Verbrechen zu bekämpfen, wenn auch einen eher abseitigen Teil des kriminellen Spektrums. Er konnte nicht alles tun, befand er, konnte nicht alle Probleme der Welt auf seine Schultern laden. Wer konnte das schon? Ulf war nicht etwa desinteressiert oder verantwortungslos, er war keiner dieser Bürger, die gedankenlos Plastiktüten verwendeten. Er achtete ebenso sehr wie jeder andere darauf, seinen ökologischen Fußabdruck möglichst klein zu halten – abgesehen von dem Saab natürlich, der mit fossilem Treibstoff statt Strom betrieben wurde. Wenn man den Saab jedoch aus der Gleichung herausnahm, konnte Ulf in Gesellschaft von Umweltschützern den Kopf hocherhoben tragen, auch neben seinem Kollegen Erik, der zwar ständig über Fischbestände schwatzte, gleichzeitig aber jedes Wochenende sein Bestes gab, die verbleibenden Fische zu fangen. Erik hielt sich viel zugute auf seine Gewohnheit, die Fische, die er fing, zurück ins Wasser zu werfen, doch Ulf hatte ihn darauf hingewiesen, dass diese Fische traumatisiert waren und möglicherweise nie mehr die alten sein würden. »Geangelt zu werden ist ein einschneidendes Erlebnis für einen Fisch«, hatte er zu Erik gesagt. »Selbst wenn du ihn zurückwirfst, wird er sich nie wieder sicher fühlen.«

Erik hatte seinen Einwand einfach abgetan, doch Ulf hatte ihm angemerkt, wie betroffen er war. Und das hatte er sofort bedauert, denn es war nur allzu leicht, jemanden wie Erik zu verunsichern. Es ist schwer genug, Erik zu sein, überlegte Ulf, auch ohne noch Kritik von Menschen wie mir ausgesetzt zu sein. Ulf war ein liebenswürdiger Mensch, und obwohl Eriks Gerede über Fische anstrengend war, würde er künftig darauf achten, es sich nicht anmerken zu lassen. Er würde ihm geduldig zuhören und vielleicht sogar noch etwas lernen – wobei Ulf das für eher unwahrscheinlich hielt.

Während er den Saab über die stille Landstraße lenkte, galten seine Gedanken weniger dem Umweltschutz und den langfristigen Aussichten der Menschheit, sondern hauptsächlich einer peinlichen Angelegenheit, die sich infolge eines seiner letzten Fälle ergeben hatte. Alltägliche Vergehen überließ das Dezernat für heikle Fälle in der Regel den uniformierten Kollegen von der lokalen Polizei. Von Zeit zu Zeit kam es jedoch dazu, dass ein ansonsten banaler Fall aufgrund irgendeines besonderen politischen oder gesellschaftlichen Aspekts bei ihnen landete. So auch der Fall einer durch einen lutherischen Geistlichen verübten leichten Körperverletzung: Der Pfarrer hatte seinem Opfer eines Samstagmorgens vor den Augen von mindestens fünfzehn

Zeugen eine blutige Nase verpasst. Das an sich war schon ungewöhnlich genug, da lutherische Geistliche in der Kriminalstatistik nicht sonderlich weit oben rangierten. Doch was dieses Vergehen für das Dezernat für heikle Fälle qualifizierte, war nicht so sehr die Person des Täters, sondern die des Opfers. Die Nase, die zum Ziel besagter Körperverletzung geworden war, gehörte dem Anführer einer Gruppe reisender Roma.

»Geschützte Spezies«, hatte Ulfs Kollege Carl angemerkt.

»Tataren«, sinnierte Erik, wurde jedoch von ihrer Kollegin Anna, die die Grenzen des Zulässigen besser als jeder andere im Dezernat kannte und bei dieser altmodischen und herabsetzenden Bezeichnung die Augen verdrehte, scharf korrigiert.

»Das sind keine Tataren, Erik. Es sind Resande, eine reisende Minderheit.«

Ulf entschärfte die Situation. »Erik verweist nur auf die Unsensibilität anderer Menschen. Er lenkt unsere Aufmerksamkeit auf die Haltung, die zu Vorfällen wie diesem führt.«

»Außer er hatte es verdient«, murmelte Erik.

Das ignorierte Ulf und betrachtete stattdessen die Fotos der fraglichen Nase, die der Akte beilagen. Sie waren in der Notaufnahme des Krankenhauses gemacht worden, als noch Blut aus dem linken Nasenloch rann. Abgesehen davon schien es eine ganz gewöhnliche Nase zu sein; allerdings fiel Ulf auf, dass die Poren auf den Nasenflügeln leicht vergrößert waren.

»Hier sind seltsame kleine Löcher«, sagte er, stand auf und reichte die Akte an Anna weiter, deren Schreibtisch – einer von vieren im Raum – seinem am nächsten stand. »Sieh dir die Haut dieses armen Mannes an.«

Anna betrachtete das Foto. »Vergrößerte Poren«, sagte sie. »Fettige Haut.«

Carl sah von dem Bericht auf, den er gerade schrieb. »Kann man dagegen irgendwas tun? Manchmal, wenn ich in den Spiegel sehe – ich meine, wenn ich mir meine Nase genau ansehe –, dann sehe ich kleine Pünktchen. Ich hatte mich schon gefragt, was das ist.«

Anna nickte. »Das Gleiche – und völlig normal. Man findet sie an Stellen, an denen die Haut von Natur aus fettig ist. Sie dienen als eine Art Abfluss.«

Carl wirkte interessiert. Er betastete die Haut um seine Nase. »Und kann man etwas dagegen tun?«

Anna gab Ulf die Akte zurück. »Wasch dir das Gesicht. Verwende einen Gesichtsreiniger. Und dann kannst du für besondere Gelegenheiten einen Eiswürfel daran halten. Dadurch zieht sich die Haut zusammen, und die Poren sehen kleiner aus.«

»Oh«, sagte Carl. »Eis?«

»Ja«, bestätigte Anna. »Aber das Wichtigste ist, die Haut sauber zu halten. Du trägst kein Make-up, nehme ich an ...«

Carl lächelte. »Noch nicht.«

Anna verwies darauf, dass manche Männer es taten. »Heutzutage kann man alles tragen. Da ist dieser Mann im Café auf der anderen Straßenseite – ist dir der schon mal aufgefallen? Er trägt Rouge – ziemlich viel sogar. Der muss vorsichtig sein – wenn er das Make-up nicht gründlich entfernt, könnte es seine Poren verstopfen.«

»Warum macht er so was?«, fragte Carl. »Ich kann mir nicht vorstellen, mir das Gesicht mit Chemikalien zu verkleistern.«

»Weil er so gut wie möglich aussehen möchte«, erwiderte Anna. »Weißt du, die meisten Menschen sehen nicht so aus, wie sie aussehen möchten. Das ist ein bisschen traurig, schätze ich, aber so ist es.«

»Sehr merkwürdig«, sagte Ulf, dachte dabei aber eher an ihren Fall denn an Kosmetik.

Der Angriff auf den Rom hätte vielleicht zu einer raschen und unkomplizierten Verurteilung des Täters geführt, wenn es nicht so gewesen wäre, dass kein einziger der fünfzehn Augenzeugen zur Aussage bereit war. Vier von ihnen sagten, sie hätten gerade in die andere Richtung geblickt; fünf gaben an, ihre Augen seien zufällig geschlossen gewesen, als der Angriff erfolgte; einer behauptete tatsächlich, er habe geschlafen; und die übrigen erklärten, sie könnten sich nicht an den Vorfall erinnern und bezweifelten sehr, ob er überhaupt stattgefunden hatte. Damit blieben das Opfer und der Pfarrer. Für das Opfer war die Sache klar: Während er auf einem öffentlichen Platz seinen Angelegenheiten nachgegangen sei, sei ein Fremder im Gewand eines Geistlichen zu ihm gekommen und habe ihn auf die Nase geboxt. Und zwar nur, weil er ein Rom sei, sagte er.

»Wir sind daran gewöhnt, dass die Sesshaften uns so behandeln. Sie gönnen uns unsere Freiheit nicht.«

Der Pfarrer wiederum behauptete, plötzlich habe ein Wildfremder vor ihm gestanden und sich in eine unbegreifliche Schmährede so hineingesteigert, dass er sich die Nase an einem Laternenpfeiler gestoßen habe. Er selbst sei so besorgt über die Verletzung dieses Unglücklichen gewesen, dass er ihm sein eigenes Taschentuch angeboten habe, damit er sich das Blut abwischen konnte. Dieses Angebot sei auf das Unhöflichste verschmäht worden. Die Unterstellung, er habe diesen Mann angegriffen, sei abscheulich und offenkundig falsch.

»Manche Menschen sind schreckliche Lügner«, schloss der Pfarrer. »Gott segne sie, aber sie haben wirklich überhaupt kein Schamgefühl. Nicht, dass ich hier auf irgendeinem bestimmten Personenkreis herumhacken wollte, das verstehen Sie sicher.«

Ulf legte Opfer und Angreifer nahe, die ganze Sache durch eine gegenseitige Entschuldigung beizulegen.

»Wenn es unmöglich ist, festzustellen, was tatsächlich geschehen ist«, erklärte er, »dann ist es manchmal am besten, die Sache auf sich beruhen zu lassen. Es gibt unterschiedliche Sichtweisen eines Konflikts – wie in diesem Fall –, aber wenn beide Seiten sich in der Lage sehen, die Sache beizulegen …«

Die Körpersprache des Opfers machte deutlich, dass dieser Vorschlag von ihm nicht gut aufgenommen wurde. Der Mann schwoll regelrecht an, in seinem Hals schien sich ein gefährlicher Druck aufzubauen, und seine Augen wurden schmal vor Wut.

»Die Nase eines Rom zählt also weniger als die anderer«, zischte er. »Wollen Sie das sagen?«

»Ich fälle hier kein Urteil über Ihre Nase«, sagte Ulf gelassen. »Und soweit es uns betrifft, sind alle Nasen gleich – das versichere ich Ihnen.«

»Das sagen Sie«, fuhr das Opfer ihn an. »Aber wenn es hart auf hart kommt, läuft es anders, oder?« Seine laute Stimme klang beleidigt. Er funkelte Ulf an, dann fuhr er fort: »Meine Nase ist so schwedisch wie Ihre.«

Ulf erwiderte seinen Blick. Aggression verärgerte ihn immer, und dieser Mann, dachte er, war unnötig aggressiv. Gleichzeitig war ihm bewusst, dass er es mit einem Angehörigen einer Minderheit zu tun hatte, die viele nicht mochten. Das ging sicher nicht spurlos an einem vorüber.

Daher erwiderte er versöhnlich: »Selbstverständlich. Das habe ich gar nicht in Abrede gestellt.«

»Aber Sie wollen ihn einfach so davonkommen lassen, oder? Berechtigte Körperverletzung? Ist es das?«

Das traf Ulf. »Vili…« Er brach ab.

Der Name des Beschwerdeführers wollte ihm nicht einfallen. Er stand in der Akte, doch die hatte er nicht zur Hand. Da ihm gerade Diskriminierung vorgeworfen wurde, war dieser Lapsus Memoriae besonders unglücklich. An den Namen des Pfarrers erinnerte er sich, doch nicht an den des anderen Mannes. »Vili…«

»Da!«, zischte das Opfer. »Sie machen sich nicht mal die Mühe, sich meinen Namen zu merken.«

Ulf schluckte schwer. »Tut mir leid.«

Jetzt fiel er ihm wieder ein, und er fragte sich, wie er ihn hatte vergessen können. Viligot Danior.

»Tut mir leid, Viligot. Ich habe viel um die Ohren. Von überall werden Probleme an mich herangetragen, und manchmal fällt es mir schwer, alles im Kopf zu behalten. Jedenfalls möchte ich Ihnen sagen, dass ich die Sache nicht auf sich beruhen lassen werde. Ich verstehe, wie Sie sich fühlen, und bin entschlossen, dafür zu sorgen, dass der Pfarrer zur Verantwortung gezogen wird.«

Viligot entspannte sich sichtlich. »Gut. Das ist sehr gut.«

»Und daher werde ich mich dafür aussprechen, dass er angeklagt wird. Dann muss der Richter entscheiden, wem er glaubt. Es wird Aussage gegen Aussage stehen. Hoffen wir einfach, dass das Gericht herausfindet, wer die Wahrheit sagt.«

»Das bin ich«, sagte Viligot hastig.

»Wenn Sie das sagen«, erwiderte Ulf, »dann will ich Ihnen glauben, solange man mich nicht vom Gegenteil überzeugt. Schließlich kommt eine blutige Nase nicht aus dem Nichts.«

»Zumal es auf dem fraglichen Platz gar keine Laternenpfeiler gibt«, sagte Viligot.

Ulf dachte kurz nach. Dann lächelte er. »Ich denke, Sie haben mich gerade überzeugt.«

Als man dem Richter ein Foto des Tatorts vorlegte, war auch er überzeugt, sehr zum Ärger der Verteidigung. Wo, wurde der Angeklagte gefragt, ist der Laternenpfeiler, mit dem Viligot zusammengestoßen sein sollte? Damit stand die Verurteilung des Pfarrers fest. Er wurde mit einer Geldstrafe belegt und streng verwarnt.

»Ein Geistlicher hat eine besondere Pflicht zur Redlichkeit«, sagte der Richter. »Und Sie haben in diesem Punkt eklatant versagt.«

Ulf fand, der Gerechtigkeit sei Genüge getan. Viligot war grundlos angegriffen worden, weil er einem ungeliebten Teil der Gesellschaft angehörte. Von Pfarrern durfte man vielleicht mehr Toleranz als vom Durchschnittsbürger erwarten, aber vermutlich gab es unter ihnen auch solche, die vulgäre Vorurteile und Ressentiments hegten. Dennoch war es ein sonderbarer Fall, und Ulf war sich nicht völlig sicher, ob er wirklich bis zum Kern der Angelegenheit vorgedrungen war.

Das kam später – nicht einmal eine halbe Stunde nach Ende der Gerichtsverhandlung. Als Ulf den Gerichtssaal verließ, um sich in einem nahe gelegenen Café einen Cappuccino zu besorgen, kam einer der widerspenstigen Augenzeugen zu ihm, die nichts gesehen hatten: der Briefträger, der zum Zeitpunkt der Auseinandersetzung vorbeigegangen war, doch in die andere Richtung gesehen hatte.

»Ulf Varg«, sagte der Briefträger, »ich hoffe, Sie sind zufrieden.«

Ulf sah den Mann warnend an. »Und was wollen Sie damit sagen?«

Doch der Briefträger ließ sich nicht einschüchtern. »Der Mann dahinten.« Er deutete mit dem Kopf verächtlich zum Gerichtsgebäude. »Dieser Danior ...« Er spuckte den Namen regelrecht aus. »Wissen Sie etwas über ihn? Wissen Sie, was er tut?«

Ulf zuckte die Achseln. »Ich weiß, dass er ein Reisender, ein Rom ist, falls Sie das meinen. Aber diese Menschen haben die gleichen Rechte wie Sie und ich, ähm ...«

»Johansson.«

»Nun, Johansson, das Gesetz unterscheidet da nicht.«

Johansson lächelte. »Ach, das weiß ich, Ulf. Das müssen Sie mir nicht sagen. Aber wissen Sie, was Viligot Danior getan hat? Wissen Sie, warum der Pfarrer getan hat, was er getan hat?«

Ulf musterte den Briefträger und dachte an die Sturheit der Zeugen – fünfzehn Personen. Fünfzehn! Da musste doch irgendjemand etwas gesehen haben.

»Ich dachte, Sie hätten nichts gesehen.«

»Das hat nichts damit zu tun, was ich gesehen oder nicht gesehen habe«, gab der Briefträger zurück. »Ich rede von dem, was Danior getrieben hat. Er und diese Söhne von ihm. Von denen gibt es drei. Üble Burschen, jeder Einzelne von ihnen. Von oben bis unten tätowiert.«

Ulf wartete.

»Sie stehlen Reifen«, erzählte der Briefträger. »Wir sind eine kleine Stadt da draußen, Ulf, und uns allen wurden Autoreifen gestohlen. Sie kamen bei uns in der Gegend an, und als Nächstes – Überraschung, Überraschung – verschwanden unsere Reifen. Sie montieren sie einfach ab – manchmal auch die gesamten Räder.«

»Danior macht das, sagen Sie?«

Der Briefträger nickte.

Ulf runzelte die Stirn. »Und die örtliche Polizei? Was sagt die dazu?«

Da musste der Briefträger lachen. »Denen hat man verboten, sie unter Druck zu setzen. Hat irgendwas mit der Sensibilität der Gemeinschaft zu tun. Die Polizei guckt einfach weg.«

Wie du auch, dachte Ulf. Und dennoch ...

»Tja, Danior und seine Söhne haben dem Pfarrer die Räder gestohlen. Er hat einen Volvo – ein schönes Auto. Aber zwei seiner Räder wurden geklaut, dazu ein weiterer Reifen und der Reservereifen.«

Ulf seufzte. »Und woher weiß er, dass es Danior war?«

»Weil er einen von seinen Söhnen dabei gesehen hat. Er ist ihm noch hinterhergerannt, aber der Bursche ist in ein Auto gesprungen und hat sich aus dem Staub gemacht. Und als Danior ihm das nächste Mal in der Stadt über den Weg lief, hat er die Beherrschung verloren und ihm eine gelangt.« Der Briefträger hielt inne. »Das könnte jedem passieren. Sogar Ihnen, wissen Sie – nichts für ungut.«

Ulf schwieg. Er stellte sich vor, wie er sich fühlen würde, wenn jemand die Reifen seines Saab stehlen würde. Und dennoch war der Sinn eines Justizsystems, die Menschen davon abzuhalten, dass sie die Sache selbst in die Hand nahmen und über diejenigen, die ihnen unrecht getan hatten, herfielen. Genau darum ging es doch. Und dennoch …

Wieder seufzte er. Mit einem Mal war er so müde, als lasteten das gesamte Staatsgefüge und dessen Grundlagen auf ihm.

»Das tut mir leid«, sagte er. »Aber wir können nicht zulassen, dass jemand andere Menschen wegen etwas, was sie getan haben, angreift. Das geht einfach nicht.«

Der Briefträger sah zu Boden. »Manchmal frage ich mich, was aus diesem Land geworden ist.«

Ulf sah ihn an. »Das verstehe ich.«

»Ach ja?«

Ulf nickte. »Es ist nicht so einfach, wie Sie denken, Johansson. Wirklich nicht.«

Und dann war es sogar noch komplizierter geworden. Vor drei Tagen war Ulf abends nach Hause gekommen und hatte eine Nachricht von Agnes Högfors, seiner Nachbarin, gefunden. Ein großes Paket sei für ihn abgegeben worden, schrieb sie, und sie habe es angenommen. Es werde auf ihn warten, wenn er Martin abhole. Martin war Ulfs Hund, auf den Frau Högfors tagsüber aufpasste. Sie mochte ihn sehr gern und Martin sie ebenfalls.

Das Paket war unbeholfen in schlichtes braunes Papier eingeschlagen. Ulf nahm es mit in seine Wohnung, wo er einen silbernen Saab-Kühlergrill auswickelte, vom Alter und Stil her genau das, was er gesucht hatte. Sein eigener Kühlergrill war beschädigt und musste ausgetauscht werden, und hier war exakt das Ersatzteil, das er brauchte.

Es lag eine Nachricht bei. »Ulf Varg«, stand da. »Danke, dass Sie sich für mich eingesetzt haben. Sie sind ein ehrlicher Mann, Ulf, und ich dachte, das gefällt Ihnen vielleicht.

Mir war aufgefallen, dass Ihr Auto einen neuen braucht. Mit Dank, Viligot.«

Es gab ein Prozedere für dergleichen, und Ulf wusste, dass er dieses Geschenk sofort zurückgeben sollte. Er wollte das auch tun und fuhr am folgenden Tag dorthin, wo er Viligot ursprünglich befragt hatte: zu einem Campingplatz außerhalb der Stadt, in der die Straftat begangen worden war. Doch von Viligot, seinen Söhnen oder sonst jemandem war nichts zu sehen.

»Die haben sich aus dem Staub gemacht, Gott sei Dank«, sagte eine Frau, als Ulf in der Stadt nachfragte. Dann fügte sie hinzu: »Die haben die meisten unserer Reifen geklaut – und noch andere Autoteile.«

Ulf spürte, wie er rot wurde. Der Saab-Kühlergrill war gestohlen – und jetzt lag er in seinem Auto auf dem Rücksitz, gut sichtbar für jeden, der vorbeiging und einen Blick durchs Fenster warf. Er dankte der Frau und fuhr nach Hause, stellte den Saab ab, nahm den Kühlergrill vom Rücksitz und brachte ihn wieder in seine Wohnung. Es war niemand zu sehen, doch er spürte, dass er durch mehr als ein Fenster beobachtet wurde. Als er den Blick hob, sah er eine Bewegung an einem der Nachbarfenster. Nun gab es mindestens einen Zeugen für seinen Umgang mit Diebesgut.

Er wusste, was er zu tun hatte. Im Handbuch für korrektes Polizeiverhalten stand ziemlich eindeutig, dass Geschenke von Personen, mit denen man beruflich Umgang hatte, an den Schenkenden zurückzugeben sind. Unter gewissen Umständen – wie beim Geschenk eines dankbaren Bürgers, der durch die Rückgabe gekränkt wäre – durfte man es behalten, doch nur mit offizieller Genehmigung aus dem Polizeipräsidium. Wenn ein Geschenk als gestohlen galt, musste es einem Vorgesetzten übergeben werden, zusammen mit einem Bericht über die Gründe für die Schlussfolgerung, dass es gestohlen war. Dies hatte innerhalb von vierundzwanzig Stunden nach Erhalt des Geschenks zu geschehen. Ulf hatte auch vorgehabt, das zu tun, doch dann war es ihm entfallen.

Nun waren drei Tage vergangen, und es war zu spät dafür, es sei denn, er würde in seinem Bericht den Zeitpunkt des Erhalts fälschen. Und Ulf würde niemals absichtlich lügen, schon gar nicht in einem offiziellen Formular.

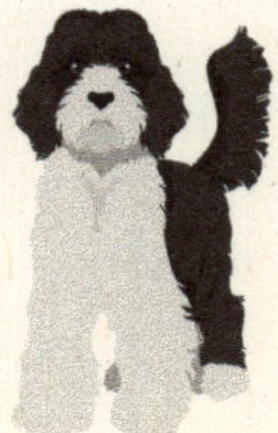

KAPITEL ZWEI

Zur Verteidigung von Stereotypen

Von der Straße aus war das Schild mit der Aufschrift »Dein inneres Selbst: hier entlang« kaum zu sehen, doch Ulf erkannte sein Ziel von dem Foto in der Broschüre, die Dr. Svensson ihm gegeben hatte. Darin wurden die Aktivitäten des Zentrums dargestellt, auch die samstägliche Gruppenveranstaltung zum Thema »Löse deine Vergangenheit auf«, die Dr. Svensson ihm empfohlen hatte.

»Wir haben zweifelsohne Fortschritte gemacht«, hatte der Therapeut gesagt, »aber manchmal ist es hilfreich, eine andere Sicht auf die Dinge zu bekommen, und ›Löse deine Vergangenheit auf‹ wird von einem sehr guten Freund von mir geleitet, einem Deutschen, Hans Ebke. Er praktiziert jetzt in Stockholm, aber die Leute vom Max-Planck-Institut unten in Leipzig haben ihn sehr geschätzt. Wirklich sehr geschätzt.«

Ulf war sich nicht sicher, ob er tatsächlich nennenswerte Fortschritte gemacht hatte.

Diese Unsicherheit hinsichtlich des Nutzens der teuren Sitzungen beim Psychoanalytiker hätte Ulf vielleicht bewogen, die Therapie zu beenden, doch er empfand ein beinahe abergläubisches Widerstreben dagegen. Und es war zweifelsohne interessant, musste er zugeben, in die Tiefen des Unterbewusstseins einzutauchen – jedenfalls manchmal. Bei anderen Gelegenheiten hatte er den Eindruck, das Unterbewusstsein sei zu solcher Banalität fähig, dass man es vielleicht besser in Ruhe ließe, so wie man es auch mit anderem Plunder im Leben tat. Von diesen beunruhigenden Gedanken erzählte Ulf Dr. Svensson nichts; vielleicht würden sie zu gegebener Zeit auf der Psychoanalysecouch ans Licht gezerrt.

Ulfs Kollegin Anna hegte große Zweifel am Nutzen seiner Therapie. »Ehrlich, Ulf, ich weiß nicht, warum du das alles überhaupt machst. Du bist der ausgeglichenste, entschlossenste Mensch, den ich kenne. Und das schließt Jo und mich mit ein.«

Jo war Annas Ehemann, ein sanftmütiger und weitgehend unauffälliger Anästhesist. Dr. Svensson bezeichnete ihn als Ulfs Rivalen, doch soweit es Ulf betraf – jedenfalls soweit es sein Bewusstsein und sein Über-Ich betraf –, entbehrte diese Annahme jeder Grundlage, denn Ulf war zu dem Schluss gekommen, dass er wegen seiner Zuneigung zu Anna nie etwas unternehmen durfte. Sie war eine Kollegin und eine verheiratete Frau, und diese beiden Faktoren machten jede emotionale Verstrickung zwischen ihnen unmöglich. Wie könnte er auch nur in Erwägung ziehen, dachte er, irgendetwas zu tun, was Annas geregeltes Leben mit ihrem Mann und ihren zwei Töchtern, die beide vielversprechende Wettkampfschwimmerinnen waren, beeinträchtigte? Wie könnte er?

Doch nun deutete Anna hier implizit an, sie und ihr Mann seien weniger ausgeglichen und entschlossen als er. Ulf bezweifelte das: Sie hatten eine perfekte Zwei-Kind-Familie zustande gebracht; er dagegen war ein lediger Kriminalpolizist, der sich in Therapie befand und allein mit einem hörgeschädigten Hund lebte.

»Die Menschen wollen nicht, dass ihre Freunde erfolgreich sind«, hatte Dr. Svensson Ulf einmal erklärt. »Der Erfolg eines Freundes unterstreicht unsere eigenen Misserfolge. Wir wollen nicht, dass unsere Freunde mehr Geld haben als wir; und übrigens auch nicht mehr Freunde. Sehen Sie, Ulf, Neid ist tief in unserer Psyche verwurzelt.«

»Aber wenn dieser Neid so allgegenwärtig ist«, fragte Ulf, »bedeutet das dann, dass wir uns niemals über das Glück anderer freuen können?«

»Auf einer bestimmten Ebene können wir eine solche Freude empfinden«, erwiderte Dr. Svensson. »Aber sie wird immer oberflächlich bleiben. Tief im Inneren, im Innersten unseres Wesens, begrüßen wir es nicht, wenn andere Glück im Leben haben.«

Im Innersten unseres Wesens ... Diese Formulierung brachte Ulf ins Grübeln. Von Zeit zu Zeit sprach Dr. Svensson von diesem Innersten unseres Wesens, erklärte jedoch nie genau, wo es seinen Sitz hatte. Allerdings bezweifelte Ulf nicht, dass es existierte. Immer wenn er es mit einem Fall von unerhörter menschlicher Grausamkeit zu tun bekam, wurde er sich des Innersten seines Wesens bewusst, denn dann krampfte sich sein Magen zusammen, und der Magen, stellte er sich vor, musste ganz in der Nähe des Innersten seines Wesens liegen, wenn er nicht sogar sein Sitz war.

Hatte das Innerste seines Wesens etwas mit seiner Haltung zu Annas Ehe zu tun? Falls er nicht wollte, dass sie in ihrer Ehe glücklich war, waren die Gründe dafür vielleicht schlicht und ergreifend Eigennutz und Berechnung, weil es für ihn selbst so am besten war. Oder war es womöglich blinder Neid – weil er selbst schon nach so kurzer Ehe wieder allein gewesen war? Ein Teil von ihm, erkannte er – sein Es –, würde ein Zerwürfnis zwischen Anna und Jo sehr begrüßen, denn dann hätte er freie Bahn und könnte sein unleugbares Begehren befriedigen, eine Affäre mit Anna zu beginnen. Das war typisch für das Es – dem Es ging es immer um animalische Befriedigung, den Sexualtrieb, Hunger, es wollte sich das Begehrte nehmen und es verzehren.

Wie viel stärker, dachte Ulf, war die Position derer, die sich den Begierden des Es verweigerten; die in ihrer Erhabenheit über dem Fleischlichen schwebten. Selbstverständlich war das illusorisch. Auch der Asket, der Heilige, der, der Verzicht übte, sie alle hatten in der Regel ihre schmutzigen Geheimnisse, ihre verborgenen Begierden, ihre Fehltritte. Das Es ließ sich nicht einfach beiseiteschieben; es verlangte Aufmerksamkeit und bekam sie normalerweise auch.

Vielleicht konnte Hans Ebke ein wenig Licht in diese Angelegenheit bringen, dachte Ulf, während er über die lange Auffahrt zum Wholeness Centre fuhr. Allerdings hatte Dr. Svensson ihn vorgewarnt, dass der Tag Gruppenarbeit beinhalte, und Ulf wusste nicht recht, ob er einer ganzen Schar fremder Menschen von seinen Gefühlen für Anna erzählen wollte. Nicht einmal Dr. Svensson, der der Schweigepflicht unterlag, wusste davon, und Menschen, die keiner solchen Pflicht unterlagen, wollte Ulf gewiss nicht davon erzählen.

Falls also das Thema Neid zur Sprache käme, was ja gut möglich war, konnte er wohl kaum zugeben, dass er davon geplagt wurde, denn dann würden die anderen Teilnehmer die naheliegende Frage stellen: Worauf bist du neidisch? Darauf konnte er wohl schlecht antworten: »Ich bin neidisch, wenn ich an meine attraktive Kollegin denke, die zwei Kinder und einen Mann hat, der ständig Leute einschlafen lässt.«

Der arme Jo mit seinen Gasen und Masken und so weiter und seiner schrecklich ernsthaften Art, die manche einschläfernd nennen mochten; bei diesem Gedanken verspürte Ulf eine gewisse Traurigkeit.

Er stellte den Saab auf dem kleinen Parkplatz neben dem Gebäude ab. Andere waren vor ihm eingetroffen, denn es standen sechs Fahrzeuge da. Ulf musterte sie, und sein kriminalistischer Verstand beschäftigte sich bereits mit der Frage, welchen der Wagen Dr. Ebke fuhr und welche den Teilnehmern gehören mochten. Dies setzte natürlich voraus, dass Dr. Ebke schon eingetroffen war – aber daran bestand kein Zweifel. Dr. Ebke war ja Deutscher, und bisher hatte Ulf noch nie einen unpünktlichen Deutschen kennengelernt. Er selbst kam zu spät – etwa eine Viertelstunde nach der Uhrzeit, die im Brief aus der Verwaltung des Wholeness Centre angegeben war. Dr. Ebke war also garantiert schon hier. Damit blieben fünf Autos, und dem besagten Brief zufolge gab es außer ihm noch vier weitere Teilnehmer. Einer der Wagen musste folglich der Person gehören, die in der Verwaltung arbeitete und Ulf seine Anmeldebestätigung geschickt hatte. In einer Anlage zum Brief waren die Namen der Teilnehmer aufgelistet, versehen mit den kurzen biografischen Angaben, um die sie alle gebeten worden waren. Man hatte sie darauf hingewiesen, dass diese Angaben allen Teilnehmern zur Verfügung gestellt würden, und ihnen geraten, nichts preiszugeben, was die anderen nicht erfahren sollten. Man durfte aber ein Pseudonym verwenden, sollte jemand sich damit wohler fühlen, und als

Ulf sich die Teilnehmerliste durchlas, sah er, dass drei der anderen von dieser Möglichkeit Gebrauch gemacht hatten.

Die biografischen Angaben hatte Ulf mit Interesse gelesen. Es waren zwei Frauen und zwei Männer. Die erste Frau auf der Liste hieß Henrietta. Ein Sternchen neben dem Namen wies darauf hin, dass das ein Pseudonym war.

»Ich bin Wolleinkäuferin«, hatte Henrietta angegeben. »Ich bin unverheiratet und kaufe Wolle für Textilunternehmen. Manchmal reise ich nach Australien. Ich mag Wandteppiche, Handarbeit und tanze gern Salsa.« Dann folgte ein kurzer Absatz zu ihren Gründen für die Psychotherapie. »Ich habe das Gefühl, dass ich mir das schuldig bin«, hatte sie geschrieben.

Ulf wandte sich dem zweiten Eintrag zu. Er stammte von Ebba, die wie Ulf selbst kein Pseudonym verwendete, aber ihren Nachnamen nicht angegeben hatte. »Ich heiße Ebba«, hatte sie geschrieben, »und arbeite in einer Kreativagentur. Ich schreibe Werbetexte und entwickele manchmal auch Marketingideen – wenn mir etwas einfällt! Mein Problem ist meine Unschlüssigkeit, aber ich arbeite daran. An einer Gruppentherapie nehme ich zum ersten Mal teil, und ich freue mich wirklich darauf. Oder doch nicht?«

Ulf lächelte.

Als Nächste kamen Olaf, der gestand, er sei einige Jahre lang wegen »beunruhigender Impulse« in Behandlung gewesen, und schließlich Peter, ein Pilot. Er litt unter einer milden Zwangsneurose, die er zu überwinden hoffte, bevor er eine Fortbildung begann, die ihn befähigen würde, eine neue Generation von Jets zu fliegen. Würde die Vorflugkontrolle Peter jemals zufriedenstellen, oder würde er sie endlos wiederholen müssen, bis der Tower ihn schließlich fragte, ob er noch zu starten beabsichtige?

Ulf betrachtete die parkenden Autos. Es war kein neues Modell darunter, und mit einer Ausnahme waren alle Wagen bodenständig und schlicht. Das eine Auto, das herausstach, war ein Porsche – und der hatte eindeutig schon bessere Zeiten gesehen. Ulf kam zu dem Schluss, dass er vermutlich Peter gehörte; ein Porsche passte weder zum ästhetischen Empfinden einer Wolleinkäuferin und Textilkennerin, noch war das ein Auto für einen entscheidungsschwachen Menschen. Ebba fuhr sicher den langsamsten Wagen, dachte Ulf, denn so blieb ihr genügend Zeit, um sich zu entscheiden, ob sie links oder rechts abbiegen sollte – eine solche Bedenkzeit gewährte ein Porsche einem nicht. Das bedeutete, dass der kleine untermotorisierte Fiat, der früher unter dem liebevollen Spitznamen Bambino bekannt gewesen war, Ebba gehören musste.

Neben dem Porsche gab es ein weiteres deutsches Auto, einen Mercedes-Benz, und Ulf kam zu dem Schluss, dass er Dr. Ebke gehörte. Unter Druck gesetzt, würde er einräumen, dass man das denkfaul finden konnte, da seine Annahme auf Stereotypen beruhte, doch er hatte das schon so oft erlebt, und sollte man etwa das Ergebnis empirischer Beobachtung auf dem Altar der Unvoreingenommenheit opfern? Deutsche mochten deutsche Autos. So war es nun einmal. Und sie setzten ihrerseits empirische Beobachtung ein, um etwas zu rechtfertigen, was in den Augen anderer nichts als oberflächliche, nationalistische Bevorzugung sein mochte. Deutsche Autos waren gut, damit konnte man nichts falsch machen. Die Deutschen wussten das und wählten ihre Autos dementsprechend aus.

Somit müsste der Mittelklasse-Mercedes-Benz, der vom Eingang aus auf dem zweiten Parkplatz stand, Dr. Ebkes sein, während der Wagen, der direkt neben dem Eingang stand, der Verwaltungsangestellten gehörte, die natürlich als Erste eingetroffen war, um das Gebäude aufzuschließen. Damit blieben zwei Autos, von denen eines hinten dunkel getönte Scheiben hatte. Dieser Wagen gehörte jemandem, der etwas zu verbergen hatte, und wurde folglich von Olaf gefahren, der beunruhigende Impulse hatte. Die Scham konnte einem die Wahl des Autos anscheinend ebenso diktieren wie der Stolz. Das letzte Fahrzeug konnte nunmehr Henrietta zugeschrieben werden. Es war ein spanisches Modell, ein Seat ... Salsa-Tanz, dachte Ulf, was sein Urteil bestätigte.

Er fand die übrigen Teilnehmer im Sitzungsraum bei einem Kaffee um Dr. Ebke versammelt.

»Ein Kaffee vorab«, sagte Dr. Ebke und schüttelte Ulf die Hand. »Ich dachte, wir lernen uns vor unserer ersten Sitzung schon mal ein bisschen kennen.« Er hielt inne. »Ihre biografischen Angaben waren übrigens sehr knapp. Das ist natürlich in Ordnung, aber finden Sie nicht auch, dass sie ziemlich knapp waren?«

»Man will sich ja nicht aufdrängen«, entgegnete Ulf.

»Nein, natürlich nicht«, sagte Dr. Ebke hastig. »Aber Sie haben uns nicht gesagt, was Sie machen.«

»Ist das denn notwendig?«, fragte Ulf.

Dr. Ebke trank einen Schluck Kaffee und sah Ulf durchdringend an. »Unsere Arbeit definiert uns, meinen Sie nicht?«

Ulf zuckte die Achseln. »Wenn wir uns unsere Arbeit aussuchen, ja. Aber viele Menschen machen etwas, was sie sich nicht ausgesucht haben, meinen Sie nicht? Viele Menschen rutschen in ihren Beruf, weil ... nun, durch Zufall oder sogar durch ein Erbe, nicht wahr? Bei Bauern ist das so, glaube ich. Bauern sind Bauern, weil ihre Eltern auch Bauern waren.«

Dr. Ebke lachte. »Ich sehe schon, bei Ihnen muss ich auf Zack sein. Aber sagen Sie, was machen Sie denn nun?«

Ulf antwortete nicht sofort. An Dr. Ebkes Verhalten war etwas, was ihn reizte. Und welches Recht hatte er auf Informationen, die Ulf vielleicht nicht mitteilen wollte?

»Ich bin Ingenieur.« Er hatte keine Ahnung, warum er das gesagt hatte, es sei denn, um seine Privatsphäre zu schützen. Das war natürlich kindisch von ihm, aber nun, da es gesagt war, konnte er sich ja schlecht berichtigen.

Doch das war gar nicht nötig. »Ingenieur?«, wiederholte Dr. Ebke. »Wie eigenartig. Ich dachte, Sie wären Kriminalpolizist.«

Ulf starrte den Therapeuten an. »Und warum haben Sie dann überhaupt gefragt? Wenn Sie es bereits wussten, warum haben Sie mich danach gefragt?«

Diese direkte Frage schien Dr. Ebke aus dem Konzept zu bringen. Unvermittelt sah er ostentativ auf die Uhr.

»Du meine Güte. Schon so spät. Wir sollten anfangen.« Er stand auf. »Später haben wir noch genug Zeit, um uns zu unterhalten, Ulf.«

Ulf beobachtete, wie Dr. Ebke die Teilnehmer zusammenrief. Am Fenster stand eine Gruppe von Sesseln zu einem Kreis angeordnet. Dorthin setzten sie sich und wurden einander von Dr. Ebke förmlich vorgestellt.

»Ulf wird uns gewiss später mehr über sich erzählen«, sagte Dr. Ebke, als er zu Ulf kam. Dabei warf der Therapeut ihm einen Seitenblick zu, und Ulf sah weg. Er hatte beschlossen, Dr. Ebke nicht zu mögen, doch aus Respekt für

Dr. Svensson würde er bis zum Ende durchhalten. Es war ein vergeudeter Samstag, dachte er, aber was andererseits hätte er sonst getan? Da gab es wirklich nicht viel – vielleicht ein längerer Spaziergang mit Martin oder ein Besuch bei seiner Cousine, die gerade ihr zweites Kind bekommen hatte und es ihm gern zeigen würde, weil sie es nach ihm benannt hatte.

»Ulf ist ein so schöner Name«, hatte die Cousine gesagt. »Sowohl Otto als auch ich fanden ihn perfekt.«

Er würde ein Geschenk für den kleinen Ulf aussuchen müssen. Was schenkte man einem Baby? Etwas aus Silber, dachte er, mit einer Inschrift: »Für Ulf von Ulf«, mit Datum. Wohlgemerkt, Silber war teuer – und er hatte gerade erst diese teure Sitzgarnitur gekauft. Also würde der kleine Ulf vielleicht eher etwas aus Zinn bekommen – ein Baby merkte so etwas schließlich nicht. Auch die Kosten der Gravur konnte man senken, wenn man »Für U von U« oder sogar nur »U« nahm.

Olaf sagte: »Ich würde Ihnen gern etwas erzählen, worüber ich noch nie gesprochen habe – mit niemandem.«

Dr. Ebke nickte ermutigend. »Nun, Olaf, deswegen sind wir ja hier. Der Sinn einer Gruppentherapie ist es, die Bürde mit anderen zu teilen. So nennen wir das: die Bürde mit anderen teilen.«

Henrietta sagte: »Ja. Ja. Ich habe schon immer geglaubt, dass eine Bürde leichter wird, wenn man sie mit anderen teilt. Wirklich. Jedenfalls nach meiner Erfahrung.«

Das schien Dr. Ebke zu freuen. »Henrietta hat ganz recht, wissen Sie. Alles wird leichter, wenn andere Menschen einem tragen helfen. Das gilt für alles – ein Paket, einen Rucksack … alles.«

Ulf runzelte die Stirn. Wie sollte denn ein Rucksack von mehr als einer Person getragen werden? Es war doch der Witz am Rucksack, dass man ihn sich auf den Rücken schnallte. So waren Rucksäcke nun einmal konstruiert. Kaum vorstellbar, dass unter die Riemen eines Rucksacks zwei Personen passten. Sie müssten mit dem Rücken zueinander stehen, die Arme irgendwie durch die Riemen gezwängt, und der Rucksack würde zwischen ihnen hängen.

Olaf fuhr fort: »Ich weiß, ich sollte das, was ich zu sagen habe, schnell sagen – ich meine, jetzt, nicht später.«

Henrietta beugte sich vor. »Ja, Olaf. Ich möchte es hören. Ich möchte es wirklich hören.«

Besorgt sah Olaf sie an. »Warum denn? Warum bist du so darauf erpicht?«

Henrietta sah ihn gekränkt an. »Weil wir dir helfen wollen«, erklärte sie. »Deshalb sind wir doch hier – um dir bei diesen unangemessenen Impulsen zu helfen.«

Olaf wandte sich an Dr. Ebke. »Unangemessen? Wer hat denn was von unangemessen gesagt?«

Obwohl die Frage an Dr. Ebke gerichtet war, antwortete Henrietta. »Du selbst, Olaf. Du hast uns in deiner Kurzbiografie davon erzählt.«

»Das stimmt nicht«, widersprach Olaf. »Ich habe ›beunruhigend‹ geschrieben. ›Beunruhigende Gedanken‹, das habe ich geschrieben.«

»Nein, hast du nicht«, mischte Peter sich ein. »Schau, hier steht es.« Er zog den Brief der Institutsverwaltung aus der Tasche und faltete ihn auseinander. »Doch, da steht ›beunruhigende Impulse‹. Siehst du? Impulse, nicht Gedanken.«

Dr. Ebke hob die Hand. »Ich denke, wir sollten nicht in diesem vorwurfsvollen Ton miteinander reden, keiner von uns. Wichtig ist das, was Olaf hier sagt – in unserer Gegenwart.«

»Ich würde gern wissen, was der Unterschied zwischen einem Impuls und einem Gedanken ist«, warf Peter ein. »Gibt es einen, was meinen Sie?«

»Eigentlich geht es doch um …«, setzte Olaf an.

Aber Peter fiel ihm ins Wort. »Ich habe Dr. Ebke gefragt, nicht dich.«

Olaf wirkte verletzt. »Du brauchst nicht in diesem Ton mit mir zu reden. Es geht doch hier um meine Gedanken.«

»Deine Impulse«, berichtigte Henrietta.

Ulf beobachtete die Szene. Sein Blick ruhte auf Olaf, und er fragte sich, ob er ihm schon einmal begegnet war – beruflich. Das wäre heikel, dachte er, wenn einer dieser Menschen von einer kriminellen Handlung erzählte. Musste er dann aktiv werden? Musste er dann seinen Dienstausweis zücken und sagen: »Genug Gruppentherapie – du bist verhaftet«?

Er bemühte sich, Olaf nicht zu auffällig anzustarren, doch je länger er ihn musterte, desto mehr verstärkte sich sein Verdacht, dass es in diesem Gespräch eher um Impulse denn um Gedanken gehen würde – und dass es möglicherweise kein einfaches Gespräch sein würde.

Doch da stand Olaf auf. »Ich gehe, Dr. Ebke. Tut mir leid, aber ich breche das ab.«

»Du bist gerade impulsiv«, sagte Peter und lachte. Dies trug ihm einen tadelnden Blick von Dr. Ebke ein.

»Es besteht keine Veranlassung, sich darüber lustig zu machen«, sagte der Therapeut. »Und wir dürfen einander nicht auslachen. Das ist sehr, sehr ernst.«

Ulf versuchte, sich das Lachen zu verkneifen. Er zog sein Taschentuch hervor und putzte sich die Nase. Das half.

Dr. Ebke begleitete Olaf hinaus und versuchte noch, ihn umzustimmen. Doch Olafs Entschluss, die Sitzung abzubrechen, schien festzustehen. Von seinem Sessel aus überblickte Ulf den Parkplatz. Mit einer gewissen Befriedigung beobachtete er durchs Fenster, wie Olaf zu dem Auto mit den getönten Scheiben ging, einstieg und davonfuhr. Mit noch größerer Befriedigung nahm er zur Kenntnis, dass Dr. Ebke, der Olaf nach draußen begleitet und bis zuletzt versucht hatte, ihn umzustimmen, nun etwas aus seinem eigenen Wagen holte. Und das war – natürlich – der Mercedes-Benz.

Ulf wandte sich an Peter. »Fährst du den Porsche da draußen?«

Peter nickte. »Ja. Warum?«

»Schönes Auto«, sagte Ulf anerkennend.

Natürlich ist das dein Auto, dachte er. Natürlich.

Nach Olafs Abreise veränderte sich die Atmosphäre, und die restliche Sitzung verlief durchaus reibungslos. Als Ulf an der Reihe war, über seine Probleme zu sprechen, beschränkte er sich darauf, davon zu erzählen, wie sehr schlechtes Benehmen ihm zu schaffen machte. Da Dr. Ebke ja verraten hatte, dass Ulf bei der Kriminalpolizei war, konnte er über seine berufliche Belastung sprechen. Er warnte die Gruppe allerdings, dass er nicht ins Detail gehen dürfe und nur sehr allgemein von seiner Arbeit erzählen könne.

Auf Ulf folgte Henrietta. Ihr Interesse gelte der Selbsterkenntnis, sagte sie. »Ich weiß, dass ich Gründe für meine Handlungen habe«, erklärte sie. »Aber manchmal frage ich mich: Warum habe ich das jetzt getan? Ich meine, warum das statt das? Das ist die eigentliche Frage, finde ich. Deshalb habe ich angefangen, Therapie zu machen. Ich wollte nicht, dass die Therapie irgendwelche Probleme für mich löst – ich wollte, dass sie mir zeigt, wo die Probleme liegen.« Sie hielt inne und sah die anderen Teilnehmer nacheinander an. »Könnt ihr damit etwas anfangen?«

»Ja«, sagte Peter. »Du willst mehr über dich selbst erfahren.«

»Genau«, bestätigte Henrietta begeistert. »Wie viele von uns kennen sich selbst wirklich – ich meine wirklich?«

Die Diskussion über Henriettas Frage dauerte etwa eine halbe Stunde. Am Ende wirkte sie zufrieden mit dem Ergebnis.

»Ich habe das Gefühl, dass ich wirklich ans Eingemachte gekommen bin. Jetzt verstehe ich, glaube ich, ein bisschen besser, warum ich heute hier bin. Ich sehe es im Zusammenhang, denke ich. Das verändert etwas.«

Dann war Peter an der Reihe. Er sprach über zwanzig Minuten lang über ein Ritual, das er durchführen musste, ehe er das Haus verlassen konnte. »Ich weiß, das klingt absurd, aber ich muss vorher alle meine Hemden aus dem Schrank nehmen und sie wieder einräumen. Zweimal.«

»Was würde denn passieren, wenn du das nicht tust?«, fragte Henrietta.

»Mein Flugzeug würde abstürzen«, antwortete Peter.

Ulf musterte ihn. Hatten Fluggesellschaften nicht strenge medizinische Anforderungen? Gab es keine psychiatrische Untersuchung für Piloten?

»Ach, ich weiß, dass das absurd ist«, sagte Peter. »Ich weiß, was ihr denkt.«

»Das ist abergläubisches Verhalten«, erklärte Dr. Ebke. »So etwas ist weitverbreitet. Viele Menschen müssen kleine Rituale durchführen, weil sie glauben, dass sonst etwas Schreckliches passiert. Wir haben das wahrscheinlich alle irgendwann schon einmal getan. Man sagt sich: Wenn ich das nicht tue, dann passiert etwas Furchtbares. Das ist schlicht Aberglaube.« Er sah Peter an. »Aber das Interessante ist: Wenn man mit anderen über seinen Aberglauben redet und sich darüber klar wird, nimmt man ihm seine Macht. Er verschwindet.«

»Das, was man fürchtet, tritt also nie ein?«, fragte Henrietta.

»Nie«, bestätigte Dr. Ebke.

Peter wirkte erleichtert. »Gut.« Doch dann machte er ein langes Gesicht. »Aber es könnte doch eintreten, oder?«

Dr. Ebke lächelte beruhigend. »Natürlich. Alles kann passieren – wirklich alles. Aber falls das gefürchtete Ereignis in einem solchen Fall wirklich einträte, wäre das reiner Zufall. Es wäre kein Fall von post hoc ergo propter hoc. Anders gesagt, es gäbe keinen Kausalzusammenhang zwischen dem Nichtdurchführen eines abergläubischen Rituals und dem Eintreten des gefürchteten Ereignisses.« Er lächelte verständnisvoll. »Es wäre nur ein Fall von höherer Gewalt – oder Gott, wie man früher glaubte.«

Henrietta holte Luft. »Früher …«

»Aber ich will jetzt keine theologische Erörterung vom Zaun brechen«, sagte Dr. Ebke. »Wir haben auch so genug vor.«

Dr. Ebkes Antwort überzeugte Peter ganz offensichtlich nicht. »Aber *falls* das gefürchtete Ereignis eintritt, woher weiß man dann, dass es nicht durch die Nichtdurchführung des Rituals ausgelöst wurde, wie Sie es nennen …?«

»Und andere würden es vielleicht als Vorsichtsmaßnahme bezeichnen«, murmelte Ulf.

»Ja. Wenn ich die Vorsichtsmaßnahme, meine Hemden herauszuholen und wieder wegzuräumen, nicht ergreife und mein Flugzeug abstürzt, woher wollen Sie dann wissen – im engen Sinne des Wortes wissen –, dass es nicht passiert ist, weil ich nicht getan habe, was ich sonst immer tue? Woher wollen Sie das wissen?«

Dr. Ebke winkte ab. »Ich würde die normalen wissenschaftlichen Kausalregeln darauf anwenden – so wie wir sie verstehen. Aus Erfahrung wissen wir, dass das Zusammenlegen eines Hemds nichts – absolut gar nichts – mit Flugkatastrophen zu tun hat.« Er sah Peter an, als wollte er ihn zum Widerspruch herausfordern. »Ich hätte gedacht, bei Ihrer Ausbildung wüssten Sie das.« Er hielt inne. »Ich gehe davon aus, dass Sie den Bernoulli-Effekt verstanden haben?«

»Selbstverständlich«, sagte Peter gereizt. »Ich bin ausgebildeter Pilot.«

»Dann verlassen Sie sich doch auf die Wissenschaft, oder?«, gab Dr. Ebke zurück. »Und Ihre einzige Hoffnung auf Überwindung Ihrer Zwangsstörung besteht, wenn ich das so sagen darf, in einer psychologischen Intervention – und die Psychologie ist eine Wissenschaft.«

Peter starrte einen Moment stumm zu Boden. »Vermutlich haben Sie recht.«

Henrietta, die neben Peter saß, legte ihm die Hand auf den Unterarm. »Wir sind alle bei dir«, sagte sie beinahe im Flüsterton.

»Danke«, sagte Peter. »Ich versuche es immer wieder, wisst ihr. Ich gebe mir wirklich große Mühe.«

Mitgefühl überkam Ulf. »Natürlich«, sagte er. »Und vergiss nicht, wir haben alle unsere Probleme. Wir alle. Sogar Dr. Ebke hier – er hat sicher auch Probleme.«

Henrietta merkte auf. »Da ist was dran«, sagte sie. »Was sind denn Ihre Probleme, Dr. Ebke? Könnten wir darüber reden, was meinen Sie?«

Die Zeit verging rasch. Im Nu war es fünf Uhr, und die Sitzung wurde beendet. Ulf begleitete Ebba hinaus auf den Parkplatz, wo sie noch kurz plauderten, ehe Ebba in ihren Fiat Bambino stieg. Ulf fand sie von allen Teilnehmern am interessantesten – Henrietta redete viel zu viel über sich und ihre persönliche Sinnsuche, und Peter war viel zu ängstlich, als dass man eine echte Beziehung zu ihm aufbauen könnte. Ebba dagegen sprach ausgewogen und nicht zu weitschweifig über ihre Schwierigkeiten.

»Ich weiß, meine Probleme sind nichts im Vergleich zu denen der anderen«, hatte sie gesagt. »Es ist einfach diese Unfähigkeit, mich zu entscheiden. Schon komisch. Es passiert mir bei den seltsamsten Gelegenheiten – bei vergleichsweise unwichtigen Sachen. Oft nichts Großes – bloß kleine Entscheidungen, zum Beispiel, ob ich eine Scheibe Toast esse oder zwei. So in der Art.«

Dr. Ebke leitete diese Diskussion. Er machte Ebbas Mutter, eine ehemalige Pflegedienstleiterin in einem großen Lehrkrankenhaus, dafür verantwortlich. »Ich möchte Ihre Mutter in keiner Weise herabsetzen«, hatte er gesagt. »Aber möglicherweise war sie Perfektionistin – in ihrer Position. Und das könnte dazu geführt haben – wobei ich nicht behaupte, dass es wirklich so war –, aber es könnte dazu geführt haben, dass sie Ihnen sehr hohe Maßstäbe aufgenötigt hat. Also können Sie sich nicht entscheiden, weil Ihre Mutter immer noch da ist und Ihnen über die Schulter blickt.«

Ebba hörte ihm aufmerksam zu. »Sie lebt jetzt in Finnland. Ihr zweiter Ehemann war Finne.«

Dr. Ebke lächelte. »Ich meinte nicht, dass sie körperlich da ist. Sondern als Präsenz.« Er sah von einem zum anderen. »Wir sind von Präsenzen umgeben, wissen Sie. Sie sind immer da. Unsere Eltern, unsere Großeltern und sogar noch entferntere Vorfahren, die ihre psychische Bürde, ihre ungeklärten Angelegenheiten an uns weiterreichen.«

Am Ende des Tages sagte Ulf auf dem Parkplatz zu Ebba: »Tja, ich hoffe, du fandest das hilfreich.«

Sie bejahte. »Und du?«

»Ein bisschen. Sicher war es hilfreich, mit anderen darüber zu sprechen, wie ich meine Arbeit empfinde.«

Sie nickte. »Ich fand das, was du zu sagen hattest, sehr interessant. Deine Arbeit klingt ungewöhnlich – und ist bestimmt manchmal sehr stressig. Dieses Dezernat, in dem du arbeitest – dieses Dezernat für heillose Fälle ...«

»Heikle«, berichtigte Ulf sie. »Dezernat für heikle Fälle.«

»Ja, natürlich. Da bekommst du bestimmt erschreckende Sachen zu sehen.«

»Gelegentlich«, sagte Ulf. »Aber nicht sehr oft. Es gibt nur sehr wenig Blut, falls du das meinst. Für Mord und so etwas sind wir nicht zuständig. Wenn wir Leid sehen, geht es dabei normalerweise um etwas sehr Unbedeutendes, um eigenartige Straftaten, die in keine der großen Kategorien passen. Es ist alles sehr artig. Sehr schwedisch. Ich glaube nicht, dass es noch irgendwo anders auf der Welt ein Dezernat für heikle Fälle gibt. Es gibt nur uns.«

Er sah sie an. Ebba war eine attraktive Frau und vielleicht genau im richtigen Alter für ihn – Mitte dreißig, schätzte er, vielleicht auch eine Spur älter. Ulf fragte sich, ob es angemessen wäre, ihr ein gemeinsames Abendessen vorzuschlagen, falls sie ebenfalls zurück nach Malmö fuhr. Er war sich hinsichtlich der Etikette nicht sicher: Wenn man in einer Gruppentherapiesitzung eine geeignete Frau kennenlernte, war es dann schon Belästigung, wenn man sie zum Abendessen einlud? Heutzutage konnte man nicht vorsichtig genug sein, die Partnersuche war für den Unachtsamen das reinste Minenfeld.

»Da hat ein neues Restaurant eröffnet. Ich wollte es gerne ausprobieren und ...«, setzte er an.

Ebba unterbrach ihn. »Ich muss wirklich los.« Sie sah auf die Uhr. »Nils erwartet, dass ich unterwegs was besorge. Wir wechseln uns ab beim Kochen, und heute Abend bin ich dran.«

»Natürlich.« Ulf seufzte innerlich.

Die Leute versicherten ihm, es gebe jede Menge ungebundener Frauen und es könne ihm nicht schwerfallen, jemanden kennenzulernen, doch alle Frauen, die er kennenlernte, schienen liiert zu sein. Anna jedenfalls. Ach Anna, wenn du nur nicht so ... so liiert wärst. Wenn du nur ... Er fragte sich, was Nils für ein Mensch sein mochte. Sie wechselten sich beim Kochen ab, hatte Ebba gesagt, was bedeutete, dass er ein rücksichtsvoller und hilfsbereiter Mann war. Sicher hatten sie eine starke, stabile Beziehung; sich irgendetwas anderes vorzustellen, war Wunschdenken – befeuert von Neid vielleicht.

Er sah Ebba hinterher. Sie stieg in ihr Auto, steckte den Schlüssel ins Zündschloss und ließ den Motor an. Dann saß sie ganz still da, ihre Hand schwebte über der Schaltung – und Ulf erkannte, dass Ebba sich nicht zwischen Vorwärts- und Rückwärtsgang entscheiden konnte.

KAPITEL DREI

Mafia-Zement

Am darauffolgenden Montag begann Ulf den Morgen wie immer mit einem großen Cappuccino im Café gegenüber dem Dezernat für heikle Fälle. Dieses Café war nicht nur bei den Angehörigen seines Dezernats, sondern auch bei den Mitarbeitern der Büros in der unmittelbaren Umgebung beliebt: eine Rentenversicherung, ein Ingenieurbüro, ein Verlag und ein Unternehmen, das eindeutig irgendetwas Bedeutsames tat, doch niemand wusste genau, was. Olafsson und Co., so der Name des Unternehmens, hatten etwa zwanzig Mitarbeiter, die offenbar alle den gleichen Kleidungsstil pflegten und, vielleicht noch erstaunlicher, sich alle ziemlich ähnlich sahen. Ulf und seine Kollegen nannten sie die Olafssonssons und versuchten von Zeit zu Zeit – vergeblich –, sie im Café in ein Gespräch zu verwickeln. Die Olafssonssons waren selbstverständlich nicht unhöflich, schienen aber Nachfragen zu ihren Aktivitäten zu missbilligen, was die Neugier im Dezernat für heikle Fälle erst recht anstachelte.

»Es wird Zeit, dass wir Nachforschungen über diese Leute anstellen«, sagte Anna eines Tages. »Die führen doch bestimmt irgendwas im Schilde.«

»Mit welcher Begründung?«, fragte Ulf. »Wir müssen einen Grund haben, meinst du nicht? Man kann nicht einfach Nachforschungen über Leute anstellen, bloß weil man nicht weiß, was sie machen.«

Anna seufzte. »Schade.«

Ihr Kollege Erik am anderen Ende des Zimmers mischte sich ein. »Wo Rauch ist, da ist auch Feuer.«

Ulf sah Anna an. Das war typisch für Erik: als könnte man eine Kriminalermittlung auf Sprichwörter gründen. »Aber wo ist der Rauch, Erik?«, fragte er.

Erik zuckte die Achseln. »Wir könnten einfach unter irgendeinem Vorwand da vorbeischauen. Wir könnten sagen, dass es um Verbrechensprävention geht – eins dieser Beratungsprogramme, von denen das Präsidium immer schwafelt. Und während wir denen was darüber erzählen, sehen wir uns fix um. Vielleicht finden wir belastende Papiere – man weiß nie.«

Ulf schüttelte den Kopf. »Nein, Erik. So etwas können wir nicht tun. Das wäre Vorspiegelung falscher Tatsachen.«

Carl mischte sich ein, ohne den Blick vom Schreibtisch zu heben. »Sich unter Vorspiegelung falscher Tatsachen irgendwo Zugang zu verschaffen, ist eine strafbare Handlung. Strafgesetzbuch, den Paragrafen habe ich vergessen, aber es steht jedenfalls da irgendwo. Nur eine Observierung.«

Erik wandte sich wieder seinen Papieren zu. »Das fliegt uns irgendwann um die Ohren«, murrte er. »Und dann fällt die Presse über uns her, weil die da direkt vor unseren Augen irgendwas Illegales getrieben haben. Da werden wir ganz schön dumm dastehen, das sag ich euch.«

Ulf blieb fest. »Na gut, aber wie stehen wir da, wenn wir bei etwas Illegalem ertappt werden?« Er hielt inne. »Und selbst wenn wir nicht erwischt werden, wie würden wir uns fühlen, wenn wir etwas tun, wozu die Vorschriften Nein sagen?«

Keiner erwiderte etwas. Anna sah Erik vielsagend an, doch der war ungerührt. Alle wandten sich wieder dem zu, was sie getan hatten, ehe sie über die Olafssonssons spekuliert hatten.

Olafssonssons waren an diesem Morgen keine im Café, als Ulf eintraf. Aber ein paar der Ingenieure saßen um einen Tisch und diskutierten über den Einsturz einer Brücke in Italien. Ulf hatte schon in den Radionachrichten davon gehört, und nun schnappte er Gesprächsfetzen über minderwertigen Beton und Stahl auf. Man mache, so einer der Ingenieure, ein Subunternehmen in Kalabrien dafür verantwortlich, das angeblich ein Ableger der ›'Ndrangheta‹ war. »Kein Wunder«, merkte ein anderer an, »wenn man bedenkt, dass deren Aktivitäten fast drei Prozent des italienischen BIP ausmachen.«

Ulf war versucht, sich einzumischen. Drei Prozent? Er fand es schwer zu glauben, dass eine kriminelle Vereinigung ein Land in diesem Ausmaß durchdringen konnte. Drei von hundert Personen wären daran beteiligt – in Vollzeit; falls man die Zahlen so interpretieren konnte. Drei Prozent! In Kalabrien selbst müsste dann der Anteil der daran beteiligten Bevölkerung noch viel höher sein, denn dort konzentrierte sich alles. Es war also gut möglich, dass dreißig Prozent der dortigen Bevölkerung am organisierten Verbrechen beteiligt waren – einer von dreien. Und wenn man die Kinder nicht mitrechnete – oder jedenfalls die, die zu klein waren, um ihren korrupten Eltern zu helfen –, dann könnte die Zahl sogar noch höher sein.

Er sah sich im Café um. Etwa fünfzehn Personen saßen an den diversen Tischen oder standen an der Bar. Wenn dies Kalabrien wäre, dann könnten fünf von ihnen Mafiosi sein oder deren Pendants. Der Mann da, der in der Nähe der Kuchenvitrine stand und das *Sydsvenska Dagbladet* las, wäre unterwegs zu einem Mafia-Verbrechen – und die Zeitung, die er las, wäre der *Camorra-Kurier* oder die *Mafia-Zeit*.

Ulf fragte sich, ob dieser illegale minderwertige Mafia-Beton auch in schwedische Brücken gelangt war. Zwar hatte er davon nie etwas gehört, doch wo Geld zu verdienen war, da waren auch Kriminelle, und viele von denen waren nur zu gern bereit, für illegale Gewinne die Sicherheit der Bevölkerung aufs Spiel zu setzen. Die Schlechtigkeit der Menschheit, dachte Ulf, ist unausrottbar und allgegenwärtig. Man bekämpfte sie, man gab sein Bestes, um sie an einer Stelle in die Schranken zu verweisen, aber kaum hatte man ihr dort den Kopf abgeschlagen, wuchs ihr wie Hydra anderswo ein neuer. Und da waren sie nun, nur zu viert in ihrem recht kleinen Büro, und kämpften auf verlorenem Posten; zu fünft, wenn man den armen Blomquist mitzählte, der ihnen zugeteilt worden, doch noch immer in Uniform und kein vollwertiger Kriminalpolizist war. Ulf seufzte; armer Blomquist.

Er nahm sich die Zeitung, die ein anderer Gast auf dem Tisch liegen gelassen hatte. Sie war mit Kugelschreiber bekritzelt – ein paar Zeichen am Rand, die Ulf nichts sagten, eine Telefonnummer und dann eine Notiz: »Maria sagen«. Ihr was sagen? Ulf sah an die Decke. Wollte der Schreiber sich mit dieser Notiz selbst zum Handeln aufrufen? Vielleicht hatte Maria ja schon einen Verdacht. Vielleicht wusste sie bereits Bescheid, weil sie in der Zeitung ihres Mannes schon einmal auf eine solche Notiz gestoßen war – wie im Roman eine Frau ihren Geliebten im Schlaf den Namen einer anderen Frau murmeln hört –, und wartete seither auf ein Geständnis, das nie kam. Oder hatte er oder sie sich lediglich daran erinnern wollen, Maria – der Putzfrau – Bescheid zu geben, dass sie nächste Woche verreisen würden, aber dankbar wären, wenn sie das Geschirr in die Spülmaschine räumte? Das fand Ulf wahrscheinlicher, denn wenn die Notiz als Aufruf zum Geständnis gemeint wäre, müsste sie eher lauten: »Muss es Maria sagen«, was ganz anders klang. Diese Schlussfolgerung gefiel Ulf. Er wollte nicht gern glauben, dass Maria betrogen wurde. Seine zweite, harmlose Lesart bedeutete, dass Maria keine Enttäuschung bevorstand; ein Mensch weniger, dessen Welt wegen jemandes Egoismus oder Wankelmut zusammenbrach. Dafür immerhin musste man dankbar sein.

Ulf las einen Artikel im Kulturteil, ein Interview mit einem Künstler, der den Mangel an Sponsoring für Installationskunst beklagte – in Ulfs Augen schon immer rein zufällige Ansammlungen von Gegenständen. Er verzog das Gesicht. Die Kunst war sein größtes Hobby, vor allem skandinavische Malerei des neunzehnten und zwanzigsten Jahrhunderts. Insofern war er das Getue von Konzeptkünstlern gewohnt, fand es aber dennoch schwer vorstellbar, dass irgendjemand für etwas so Banales und Unbeständiges Geld ausgab. Und wohin *stellte* man eine Installation? Wenn ein Wirtschaftsunternehmen sie in der Eingangshalle seines Bürogebäudes ausstellte, würde das Reinigungspersonal sie für Abfall halten und entsorgen. Ulf glaubte, dass Installationen so etwas häufig widerfuhr: Irgendeine exorbitant teure Sammlung von Objets trouvés landete im Müll, weil die Putzkraft verständlicherweise nicht erkannte, dass es sich dabei nicht um Abfall handelte. Das gefiel den Leuten; für sie waren die Raumpfleger Vertreter einer Ästhetik des gesunden Menschenverstands, die für die allgemeine Öffentlichkeit sprachen.

Ulf seufzte und blätterte um. Auf Kunst folgte Fußball, und Artikel zu diesem Thema fand Ulf häufig unerträglich banal. Irgendjemand hatte irgendwo für irgendeine Mannschaft ein Tor geschossen, und der Sportkorrespondent der Zeitung analysierte dieses bedeutsame Ereignis in allen Einzelheiten. Wieder seufzte Ulf, und dann blickte er hoch und sah, dass seine Kollegin Anna das Café betreten hatte und an der Theke ihren üblichen Latte bestellte. Sie wandte sich um, fing seinen Blick auf, winkte und mimte mit dem Mund die Worte: Komme gleich. Anna wurde immer vom Barista angebaggert, der sich auch jetzt wieder über die Theke beugte und ihr etwas zuflüsterte. Sie machte eine verständnisvolle Handbewegung und lachte pflichtschuldig. Ulf hatte solche Unterhaltungen schon mehrfach mit angesehen und sie einmal danach gefragt. »Er macht gern schlechte Witze«, hatte sie erklärt. »Vulgäre hauptsächlich. Er glaubt, ich finde sie lustig.«

»Und stimmt das?«, hatte Ulf gefragt.

Anna hatte den Kopf geschüttelt. »Eigentlich nicht. Ein, zwei vielleicht, aber es geht immer um Menschen, die Pech haben, nicht wahr, und wie sehr kann man darüber lachen? Ich denke, er ist harmlos. Ein bisschen schwer von Begriff, aber harmlos.«

»Mir erzählt er nie welche«, bemerkte Ulf.

»Das liegt daran, dass du ein Mann bist. Bei dir würde es ihm nicht diesen Kick geben, wenn er von einem Mann erzählt, der … Na ja, es wäre einfach nicht dasselbe. Wenn ein Mann einer Frau eine schlüpfrige Geschichte erzählt, ist das übergriffig. Ich bezweifle, dass das Männern im Allgemeinen klar ist.«

Installationskunst, Fußball und auch schlüpfrige Geschichten waren vergessen, als Anna durchs Café an Ulfs Tisch kam. Einer der Ingenieure nickte ihr zu, als sie an ihm vorbeiging, und sie lächelte ihn an.

»Die wirken ziemlich besorgt«, sagte Anna, als sie sich setzte.

»Sie reden schon die ganze Zeit über bröckeligen Beton«, erwiderte Ulf. »Ich habe Gesprächsfetzen aufgeschnappt. Anscheinend hat die Mafia Billigzement in Brücken verbaut – sie haben behauptet, es sei der wahre Jakob, während es in Wirklichkeit Puderzucker war.«

»Nein!«

»Na ja, vielleicht nicht Puderzucker, aber jedenfalls kein richtiger Zement.«

Anna sah zu den Ingenieuren. »Kein Wunder, dass sie so aufgeregt sind.« Dann wandte sie ihre Aufmerksamkeit Ulf zu. »Schönes Wochenende gehabt? Du warst doch bei so einer Gruppentherapie, oder?«

»Ja. So lala. Manches war interessant, anderes nicht so sehr. Einer der Teilnehmer ist schon nach ein paar Minuten wieder gegangen; eine andere hat wer weiß wie lange über nichts Besonderes geschwafelt. Und wir hatten einen Piloten mit einer Zwangsstörung.«

Anna trank einen Schluck Latte. »Ah. Ich werde dich nicht fragen, worüber du gesprochen hast.«

»Nichts Besonderes.«

Sie war nicht überrascht. »Ich habe nie geglaubt, dass du es nötig hast, zu deinem Seelenklempner da zu gehen, zu Dr. … Dr. …«

»Svensson.«

»Ja, zu dem. Aber so kann man sich die Zeit wohl auch vertreiben.«

Ulf wollte das Thema wechseln. Im Allgemeinen war es ihm nicht peinlich, dass er eine Psychotherapie machte, nur bei Anna. Ihm gefiel, dass sie glaubte, er hätte das nicht nötig, und noch mehr gefiel ihm, dass sie sogar fand, es mache ihn interessanter.

»Und du?«, fragte er. »Wie war dein Wochenende? Waren die Mädchen wieder schwimmen?«

Anna nickte. Sie wirkte abgelenkt. »Am Samstag hatten sie eine Schwimmgala. Sie haben beide je ein Rennen gewonnen: Brustschwimmen und Schmetterling. Schmetterling ist ziemlich anstrengend für die Deltamuskeln; es fordert sie sehr. Ich fand, sie haben sich sehr gut geschlagen.«

Ulf gratulierte ihr. »Du bist bestimmt stolz auf sie, Anna. Eines Tages schwimmen sie für Schweden.«

Sie dankte ihm für das Kompliment, dann runzelte sie die Stirn. »Ja, vielleicht. Vielleicht.«

»Ich meine das ernst.«

Sie wich seinem Blick aus.

»Und Jo?«, fragte er. »Musste er dieses Wochenende arbeiten?«

Sie hob die Kaffeetasse an die Lippen. Er deutete es als Ausweichen und wartete ab.

Dann sah sie ihn an. »Ulf, kann ich mit dir über etwas sprechen?«

»Natürlich. Über alles.«

Er merkte, dass er kurzatmig wurde. Irgendetwas stimmte nicht, und Jo war das Problem. Dieser Gedanke löste eine verbotene Erregung in ihm aus. Jo, der Rivale ... Doch dann sagte er sich: Nein, das darf ich nicht. Das darf ich einfach nicht.

Und so fragte er: »Ist mit Jo alles in Ordnung? Er ist doch nicht etwa krank, oder?«

Sie stellte ihre Tasse ab. »Ulf, du weißt, dass Jo und ich eine wirklich gute Ehe führen. Das weißt du doch?«

Er bemühte sich, sein Bedauern nicht zu zeigen. »Ja, und das freut mich, Anna.«

»Danke.« Sie zögerte kurz, dann fuhr sie fort. »Siehst du, ich fürchte, Jo trifft sich vielleicht mit jemandem. Vielleicht, nicht sicher, nur vielleicht.«

Ulf stockte der Atem. »Eine Affäre?«

Sie nickte. Jetzt wirkte sie unglücklich, und er kämpfte gegen den Impuls an, über den Tisch hinweg nach ihrer Hand zu greifen.

»Ich weiß, es gibt nichts Schlimmeres als die misstrauische Ehefrau – immer auf der Suche nach Anzeichen von Untreue, dieser Typ. Aber ich habe einen Beweis, einen möglichen Beweis, verstehst du, und, tja, die Ungewissheit macht mich fertig ...«

»Einen Beweis?«

»Ja.« Anna sah ihn bittend an. »Ich hatte gehofft, du fragst nicht, was es ist.«

»Nein«, erwiderte er hastig. »Nicht, wenn du das nicht willst.«

»Ich will es nicht, aber andererseits ... Na ja, es ist so lächerlich. Einfach lächerlich.«

Er wartete.

»Ich habe die Wäsche gemacht«, begann sie.

Ulf wandte den Blick ab. Er wollte so etwas nicht hören. Warum waren untreue Ehemänner in diesen Dingen so bescheuert? Weil sie normalerweise nicht mit Kriminalpolizistinnen verheiratet waren, deshalb.

Sie senkte die Stimme. »Ich habe die Wäsche gemacht und in seinen Boxershorts einen Ohrring gefunden.«

Ulf konnte sich nicht verstellen. Er verschluckte sich an seinem Kaffee. »Was? Worin?«

Zutiefst unglücklich fuhr Anna fort: »Einen Ohrring in seinen Boxershorts. Keinen von meinen. Zu auffällig für mich. Er hatte sich darin verfangen – der Stift steckte in einer Naht. Deshalb ist er nicht rausgefallen.«

Sie warf ihm einen Blick zu, der besagte, er solle es ja nicht wagen zu lachen. »Du kannst dir vorstellen, wie ich mich gefühlt habe.«

»Allerdings. Aber es könnte eine harmlose Erklärung geben. Schließlich ist es sehr ungewöhnlich, so etwas in Boxershorts zu finden.« Er hielt inne. »Vielleicht lag der Ohrring auf einem Stuhl, und er hat sich womöglich draufgesetzt. Man weiß nie.«

Sie schüttelte den Kopf. »Nein, das glaube ich nicht. Und außerdem ist da noch etwas.«

Ulf hob eine Augenbraue. »Ach ja?«

»Du kennst doch diesen dünnen Mann aus dem Raubdezernat? Den kennst du doch? Ich bin mit ihm zusammen in der AG Bürgerbeteiligung. Er trägt diese Brille mit den blau getönten Gläsern. Zufällig wohnt er nur eine Straße von uns entfernt.«

Ulf erinnerte sich vage an ihn. Ein asketisch wirkender Mann mit blau getönten Brillengläsern schien ihm nicht so recht ins Raubdezernat zu passen, in dem ansonsten hartgesottene Männer Dienst taten.

»Tja, wie der Zufall es will, hat er erwähnt«, fuhr Anna fort, »dass er sich das Filmmaterial einer Überwachungskamera an einem Geldautomaten angesehen hat. Der Automat war manipuliert worden, und sie wollten sehen, wer ihn benutzt. Tja, er sagte: ›Vor ein paar Stunden habe ich Jo auf dem Bildschirm gehabt. Oder seinen Doppelgänger.‹ Es schien ihm unangenehm zu sein, irgendwas machte ihm offensichtlich zu schaffen. Ich war natürlich verwirrt, und da unsere AG-Sitzung verschoben worden war, gingen wir in sein Büro, und er hat mir die Stelle im Film gezeigt. Und da war ein Mann, der mit einer Frau zum Geldautomaten ging. Er hatte ihr den Arm um die Taille gelegt.«

Sie verstummte. Zuletzt hatte ihr fast die Stimme versagt, und Ulf zerriss es das Herz. Er wollte nicht, dass sie litt. Deshalb hatte er es sich so lange nicht eingestanden; deshalb hatte er sich versagt, ihr auch nur den leisesten Hinweis auf seine Gefühle zu geben; und derweil war Jo, ausgerechnet der sanfte, einschläfernde Jo, der Anästhesist, mit einer anderen Frau zum Geldautomaten gegangen.

Er fand seine Stimme wieder. »Das tut mir so leid, Anna. Ehrlich.«

Sie sah ihn direkt an. »Da ist allerdings eine Sache, und zwar, dass ich mir nicht sicher bin, ob er es ist. Diese Filme sind oft unscharf. Dieser jedenfalls. Sie benutzen Kameras mit niedriger Auflösung.«

»Also war er es vielleicht gar nicht?«

»Nein, vielleicht nicht.«

Ulf fragte nach dem Ohrring. Konnte er jemand anderem gehören und bloß in den Wäschekorb gefallen sein?

Darüber hatte Anna auch schon nachgedacht. »Wir haben – oder besser gesagt, wir hatten – eine Frau, die zwei Tage die Woche im Haushalt geholfen hat. Die hat immer auffälligen Schmuck getragen. Sie hat Wäsche in den Korb gelegt. Ich auch.«

Ulf lächelte. »Na bitte. Er gehört bestimmt ihr. Frag sie.«

»Sie ist gerade nach Manila zurückgegangen. Da hat sie ihre Mutter und einen ganzen Haufen Kinder, glaube ich. Ich habe keine Ahnung, wie man sie kontaktieren könnte.«

Darauf wusste Ulf nichts zu sagen. Das musste er allerdings auch nicht, denn Anna hatte einen Plan.

»Der Mann und die Frau auf den Überwachungsbildern sind im Auto zum Geldautomaten gefahren«, erzählte sie. »Das Nummernschild war verdeckt. Also habe ich nur den Ohrring und die unbefriedigenden Überwachungsbilder.« Sie zögerte. »Ich kann mich nicht dazu überwinden, das zu tun; ich …« Sie brach ab. »Ich kann mich nicht dazu überwinden, Jo zu misstrauen.«

Ulf dachte, wenn es etwas gab, was im Zentrum ihrer Bitte stand, dann Misstrauen. Oder wollte sie, dass er ihren Mann entlastete? Sag mir, was ich hören möchte; so könnte ihre unausgesprochene Bitte lauten, dachte er.

Sie sah ihn flehend an, und zum ersten Mal fielen ihm die grünen Flecken in ihren Augen auf; Grün inmitten des Haselnussbrauns. Und ein Leuchten; in ihren Augen war ein Leuchten, das man in anderen Augen nicht sah. Und ihre Haut, dieses lebendige Gewebe, war makellos, wirklich makellos – bis auf diese ein wenig dunklere Stelle am Hals vielleicht, die wahrscheinlich eher ein Schatten war denn Melanin. Denn wir alle, dachte Ulf, bestehen aus Chemikalien, aus Wasser, aus Melanin – an dessen chemische Formel $C_{18}H_{10}N_2O_4$ er sich eigenartigerweise erinnerte – und einem ganzen Mikrobiom, einer lebendigen Stadt in unserem Inneren, über die man eigentlich nicht zu genau nachdenken will. Man mochte sich in Augen verlieben, aber nicht in ein Mikrobiom. Es gab jede Menge Lieder über das Herz – aber gab es auch nur ein einziges Lied über die Fauna des Dickdarms?

»Ulf?«

»Ja. Entschuldige.«

»Du warst ganz in Gedanken.«

»Ja? Ja, kann sein.«

Die Anspannung der letzten Minuten, ihr Kummer, als sie ihm von ihrer Befürchtung erzählt hatte, ihre Unruhe, all das schien von ihr abzufallen.

»Manchmal«, sagte sie, »sehe ich diesen Gesichtsausdruck an dir, und dann frage ich mich, was in deinem Kopf vorgeht. Manchmal frage ich mich das, weißt du?«

Es freute Ulf, dass Anna über ihn nachdachte; darauf wäre er nie gekommen, weil sie häufig ein wenig distanziert war. Was, so hatte er immer angenommen, daran lag, dass sie so viel anderes im Kopf hatte, besonders die Betreuung der beiden jungen Mädchen mit ihrem Schwimmen und ihren Freundschaften und dem Bedürfnis, hierhin und dorthin chauffiert zu werden. Eltern waren Taxifahrer, dachte Ulf. Köche, Taxifahrer, Betreuer und Bankiers: die Rollen, die Eltern infolge des biologischen Drangs zur Reproduktion der eigenen DNA übernahmen. Wie eigenartig. Tangierte ihn das?

Bisher hatte er kaum darüber nachgedacht, doch jetzt fragte er sich recht unverhofft: Was, wenn Anna und er zusammen ein Kind hätten? Allein diese Frage machte ihn ganz aufgeregt. Eine völlig ungewohnte Zärtlichkeit überkam ihn. Er würde das Kind zu Schwimmwettkämpfen bringen und Anna hinterher Bericht erstatten. Doch da war Jo. Anna hatte ein anderes Leben, das nichts mit ihm zu tun hatte, und er durfte nichts – überhaupt nichts – tun, was es zerstören könnte.

Jetzt runzelte sie wieder die Stirn. »Würdest du das für mich tun?«

Mühsam befreite er sich von diesem Gedankengang, dieser unzulässigen Vorstellung von Anna und ihm zusammen, mit ihrem Kind, so plötzlich und unverhofft in den letzten Sekunden seines Tagtraums empfangen – oder sollte er eher »begrifflich gefasst« sagen?

»Ich würde alles für dich tun, Anna.«

Es war ihm einfach so herausgerutscht, und er war sicher, dass er damit die Grenze überschritten hatte, die er für sich selbst gezogen hatte. Also spielte er es herunter, indem er hastig hinzufügte: »Ich würde alles für meine Freunde tun – für jeden einzelnen.«

Aus Eros wurde Agape, ein alles in allem harmloseres Konzept.

»Das weiß ich. Du bist gut zu deinen Freunden. Armer Erik – du bist so geduldig mit ihm.«

»Erik?« Ulf seufzte.

Nun kam die erwartete Bitte. »Würdest du es herausfinden? Würdest du herausfinden, was los ist? Ich muss genau wissen, wer sie ist und wann Jo sie trifft. Das muss ich wissen – ich weiß nicht, warum, aber ich muss. Zeiten, Orte. Alles, was du herausfinden kannst.« Sie wandte den Blick ab. »Es ist wie eine Blutuntersuchung, um herauszufinden, ob man etwas hat, was einen umbringen wird.«

Dieser Vergleich erschütterte ihn. Annas Ableben war unvorstellbar. Das wäre, als würde die Sonne erlöschen. Und das, dachte er unvermittelt, war die Metapher, mit der man die Liebe vielleicht messen konnte: die Sonne. Wenn das so wäre, dachte er, dann ist es ja nur gut, dass ich Schwede bin, ein Nordlicht von Geburt und an das Dämmerlicht gewöhnt, denn das ist es, was ich mir erwählt habe. Es war ein Augenblick des Selbstmitleids, ein Zustand, den er bei anderen nicht guthieß und bei sich selbst nicht mochte. Nein, es hatte keinen Sinn, solchen Gedanken nachzuhängen: Ich bin nicht in Anna verliebt, weil ich mir das nicht gestatte. Die Liebe muss man wollen; sie bricht nicht ohne eigenes Zutun über einen herein. Und anhand dieser Logik fasste er den Entschluss: Anna ist eine Freundin, mehr nicht; eine Freundin und Kollegin.

»Wenn ich dir den Beweis gebe, würdest du es für mich herausfinden, Ulf?«

Darauf sagte er zunächst nichts. Er wollte das nicht tun, doch er wusste, was er ihr antworten würde.

»Natürlich«, sagte er.

Sie reichte ihm einen Umschlag, und er schluckte schwer, als er darin die Umrisse eines winzigen Ohrrings ertastete.

KAPITEL VIER

Echtes Kunstleder

Sie verließen das Café zur selben Zeit wie die Ingenieure, die noch immer über die Instabilität von Brücken sprachen. Der Barista verabschiedete Anna mit einem Winken und Ulf unwillkürlich mit einem Stirnrunzeln. Dieser junge Mann hing hinter der Theke des Cafés fest und schenkte seinen Kaffee unter der Aufsicht einer eher griesgrämigen Inhaberin aus: einer Frau, die, wie Anna es ausdrückte, in einem Dauertiefdruckgebiet lebte. Anna griff bei der Beschreibung anderer Menschen gern auf Wettermetaphern zurück: sonnig, bewölkt, stürmisch oder in seltenen Fällen auch orkanartig. Ich sollte freundlicher zu ihm sein, dachte Ulf und schenkte dem jungen Mann ein – vielleicht ein wenig gezwungenes – Lächeln, das mit einem knappen Nicken erwidert wurde.

Anna und er überquerten die Straße und betraten das Gebäude, in dem sich das Dezernat für heikle Fälle befand. Viel Platz hatten sie dort nicht. In einem gemeinsamen Empfangsbereich saß eine Rezeptionistin, die für sie und drei weitere Polizeiabteilungen im Gebäude zuständig war: Daktyloskopie und DNA-Analytik, Wirtschaftskriminalität sowie Fahrzeugwesen. Alle diese Abteilungen waren aufgrund der räumlichen Trennung vom Polizeipräsidium mit seinem regen Betrieb halbautonom – Ulf fühlte sich von dem diverse Straßen entfernt gelegenen Hauptquartier der Polizei zunehmend losgelöst.

Die Kollegen von der Wirtschaftskriminalität blieben meist unter sich und standen im Ruf, distanziert und arrogant zu sein; jedenfalls ließen sie sich nicht dazu herab, mit den Kollegen vom Fahrzeugwesen oder aus der Daktyloskopie und DNA-Analytik zu reden, die ihrerseits gut miteinander auskamen und zu Ulfs Dezernat einen absolut höflichen Umgang pflegten. Andere ließen sich durch Höflichkeit nicht davon abhalten, darüber zu spekulieren, ob ein Dezernat für heikle Fälle wirklich nötig war. »Alle Verbrechen sind heikel«, bemerkte der Leiter des Fahrzeugwesens. »Ich verstehe nicht, warum die ein eigenes Büro und eine Sonderbehandlung bekommen.«

»Ganz meiner Meinung«, sagte der Leiter der Abteilung Beschaffungsmanagement. »Wir sind auch so schon knapp an Uniformierten für den Streifendienst. Da müssen Varg und seine Kumpane nicht auch noch eine Extrawurst bekommen, damit er in irgendwelchen lächerlichen Nichtverbrechen herumschnüffeln kann. Das sind ja meistens nicht mal Straftaten, sondern Verstöße gegen irgendeine Etikette. Was für eine Verschwendung von Ressourcen!«

Diese kleinliche Abneigung gegen ihr Dezernat äußerte sich normalerweise nur in gelegentlichen beißenden Kommentaren. Von Zeit zu Zeit jedoch trat sie offen zutage, manchmal in Form von Sonderregeln, die, soweit Ulf es verstand, eigens ersonnen waren, um sein Dezernat in seiner Arbeit zu behindern.

Die Bestellung von Arbeitsmaterialien war einer der Bereiche, in denen sich diese wenig hilfreiche Haltung zeigte. Der Leiter der Abteilung Beschaffungsmanagement hatte zu diesem Zweck ein System ersonnen, das für jede Abteilung unterschiedliche Prozeduren und Formulare vorsah. Wenn folglich die Abteilung Daktyloskopie und DNA-Analytik irgendetwas wollte – angefangen bei neuem Briefpapier oder Stiften bis hin zu einem Dienstwagen –, musste das mit einem speziell für sie entworfenen Formular bestellt werden, und das Gleiche galt auch für alle anderen Abteilungen der Polizei. Die überwiegende Mehrheit der Dezernate verwendete Formulare, die bis auf Überschrift und Formularnummer identisch waren. Sie waren schlicht und unkompliziert und erforderten lediglich eine kurze Beschreibung der angeforderten Artikel, beispielsweise »Tinte, schwarz« oder »Aktenmappen, Pappe, offen«. Das Dezernat für heikle Fälle jedoch musste seine Materialien mit einem Formular bestellen, das sich von allen anderen Formularen unterschied. Begründet wurde dies mit der heiklen Natur ihrer Arbeit.

Wenn man dieses Formular betrachtete, wurde einem klar, wie tief der Groll der Materialbeschaffung gegen Ulfs Abteilung sein musste. Ein byzantinischer Bürokrat auf dem Höhepunkt des Osmanischen Reichs hätte schwerlich ein undurchsichtigeres und verzwickteres System ersinnen können oder eines, das stärker vom Wunsch nach Verwirrung oder gar Sabotage erfüllt war.

»Ich verstehe dieses System nicht«, hatte Carl zu Ulf gesagt, nachdem es ihnen verordnet worden war. »Siehst du, wir haben da diese speziellen Formulare, ja?«

»Ja«, bestätigte Ulf und warf einen Blick auf das Handbuch, von dem sie gerade alle ein Exemplar erhalten hatten.

»Tja«, fuhr Carl fort und blätterte in seinem Exemplar, »hier steht, wir dürfen die Artikel nicht benennen. Wir müssen einen Code verwenden.«

»Das sehe ich«, sagte Ulf und versuchte, aus den Erklärungen in diesem Handbuch schlau zu werden.

Er reichte es Carl.

»Wenn ich ein neues Notizbuch möchte«, fuhr Carl fort, »darf ich nicht einfach ›Notizbuch‹ in das Kästchen in der Rubrik ›Gewünschter Artikel‹ schreiben – ich muss eine Artikelnummer eintragen.«

»Sieht ganz so aus«, bestätigte Ulf. »Aber es ist überhaupt nicht ersichtlich, wo diese Nummern aufgeführt sind.«

»Na, das ist es ja«, erwiderte Carl. »Auf Seite fünfundvierzig steht, die Nummern seien vertraulich. Und soweit ich sehe, haben wir keine Möglichkeit, an sie heranzukommen.«

»Dann wüsste ich nicht, wie wir etwas bestellen sollen«, sagte Ulf.

»Genau. Ganz hinten steht eine Liste mit Nummern, aber ohne Aufschlüsselung.« Carl blätterte bis ans Ende des Handbuchs. »Genau, hier sind sie – ein Haufen Zahlen, aber keine Angabe, was sie bedeuten. Ich weiß also nicht, was 254c ist. Du etwa?«

Ulf schüttelte den Kopf. »Gibt es denn Nummer 254a oder b?« Überflüssige Buchstaben anzuhängen, dachte er, war ein alter Trick. Das gab den Leuten das Gefühl, an einem ansonsten alltäglichen Gegenstand sei etwas Besonderes.

»Nein. Die 253 gibt es auch nicht.«

»Lächerlich.« Ulf schnaubte. »Die wollen uns kleinkriegen – das ist alles.«

Carl pflichtete ihm bei. Doch er musste Kopierpapier bestellen, denn das war ihnen vor Kurzem ausgegangen. Das Problem war allerdings, dass er keine Ahnung hatte, welche Nummer dieser Artikel hatte, und als er bei der Materialbeschaffung angerufen hatte, hatte man ihm gesagt, Artikelnummern seien nicht vorrätig.

»Folgendes sollten wir tun«, schlug Ulf vor. »Wir bestellen erst einmal aufs Geratewohl ein paar Artikel. Wenn wir dann nicht das bekommen, was wir brauchen, schicken wir es zurück und bestellen irgendeine andere Nummer. Irgendwann werden sie es so satthaben, dass sie ständig unsere Rücksendungen und Neubestellungen bearbeiten müssen, dass sie uns eine vernünftige Liste geben.«

Carl war einverstanden, und sie wählten aufs Geratewohl Artikel 354/2/d aus. Das Bestellformular wurde ausgefüllt und außerdem »Dringend« angekreuzt.

»Schauen wir mal, was wir bekommen«, sagte Ulf. »Wer weiß – womöglich ist es sogar Kopierpapier.«

Das Ankreuzen des Dringlichkeitskästchens schien zu wirken: Drei Stunden später brachte ihnen ein Motorradkurier einen kleinen Karton von der Materialbeschaffung. Ulf unterschrieb dafür – es waren drei Unterschriften erforderlich, darunter eine Gegenzeichnung. Ulf unterschrieb zweimal mit seinem eigenen und einmal mit Carls Namen, dessen Unterschrift er geschickt fälschte. Das war ein übliches Verfahren im Dezernat für heikle Fälle, wo sie übereingekommen waren, dass alle der Einfachheit halber die Unterschrift eines Kollegen verwenden durften; alle außer Erik, der als Sachbearbeiter keine Unterschriftsbefugnis hatte.

»Absurd«, sagte Ulf, während er dreimal unterschrieb. »Kafkaesk.«

Carl und Anna verfolgten neugierig, wie Ulf die Verpackung öffnete.

»Das ist kein Kopierpapier«, bemerkte Carl. »Dafür ist das Päckchen zu klein.«

»Das muss gleich wieder zurück«, meinte Anna.

Ulf entfernte die letzte Verpackungsschicht und förderte eine Hundeleine zutage.

Er hielt sie in die Höhe. »Das«, verkündete er, »ist 354/2/d.«

Carl lachte laut auf. »Jetzt wissen wir also Bescheid. Wenn du Kopierpapier willst, bestell nicht 354/2/d.«

Ulf betrachtete die Leine genauer. »Das ist eine sehr gute Leine.« Er kniff die Augen zusammen und entzifferte die kleine Prägung darauf. »Ja, hier steht: ›Made in China‹. Tja, das ist mal eine Überraschung. Es erinnert mich an diesen Song von Leonard Cohen – ihr wisst schon, der, wo er darüber singt, dass Suzanne ihm Orangen gibt, die den weiten Weg aus China gekommen sind. Darüber habe ich mich schon oft gewundert. Aber jedenfalls, hier steht außerdem …«, wieder kniff er die Augen zusammen, »echtes Kunstleder.«

Anna musste kichern. »Wie kann denn …«

Ulf unterbrach sie. »Nein, sei nicht so zynisch. Das bedeutet, dass der Hersteller sich richtig Mühe – echte Mühe – gegeben hat, Leder zu imitieren. Es steht für seine guten Absichten. Diese Leute wollen niemanden hinters Licht führen – dies ist ein echter Versuch, Leder zu imitieren.«

Erik an seinem Schreibtisch blickte hoch. »Warum hat die Materialbeschaffung Hundeleinen? Haben wir unsere Hunde nicht vor ein paar Jahren abgeschafft?«

Ulf dachte darüber nach. Erik hatte recht, was die Abschaffung der Hundestaffel betraf. Ein paar Jahre zuvor hatte der Polizeipräsident verkündet, die Polizei werde keine Hunde mehr für Aufgaben zur Wahrung der öffentlichen Ordnung einsetzen, da Hunde den falschen Eindruck vermittelten. Polizeikräfte mit Hunden lieferten Zeitungsfotografen eine wunderbare Gelegenheit, die Ordnungskräfte als repressiv darzustellen – mit einem knurrenden Hund, der an der Leine zerrte, wirkte ein schwedischer Polizist in jeder Hinsicht wie eine Gestalt aus dem Albtraum eines freiheitlich denkenden Bürgers. Die Ankündigung des Polizeipräsidenten hatte innerhalb wie außerhalb der Truppe Spott auf sich gezogen.

Zu den Kritikern von außerhalb hatte unter den Politikern Ulfs eigener Bruder Björn Varg gehört, der Vorsitzende der Moderaten Extremisten. Björn hatte eine Presseerklärung herausgegeben, in der er verlangte, man solle mehr Geld für die Ausbildung von mehr Hunden ausgeben, die mehr Menschen beißen – aber nur die, die es verdient haben, natürlich. Das war eine typische Position für die Moderaten Extremisten, wie Ulf peinlich berührt aufgefallen war.

Dabei hatte sein Bruder es jedoch nicht bewenden lassen und geschrieben: »Wenn der Polizeipräsident meint, dass der Einsatz von großen Deutschen Schäferhunden oder Dobermännern das falsche Signal aussendet, kann man doch als Kompromiss weniger aggressive Hunde einsetzen. Pudel vielleicht. Oder sogar Dackel. Es gibt viele Hunde, die nicht so bedrohlich wirken wie unsere derzeitigen Polizeihunde.«

Über diese Reductio ad absurdum mussten viele Polizisten wie auch Bürger lächeln.

»Man kann es mit der Gefühlsduselei auch übertreiben«, beschwerte sich Carl. »Entweder üben wir die Polizei*gewalt* aus, oder wir sind eine polizeiliche Beratungsstelle oder irgendwas ähnlich Gewaltfreies. Letztlich muss man manchmal Gewalt anwenden, das kann man nicht aus der Welt wünschen.«

Daran musste Ulf denken, während er sich Eriks Bemerkung durch den Kopf gehen ließ. Ja, die Hundestaffel war abgeschafft worden, doch er meinte sich zu erinnern, dass es irgendwo durchaus noch Polizeihunde gab. Vielleicht in Zivil – Kripohunde. Er lächelte über diese absurde Vorstellung.

»Was ist denn so lustig?«, fragte Anna.

Ulf erzählte es ihr. »Ich habe mir bloß vorgestellt, dass man Polizeihunde in Zivil einsetzen könnte. Verkleidet vielleicht? Als Katze? Oder als Schaf oder Ziege – die dann plötzlich anfängt zu bellen und alles verrät.«

Anna winkte ab, war aber sichtlich amüsiert. Sie mochte Ulfs Humor und die abstrusen Ideen, die er manchmal hatte. Die meisten Männer waren so nüchtern – und die meisten Frauen übrigens auch. Es war sehr erfrischend, jemandem zuzuhören, der auch in völlig prosaischen Situationen noch das absurde Potenzial sah. Und Ulf tat das, wohingegen ihr Mann Jo in allem so ernsthaft war.

Und dann fiel es Ulf ein. »Am Flughafen!«

Carl blickte verwirrt. »Was ist am Flughafen?«

»Da haben wir immer noch Hunde. Spürhunde – ich habe neulich mit einem der Hundeführer gesprochen.«

Damit war das Rätsel der Hundeleinen in der Materialbeschaffung gelöst, doch die Frage, was sie jetzt mit der Leine anfangen sollten, blieb ungeklärt. Anna erinnerte sie an ihr Vorhaben, das System zu stören.

»Schick sie zurück«, sagte sie.

»Ja«, sagte Ulf. »Das mache ich. Ich schreibe ihnen dazu, dass wir irrtümlich gedacht hätten, wir hätten einen Hund.«

»Die haben keinen Humor bei der Materialbeschaffung«, warnte Anna. »Ich habe die Leute kennengelernt. Das ist ein ziemlich verbissener Haufen. Bleiche Höhlenbewohner.«

»Dann schicke ich sie einfach nur zurück.«

Ulf steckte die Leine in seine Jackentasche. Er würde das später erledigen, wenn er mehr Zeit hatte. Auf seinem Monitor war gerade eine Benachrichtigung erschienen: Am Empfang sei eine Frau, die ihn sprechen wolle. Sie habe weder ihr Anliegen noch ihren Namen genannt, schrieb die Rezeptionistin, bestehe aber darauf, mit Ulf und niemand anderem zu sprechen.

»Ich gehe in den Vernehmungsraum«, schrieb Ulf zurück. »Gib mir fünf Minuten.«

Als Ulf im Vernehmungsraum eintraf, hatte man die Frau bereits hineingeführt. Sie saß auf dem »Gästestuhl«, wie Anna ihn nannte, und betrachtete das einzige Bild an der Wand. Es war eine Reproduktion eines Pleinair-Gemäldes von Anders Zorn: drei weibliche Badende, eine unbekleidet und die anderen beiden mit Fähnchen umhüllt. Ulf hatte es bei einem Besuch in Göteborgs Kunstmuseum gekauft, und sie hatten im Dezernat darüber abgestimmt, ehe sie es aufgehängt hatten.

»Ich habe nichts dagegen«, hatte Anna verkündet. »Meiner Meinung nach wird der Körper der Frau darin nicht zum Sexualobjekt gemacht.«

Carl hatte Zweifel. »Aber ist es das richtige Bild für einen Vernehmungsraum? Denkt an manche der Gestalten, mit denen wir hier reden müssen. Es könnte …«

Sie warteten.

»Es könnte was, Carl?«, ermunterte Anna ihn schließlich.

Carl errötete. Ulf war aufgefallen, dass Carl eine prüde Seite hatte. Das war ein wenig unzeitgemäß, da die meisten

Menschen heute nichts mehr von der früheren Zurückhaltung hielten, wie ihr beiläufiger Gebrauch von Kraftausdrücken belegte.

»Es könnte sie erregen«, murmelte Carl.

Anna kicherte. »Ehrlich, Carl! Sieh dir an, wo die Leute online mit nur einem Mausklick drankommen. Glaubst du wirklich, wegen einer Badeszene aus dem neunzehnten Jahrhundert kommt heute noch jemand in Wallung?«

Ulf wollte niemanden dazu zwingen, seine Motivwahl zu akzeptieren.

»Es macht mir nichts aus. Wenn du es hier nicht haben willst, nehme ich es mit nach Hause. Wir können etwas Massenkompatibleres nehmen, wenn du möchtest. Vielleicht einen Druck von Munchs ›Schrei‹. Dann sind unsere schreckhafteren Besucher erst mal still.«

Doch Anna war sehr für den Zorn. »Ich will es wirklich hier haben«, sagte sie. »Es ist ein sanftes Bild, und wollen wir nicht genau das? Wollen wir nicht, dass unsere Besucher sich sicher fühlen?«

»Damit sie sich uns öffnen?«, fragte Ulf.

»Genau.« Sie hielt inne. »Ich schlage vor, wir stimmen ab. So haben sie das in diesen Kunstakademien gemacht, oder? Wenn sie entscheiden mussten, welche Bilder sie aufhängen?«

Ulf bestätigte das. Sein Interesse an der skandinavischen Kunst umfasste auch die Geschichte ihrer Außenseiter und die Methoden, mit denen Anerkennung gewährt oder verweigert wurde.

»Dann stimme ich dafür, dass wir es aufhängen«, sagte Anna.

Sie sah Ulf an.

»Ich möchte wirklich nicht, dass Carl sich unwohl damit fühlt«, erwiderte er. »Es ist ja gut und schön, dass unsere Gesprächspartner sich sicher fühlen sollen – aber was ist mit uns?«

Carl hob die Hand. »Ich stimme dafür, es aufzuhängen. Ihr habt mich überredet.«

»Dann ist die Wahl einstimmig«, sagte Anna. »Das Bild kommt an die Wand.«

Erik wurde nicht zurate gezogen. Da er für die Aktenablage und Büroarbeiten zuständig war, galt er in vielen Dezernatsangelegenheiten als nicht stimmberechtigt – und wurde zumeist nicht einmal dazu gehört. Auch Blomquist, der einzige Neuzugang im Dezernat, wurde nicht gefragt. Da er ohnehin zu den Uniformierten gehörte, wurde er nirgends einbezogen und stand auch auf keinem Nachrichtenverteiler. Ulf hatte das ändern wollen, doch er war auf überraschenden Widerstand beim Leiter der Kriminalpolizei gestoßen, einem Stellvertreter des Polizeipräsidenten und Ulfs direktem Vorgesetzten.

»Ich mag es nicht, wenn man uns Leute aufzwingt«, hatte er Ulf anvertraut. »Blomquist ist Ahlbörg anscheinend aufgefallen, ich weiß, aber ich kann den Mann wirklich nicht ausstehen, und ich will nicht, dass er bei uns Wurzeln schlägt, sozusagen.«

Ulf hatte sich für Blomquist eingesetzt. »Er ist vielleicht ein bisschen redselig«, räumte er ein. »Aber …«

»Allerdings«, sagte der stellvertretende Polizeipräsident. »Gelinde gesagt.«

»Tatsächlich ist er ziemlich gut informiert«, fuhr Ulf fort.

»Worüber?«, fuhr sein Vorgesetzter ihn an. »Über den Preis von Kinderwesten? Über die neuesten Entwicklungen in der Vitamintherapie? Über allen möglichen abwegigen Unsinn, wenn Sie mich fragen.«

Ulf zögerte. Dem stellvertretenden Polizeipräsidenten widersprach man besser nicht zu nachdrücklich. Doch es hatte ihn schon immer gestört, wenn Menschen in ihrer Karriere behindert wurden, bloß weil sie anstrengend waren.

»Blomquist war bei einer Reihe von Ermittlungen sehr hilfreich«, gab er vorsichtig zu bedenken. »Er scheint eine gute Nase bei der Lösung vertrackter Probleme zu haben. Es ist fast so, als würde er zufällig darüber stolpern.«

Der stellvertretende Polizeipräsident stieß einen abfälligen Laut aus. Ulf und Anna hatten einmal versucht, diesen Laut zu analysieren, und waren zu dem Schluss gekommen, dass man ihn am ehesten mit »floah« wiedergab. »Floah«, machte Ulfs Vorgesetzter also und schüttelte den Kopf. »Man kann nicht über Lösungen stolpern«, sagte er. »Eine Schlussfolgerung hat entweder erkennbare Prämissen, oder sie ist nur ein Bauchgefühl. Das sehen Sie doch gewiss ein, Varg. Ich habe Sie immer für einen sehr rational denkenden Menschen gehalten.«

Als Ulf nun den Vernehmungsraum betrat, zuckte er zusammen, denn er erkannte Ebba. Sie drehte sich um und lächelte.

»Ich habe gerade das Bild bewundert. Das ist ein Zorn, nicht wahr? Die habe ich schon immer gemocht – Zorn und Carl Fredrik Hill.«

Ulf freute sich, als er sah, dass sie etwas von Kunst verstand.

»Ja. Das ist Zorn.« Und dann fügte er hinzu: »Manche Leute wundern sich darüber, dass es in einer Polizeistation Gemälde gibt. Sie finden es komisch.«

»Ich nicht«, sagte Ebba. »Ich finde, in allen öffentlichen Gebäuden sollte es wenigstens ein bisschen Kunst geben. Und außerdem seid ihr ja keine gewöhnliche Polizeiabteilung, nicht wahr?«

»Nein. Eigentlich nicht. Wir haben einen recht speziellen Auftrag.« Er hielt inne. »Schön, dich zu sehen. Aber ist das ein privater oder ein beruflicher Besuch? Entschuldige die Frage, aber wir müssen unsere Besucher ein- und austragen.«

Sie antwortete schnell: »Beruflich.«

Er verspürte eine leise Enttäuschung. Doch andererseits hatte sie ihren Partner erwähnt, und er hatte daraus geschlossen, dass damit alles andere unmöglich war.

Ulf setzte sich. »Na dann, was kann ich für dich tun?«

Sie ließ sich Zeit mit ihrer Antwort. Dann sagte sie zögernd und leise: »Ich habe einen Lebensgefährten, weißt du?«

Er nickte. »Du hast ihn erwähnt. Nils – das war doch der Name, den du genannt hast.«

Sie wirkte überrascht darüber, dass er sich an dieses Detail erinnerte. »Vermutlich bist du darauf trainiert, dir so was zu merken«, sagte sie. »Ich vergesse Namen fast sofort wieder, aber ich könnte mir vorstellen, dass das in deiner Branche nicht so gut wäre.«

Ulf lachte. »Nein, das wäre nicht gut. Wir können ja schlecht sagen, wir suchen nach … wie hieß er noch gleich? Ich glaube, das würde nicht funktionieren.«

»Mein Lebensgefährte ist Nils Personn-Cederström.«

Dabei sah sie Ulf in die Augen, und er dachte: Sie erwartet eine Reaktion. Aber warum? Weil es ein recht typischer schwedischer Oberschichtname war? Cederströms tauchten regelmäßig auf den Gesellschaftsseiten der Zeitschriften auf, die Ulf im Wartezimmer seines Zahnarztes las. Sie gingen auf

Partys und zu Eröffnungen, und einer von ihnen, glaubte Ulf, war ein Diplomat in wichtiger Mission. Aber Nils Personn-Cederström? Und dann fiel es ihm ein. Natürlich: Nils Personn-Cederström war dieser Schriftsteller, über den seit etwa zehn Jahren immer wieder groß in der Presse berichtet wurde. »Der schwedische Hemingway« wurde er genannt.

»*Der* Nils Cederström?«

Sie senkte den Blick. »Ja.«

Ulf war beeindruckt. »Er ist sehr bekannt, nicht wahr? Nicht nur hier natürlich, sondern in Deutschland, Amerika, Großbritannien. Seine Bücher werden sehr geschätzt, wie ich gehört habe.«

Sie akzeptierte das Kompliment mit einem Nicken. »Er schreibt sehr gut, ja.«

Ulf versuchte, sich daran zu erinnern, was er über Cederström gelesen hatte. Ja, das war es: Cederström war ein schlimmer Junge – ein trinkfreudiger Streithammel und Frauenheld. Ein unerfreulicher Verdacht drängte sich auf: Cederströms Gewalttätigkeit hatte auch eine häusliche Seite.

»Hat dein Lebensgefährte dich misshandelt?«, fragte er sanft.

Sie antwortete schnell. »Nein, garantiert nicht. Nichts dergleichen. In diesem Fall ist er das Opfer – deswegen wollte ich mit dir sprechen.«

»Das Opfer wovon?«

»Erpressung. Ich habe entdeckt, dass er vertrauliche Zahlungen an irgendjemanden leistet. Er war da sehr zugeknöpft, und ich habe ihn direkt darauf angesprochen. Ich habe gefragt: ›Wirst du erpresst?‹ Er hat nicht darauf geantwortet, aber ich habe ihm angemerkt, dass mein Instinkt richtig war. Er wirkte sehr schuldbewusst.«

Ulf lehnte sich zurück. »Dürfte ich fragen, warum er nicht selbst hier ist, um Anzeige zu erstatten?«

Ebba wirkte betreten. »Weil er nicht zugegeben hat, dass er erpresst wird. Ich habe diese Zahlungen, die von seinem Konto abgehen, entdeckt, aber er will mir nichts darüber sagen. Und da ist noch etwas: Selbst wenn er zugeben würde, dass er erpresst wird, würde er nicht wollen, dass deswegen etwas unternommen wird.«

»Und dürfte ich fragen, wieso?«

Selbstverständlich glaubte Ulf, die Antwort zu kennen: Vielen Erpressungsopfern würde es im Traum nicht einfallen, zur Polizei zu gehen, weil sie nicht wollten, dass das Geheimnis, mit dem sie erpresst werden, ans Licht kam.

»Ich glaube, er will keine Publicity«, sagte sie. »Nils ist berühmt – wie du ja weißt. Berühmte Leute vermeiden oft Publicity, wo immer es geht.«

»Aber manchmal suchen sie sie auch«, wandte Ulf ein. »Denk an die arme Prinzessin Di. Sie hat Journalisten angerufen, um ihnen zu sagen, dass sie keine Publicity will. Eigenartig, nicht wahr?«

»Ich glaube, so ist Nils nicht«, sagte Ebba. »So ist er einfach nicht.« Sie hielt inne. »Ich bin die, die will, dass etwas unternommen wird. Ich bin die, die diesem Erpresser das Handwerk legen will, egal, wer es ist.«

»Na schön«, sagte Ulf. »Aber normalerweise arbeiten wir nach dem Grundsatz, nicht zu ermitteln, wenn das Opfer es nicht will.«

Ebba wechselte ihre Sitzposition. »Aber ihr ermittelt doch bestimmt manchmal in ähnlichen Fällen. Was ist mit häuslicher Gewalt? Da scheuen sich die Opfer auch manchmal, Anzeige zu erstatten – habe ich jedenfalls gehört.«

Ulf wusste, was sie meinte. In seiner Anfangszeit bei der Polizei hatte er es mit unzähligen solchen Fälle zu tun gehabt – und es immer schwierig gefunden, sich zurückzuhalten. Der Ehemann – und normalerweise war es der Ehemann – blieb häufig im Hintergrund und lachte sich ins Fäustchen, während seine verängstigte Frau sich an die Geschichte hielt, die er ihr eingebläut hatte. Nein, ihr Mann sei nicht gewalttätig geworden; nein, ihre Verletzungen seien die Folge eines Treppensturzes – oder, bei weniger fantasievollen Menschen, sie sei gegen eine Tür gelaufen. Ulf hatte vor Wut gekocht; er verabscheute Männer, die andere tyrannisierten, und hätte zu gern erlebt, wie so ein gewalttätiger Ehemann es mit seinem Kollegen Stig zu tun bekam, der für kurze Zeit schwedischer Mittelgewichtsmeister im Boxen gewesen war. Stig war außerhalb des Boxrings selbstverständlich überhaupt nicht gewalttätig und eine große Enttäuschung für einige seiner ruppigeren Kollegen, die ein wenig »sanfter Überredung«, wie sie es nannten, nicht abgeneigt waren, in der Regel gegenüber Jugendlichen mit asozialem Verhalten – Graffiti-Sprayern, rassistischen Schlägertypen, Vandalen –, die eine feste Hand brauchten, weil sie die bei ihren in der Regel abwesenden Vätern nicht erfahren hatten. Ulf würde solche Vorgehensweisen niemals gutheißen.

»Häusliche Gewalt ist schwierig«, sagte er. »Wir wissen, dass es passiert – und zuweilen auf ziemlich subtile Weise –, aber manchmal sind die Opfer nicht bereit, mit uns zu kooperieren. In schwereren Fällen leiten wir trotzdem ein Ermittlungsverfahren ein, allerdings ist es fast unmöglich, eine Verurteilung zu erreichen, wenn das Opfer nicht bereit ist, auszusagen.«

Ebba seufzte. »Die Welt ist unvollkommen, nicht wahr?«

»Zutiefst unvollkommen«, stimmte Ulf ihr zu.

Ebba fiel noch etwas ein. »Ist es immer der Ehemann?«

»Fast immer. Aber ich hatte einmal einen Fall, wo der Mann der Leidtragende war. Die Nachbarn riefen uns an, nachdem sie nebenan Lärm gehört hatten. Wir fuhren hin und fanden diesen armen Mann mit einem pflaumengroßen blauen Auge und sichtlich außer Fassung. Ich weiß noch, dass ich sah, wie seine Hände zitterten. Er war professioneller Saxofonist – ein ziemlich guter übrigens ...«

Ulf unterbrach sich. Dieses Detail hätte er nicht preisgeben dürfen, denn das könnte auf eine Verletzung der Verschwiegenheitspflicht hinauslaufen – so viele bekannte Saxofonisten gab es in Schweden nicht.

Ebba deutete sein Zögern richtig. »Keine Angst, du hast nichts gesagt, womit ich ihn identifizieren kann.« Sie hielt inne. »Außerdem bin ich diskret.« Noch einmal hielt sie inne. »Du auch, nehme ich an? Ich meine, in deinem Beruf. Du wirst nicht ...«

Ulf unterbrach sie. »Ich versichere dir, das bin ich – dieser kleine Lapsus war ein Versehen, das kommt nicht oft vor. Versprochen.«

Das schien sie zu beruhigen. »Tja, wie gesagt, Nils wird erpresst. Er hat es so gut wie zugegeben.«

»Ja, aber um etwas unternehmen zu können, brauchen wir Beweise. Hast du irgendeinen Beweis?«

Sie wirkte ungeduldig. »Reicht das, was ich dir gesagt habe, nicht als Beweis?«

Ulf erklärte ihr, er glaube ihr voll und ganz, aber ihre Aussage allein genüge nicht. »Wir brauchen einen juristisch zulässigen Beweis.«

»Kannst du den nicht finden? Ist das nicht deine Aufgabe?«

Ulf antwortete nicht sofort. Er hatte vor Kurzem an einer Sitzung mit anderen hochrangigen Polizeibeamten teilgenommen, bei der es darum gegangen war, dass die Zahlen nicht untersuchter Straftaten gerade im Visier der Politik standen. Insbesondere die Partei seines Bruders Björn, die sich gern lautstark zum Thema Recht und Ordnung äußerte, hatte Fragen gestellt. In der Presse hatten die Moderaten Extremisten verlautbaren lassen, wenn die Polizei selbst entscheide, welchen Straftaten sie nachgehe, maße sie sich die Rolle der Staatsanwaltschaft und der Gerichte an. Es könnte peinlich werden, sollte herauskommen, dass Ulf einer jener Polizisten war, die bei einem so schweren Verbrechen wie Erpressung nicht tätig wurden.

Er traf seine Entscheidung. »Na gut. Ich gehe dem nach.«

»Gut. Und ich danke dir.«

»Ich benötige ein paar Details und …« Er sah sie forschend an. »Dir ist doch klar, dass ich wissen muss, womit ihm gedroht wird, oder? Anders gesagt, ich muss wissen, was der Erpresser gegen deinen Lebensgefährten in der Hand hat. Was ist, wenn es eine Straftat ist? Was ist, wenn der Erpresser etwas weiß, was Nils bei der Polizei – bei uns – in Schwierigkeiten bringen könnte?«

Ebba antwortete, ohne nachzudenken. »Ausgeschlossen. Völlig ausgeschlossen.«

»Aber da muss doch etwas sein – selbst wenn es keine Straftat ist.«

»Das ist mir egal. Mich kann nichts erschüttern.«

Darüber dachte Ulf nach. Wenn das, woran er sich vage erinnerte, über Nils Cederström gelesen zu haben, der Wahrheit entsprach, dann stimmte es vielleicht, dass nichts, was Ebba über ihren Lebensgefährten erfahren mochte, sie noch erschüttern konnte. Vielleicht war es das: Manche Menschen liebten trotz allem.

»Kannst du mir dann Kontakt zu einigen seiner Freunde herstellen?«, fragte er. »Das wäre ein Ausgangspunkt.«

»Du wirst die Erpressung ihnen gegenüber nicht erwähnen?«

»Nein. Ich werde es als Routinebefragung ausgeben – eine Bitte um Informationen in einer anderen Angelegenheit vielleicht.«

Ulf wandte kurz den Blick ab; er mochte Vorwände nicht, aber manchmal waren sie notwendig. Zweck und Mittel, dachte er – es gab Situationen, wo der Zweck die Mittel heiligte, gleichgültig, was die Puristen sagten.

Und er fuhr fort: »So in der Art. Ich könnte ja sagen, Nils käme für ein öffentliches Amt in Betracht.«

Wieder wandte er den Blick ab; je mehr man eine Unwahrheit ausschmückte, desto inakzeptabler schien sie einem.

Daher fügte er hinzu: »Das vielleicht doch nicht.«

Ebba stand auf. »Du bist sehr liebenswürdig. Ich weiß Liebenswürdigkeit zu schätzen.«

Als er sie hinausbegleitete, dachte er: Sie behauptet, sie wisse Liebenswürdigkeit zu schätzen, dabei lebt sie mit jemandem zusammen, der ganz das Gegenteil davon zu sein scheint. Das fand Ulf seltsam; wobei: Wenn man mit Gemeinheit lebte, wurde vielleicht eine Sehnsucht nach Liebenswürdigkeit geweckt, wenn man welche erlebte. Das musste es sein, befand er: Liebenswürdige Männer waren das Gegenteil des Typs Mann, an den sie sich – aus Trägheit oder Angst – gebunden fühlte.

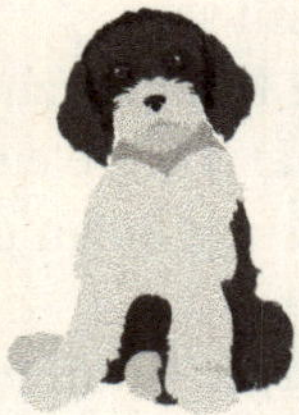

KAPITEL FÜNF

Der schwedisch-russische Krieg

An diesem Abend kam Ulf ein wenig später als gewöhnlich heim. Er hatte am Nachmittag an einer Weiterbildungsveranstaltung teilgenommen, die um gut vierzig Minuten überzogen wurde, mit dem Ergebnis, dass viele der teilnehmenden Polizisten am Ende verärgert waren. Am frühen Abend wurde der Verkehr in der Regel stärker, und so mancher von ihnen würde nun später nach Hause kommen – ein unglücklicher Ausgang für einen Kurs mit dem Titel »Stressbewältigung am Arbeitsplatz«.

»Ich wünschte, die würden uns damit allein zurechtkommen lassen«, beklagte sich Lennart Pålsson. Lennart und Ulf waren alte Freunde, auch wenn ihre beruflichen Laufbahnen unterschiedliche Richtungen genommen hatten. Während Ulf beim relativ ruhigen Dezernat für heikle Fälle war, stand Lennart als stellvertretender Leiter der Antiterroreinheit an vorderster Front. »Warum müssen sie uns immer wieder alle möglichen Ratschläge geben?«

»Vermutlich meinen sie, sie müssten etwas tun«, erwiderte Ulf. »Heutzutage stehen alle unter dem Druck, etwas zu tun. Wenn man nicht irgendwas tut, wird einem vorgeworfen, nichts zu tun.«

Lennart seufzte. Ulf hatte recht; der Druck war gnadenlos.

»Neulich hatten wir diesen nervigen Psychologen da. Den mit dem Schnurrbart, weißt du? Er wollte mit uns über

PTBS reden. Immer wieder wollte er von mir wissen, ob alles in Ordnung ist. Er lässt einfach nicht locker, dieser Mann.«

»Und ist alles in Ordnung bei dir?«

Wieder seufzte Lennart. »Mir geht's gut.« Er sah Ulf an. »Komm schon, Ulf, sieh mich an. Sehe ich etwa aus, als ob etwas nicht in Ordnung wäre? Sehe ich vielleicht – gequält aus? Ringe unter den Augen? Irgendein Tic?«

»Nicht offensichtlich. Aber wer weiß, was unter der Oberfläche vorgeht, Lennart?« Er lächelte.

Lennart war zweifellos robust. Doch dann rief er sich in Erinnerung, dass der äußere Schein trügen konnte – daran bestand kein Zweifel.

»Tatsächlich hat das Aussehen eines Menschen manchmal nichts mit dem zu tun, was in ihm vorgeht, Lennart. Erinnerst du dich an diesen Workshop über vorgefasste Meinungen?«

Lennart schüttelte den Kopf. »Der war freiwillig. Ich kam zu dem Schluss, dass das nichts für mich ist.«

Ulf lachte. »Womit du ein lebendes Beispiel dafür bist.«

Lennart brauchte einen Moment, bis er verstand. Dann grinste er schief. »Kann sein.«

»Aber ich kann es dir nachfühlen«, sagte Ulf dann. »Diese Psychologen …«

»Der Typ ist besessen«, setzte Lennart seine Klage fort. »Er war finster entschlossen, uns irgendwelche Albträume zu entlocken. Ehrlich, der hat geschwafelt und geschwafelt. Implizit hat er behauptet, dass mit uns was nicht stimmt, wenn das, was wir erleben, keine nachteiligen Auswirkungen auf uns hat. Für uns dagegen ist die Sache ganz einfach: Wir haben einen Job zu erledigen. Da ist ein Haufen Krimineller, die entschlossen sind, andere in die Luft zu sprengen, um ihren Standpunkt deutlich zu machen. Unser Job ist es, sie aufzuhalten. Ganz einfach. Damit habe ich kein Problem, und ich akzeptiere, dass ich dabei manchmal verstörende Sachen zu sehen bekomme …«

Ulf hob einen Finger. »Verstörend. Na bitte, Lennart. Genau darum geht es.«

»Dann eben potenziell verstörend. Aber nicht unbedingt für uns. Das ist unser Job. Bei Feuerwehrleuten ist es genauso. Die bekommen auch manchmal unerfreuliche Sachen zu sehen, aber sie fahren zurück in die Feuerwache und unterstützen sich gegenseitig. Die haben nicht nach jedem Einsatz das Gefühl, dass sie sich krankmelden müssen – bis dieser Psychologe daherkommt und ihnen das sagt.«

Ulf war sich da nicht so sicher. Andererseits war es Lennarts Arbeit, und er sollte am besten wissen, wie es ihm damit erging.

»Trotzdem, vergiss nicht unsere schwächeren Brüder«, wandte er milde ein. »Wir sind nicht alle so harte Kerle, Lennart.«

»Stimmt«, räumte Lennart ein. »Aber wir werden immer weicher, Ulf. Sag jemandem, er sei schwach, dann wird er auch schwach sein. Erwarte von ihm, dass er stark ist, dann ist er das auch.«

Darüber dachte Ulf auf dem Heimweg nach, während er in einem Stau feststeckte, weil ein Sattelschlepper umgestürzt war. Aus dem Laderaum hatten sich Kartons auf die Straße ergossen, waren aufgeplatzt und hatten ihren Inhalt überall verstreut. Als Ulf zwischen den Kartons menschliche Körper entdeckte, war er entsetzt, doch dann begriff er, dass die Ladung des Lastwagens aus Schaufensterpuppen bestand. Hier und dort lagen vollständige Exemplare, während sich bei anderen die Kunststoffglieder gelöst und über die Straße verteilt hatten. Er lächelte über seinen Irrtum, fragte sich jedoch, was er empfunden hätte, wenn es doch echte Menschen gewesen wären; beziehungsweise, was Lennart empfunden hätte.

Verkehrspolizisten waren bereits vor Ort, und die Straße war zur Hälfte wieder freigeräumt. Ulf beobachtete, wie einer der Polizisten ein Kunststoffbein aufhob und in den Straßengraben warf. Dabei lachte er, was Ulf ein unbehagliches Gefühl einflößte. So etwas sollte einen doch wohl eher zum Nachdenken statt zum Lachen bringen.

Als er den Saab auf dem für ihn reservierten Parkplatz neben dem Mehrfamilienhaus, in dem er wohnte, abstellte, war er zu dem Schluss gekommen, dass Lennart unrecht hatte. Wir waren alle schwach, gleichgültig, für wie stark wir uns hielten, und wenn übereifrige Psychologen kamen, um uns auf den Zahn zu fühlen, sollten wir offen für ihren Beistand sein. Allerdings hatte er leicht reden, sagte Ulf sich: Für ihn selbst bestand nicht das geringste PTBS-Risiko, jedenfalls nicht im Dezernat für heikle Fälle, wo sie es kaum jemals mit Gewalt zu tun bekamen.

Natürlich war da die Sache mit Hampus gewesen, dem Kleinwüchsigen, der sein Opfer mit dem Messer in der Kniekehle verletzt hatte, doch das war eine Ausnahme, und es war auch keine schwere Verletzung gewesen. Sicher, niemand wurde gern mit dem Messer angegriffen, aber wenn schon, dann war die Kniekehle eine der weniger traumatischen Stellen dafür.

Als Erstes ging Ulf zu seiner Nachbarin Frau Högfors, um Martin abzuholen. Manchmal brachte Frau Högfors

Martin selbst zurück, sodass er Ulf schon in seiner Wohnung erwartete, doch diesmal war sie vorgewarnt gewesen, dass er vielleicht später käme, und hatte den Hund bei sich behalten.

Martin begrüßte Ulf mit begeistertem Bellen und rannte in immer engeren Kreisen umher.

»Irgendwo habe ich gelesen, dass Hunde glauben, wenn ihre Besitzer das Haus verlassen, kämen sie nie mehr wieder«, sagte Frau Högfors und beobachtete Martin belustigt. »Sehen Sie – er ist überglücklich, weil seine Befürchtung widerlegt wird.«

Ulf bückte sich und tätschelte Martin, um ihn zu beruhigen. »Es sind eigenartige Tiere, nicht wahr?«

»Wir werden niemals wissen, was in ihren Köpfen vorgeht«, sagte Frau Högfors. »Offensichtlich haben sie jede Menge Gedanken, aber der Himmel weiß, welche.«

Martin blieb stehen und setzte sich erwartungsvoll vor Ulf.

»Ich habe gerade Kaffee aufgesetzt«, sagte Frau Högfors. »Möchten Sie eine Tasse?«

Ulf nahm ihr Angebot an. Zwar wollte er gern in seine Wohnung und die Schuhe von den Füßen schleudern, doch Frau Högfors sollte nicht den Eindruck gewinnen, dass er sie nur ausnutzte. Wenn sie Martin großzügig viele Stunden ihres Tages widmete, dann konnte er wenigstens eine Viertelstunde für einen Kaffee mit ihr erübrigen. Außerdem genoss er die Unterhaltungen mit ihr, bei denen man nie wusste, wohin sie führen würden. Frau Högfors hinkte in den meisten Dingen der Zeit hinterher; sie hatte fünfzehn Jahre zuvor aufgehört, die Tageszeitung zu lesen, und die meisten wichtigen Entwicklungen des späten zwanzigsten Jahrhunderts waren, so schien es Ulf, an ihr vorübergegangen, von denen des einundzwanzigsten Jahrhunderts ganz zu schweigen.

Als sie nun in ihr Wohnzimmer gingen, ließ sie eine Bemerkung fallen, die erstaunlich war, sogar für ihre Verhältnisse: Sie betraf US-Präsident Nixon und klang so, als säße er noch im Weißen Haus. Es konnte ein Versprecher sein, dachte Ulf, oder aber ein Beispiel für ein tiefergehendes Problem mit der Chronologie – schwer zu sagen.

»Nixon ist natürlich tot«, sagte Ulf beiläufig.

Davon ließ Frau Högfors sich nicht beirren. »Manche dieser Leute setzen sich nie richtig zur Ruhe, wissen Sie?«

»Das stimmt«, räumte Ulf ein. »Aber ich würde meinen, wenn jemand tatsächlich stirbt, setzt das seiner politischen Betätigung normalerweise ein Ende.«

Die sanfte Ironie entging Frau Högfors. »Ich bin nie wirklich warm mit ihm geworden«, sinnierte sie. »Und auch mit diesem anderen nicht. Wissen Sie, welchen ich meine?«

»Möglicherweise«, sagte Ulf.

Frau Högfors schüttelte den Kopf. »Högfors …«, sie nannte ihren verstorbenen Mann immer beim Nachnamen, »Högfors fand schrecklich viele Politiker abscheulich. Seiner Meinung nach war es absurd, dass diese Leute behaupteten, das Land führen zu können, obwohl sie noch nicht einmal einen Tante-Emma-Laden geführt hatten. Diese Berufspolitiker – von denen hielt Högfors gar nichts.«

Ulf lächelte. »Ich weiß, was Ihr … was Högfors meinte. Man sollte ein paar Erfahrungen gesammelt haben, bevor man sich anmaßt, anderen zu sagen, was sie tun sollen, denke ich.«

Dies war, wie Ulf erwartet hatte, das, was Frau Högfors hören wollte. »Genau«, sagte sie. »Just darüber hat Högfors geschrieben, als er starb. Der Artikel ist unvollendet geblieben, und er hatte sich noch nicht entschieden, wo er ihn veröffentlicht haben wollte.«

»Hat er viel geschrieben?«

»O ja. Leider wollte niemand drucken, was er schrieb.« Mit bedauernder Miene wandte sie den Blick ab. »Er war seiner Zeit voraus, denke ich.«

»Und der Prophet gilt nichts im eigenen Land«, fügte Ulf hinzu.

»Er hat ein ganzes Buch über den schwedisch-russischen Krieg geschrieben«, fuhr Frau Högfors fort. »Den Russen hat er nicht über den Weg getraut, wissen Sie.«

»Ich erinnere mich, dass Sie so etwas sagten.«

Frau Högfors seufzte. »Und damit hatte er recht. In dem Moment, wo man aufhört, die Russen im Auge zu behalten, machen sie ihren Zug. So arbeiten die. Sie beobachten einen ganz genau, und sobald man nicht mehr auf der Hut ist, machen sie ihren Zug.«

Ulf nickte schweigend. Sie hatten sich schon einmal über die Russen unterhalten, und er wollte dieses Thema nicht gern vertiefen. Dennoch fand er, dass sie recht hatte – die Russen verhielten sich wirklich so; die Russen führten etwas im Schilde.

Frau Högfors beugte sich vor und sagte in vertraulichem Ton: »Ich will Ihnen etwas sagen, Herr Varg. Eigentlich wollte ich es nicht erwähnen, weil ich weiß, wie das klingt.«

Ulf wartete.

»Sehen Sie, manche Menschen könnten sagen – wenn sie hören würden, was ich Ihnen gleich sage –, dass ich nur eine dumme alte Frau bin, die einen Spleen hat. So denken sie, wissen Sie. Ab einem gewissen Alter sehen die Leute einen an und denken: Egal, was sie sagt, es ist wahrscheinlich Quatsch.«

»Ach, ich weiß nicht, Frau Högfors. Ich bin sicher, dass die Menschen nicht so über Sie denken.«

Aber das überzeugte sie nicht. »Nein, es stimmt, Herr Varg. Wenn man in ein reiferes Alter kommt, wird man für gewisse Menschen unsichtbar. Sie sehen einen einfach nicht mehr. Sie denken – falls sie sich überhaupt die Mühe machen, über einen nachzudenken –, sie denken: Ach, das ist nur wieder so ein alter Mensch. Das ist es, was sie denken. Und sie sehen einen nicht richtig *an,* wissen Sie. Sie sehen durch einen hindurch, und das ist etwas anderes.«

Ulf bekundete mit einer Handbewegung, dass er nicht ihrer Meinung war, obwohl er erneut dachte, dass sie wahrscheinlich recht hatte. Und indem er ihre Argumentation verwarf – wenn auch in der besten Absicht –, tat er selbst vielleicht genau das, was sie beklagte: Er hörte ihr nicht zu, was schließlich nur eine andere Art war, durch jemanden hindurchzusehen.

Frau Högfors hatte noch mehr zu sagen. »Ich habe mit einer Freundin gesprochen, die regelmäßig nach Amerika reist, Herr Varg. Sie hat eine Tochter, die einen amerikanischen Arzt geheiratet hat – irgendeinen Spezialorthopäden. Anscheinend macht er sehr große Menschen kleiner oder sehr kleine Menschen ein bisschen größer – ich vergesse immer, was von beidem.« Sie winkte ab, als wäre das nicht wichtig. »Aber diese Freundin von mir fährt regelmäßig nach Florida, um ihre Tochter zu besuchen, in einem Ort namens Boca Raton. Komischer Name das, aber bitte. Und sie hat mir erzählt, die alten Leute in Amerika hätten es satt, dass niemand sie beachtet, und sie hätten Siedlungen gegründet, wo alle mindestens ein bestimmtes Alter haben. Alle. Junge Leute sind da nicht zugelassen – außer als Polizisten, Krankenschwestern und so weiter.«

Ulf dachte: keine Teenager. Vielleicht hatten solche Siedlungen ja etwas für sich; doch sofort rief er sich zur Ordnung. Es war nur zu leicht, etwas Gemeines zu denken, aber wir durften nicht vergessen, dass wir selbst auch einmal Teenager gewesen waren.

»Und sie haben da alles, was sie wollen«, fuhr Frau Högfors fort, »auch Vorträge zu allen möglichen Themen und Tanz und Gymnastikkurse für nach dem Tanz. Und auch Pilates – sie machen da drüben alle Pilates, wissen Sie?«

Ulf sagte, das stelle er sich sehr angenehm für alle vor, wobei eine solche Trennung der Generationen auch schade sei, nicht wahr?

»Sicherlich ist es doch natürlicher, wenn wir alle zusammenleben – wie die Italiener, die am liebsten drei Generationen unter einem Dach haben.«

Darüber dachte Frau Högfors nach. »Das stimmt«, sagte sie dann. »Und natürlich ist da noch Japan, nicht wahr? Dort sieht man nicht durch alte Menschen hindurch, oder? Man verneigt sich vor ihnen und hört sich sehr aufmerksam an, was sie zu sagen haben. Dort respektiert man Weisheit, verstehen Sie.« Sie hielt inne. »Aber das ist es nicht, was ich Ihnen erzählen wollte, Herr Varg. Ich wollte Ihnen erzählen, was im Park passiert ist, als ich neulich dort mit Martin Gassi ging. Eigentlich wollte ich es Ihnen am selben Tag sagen, aber dann habe ich es doch nicht getan.«

Ulf sah hinab zu Martin, der auf Frau Högfors' blauem chinesischem Teppich saß und zu ihm hochsah. Der Hund liebte diesen Teppich, das wusste Ulf, und Frau Högfors nannte ihn seit einiger Zeit großzügig »Martins Teppich«.

»Martin und ich haben unseren Spaziergang genossen. Er hatte zwei Eichhörnchen entdeckt und sie sehr überzeugend verjagt – aber auf eine nette Art, wissen Sie: Martin beißt die Eichhörnchen nicht wirklich. Er warnt sie, und sie flitzen davon.«

Ulf lächelte. »Er ist ein guter Hund. Ich habe Martin schon immer für einen Pazifisten gehalten. Das ist ungewöhnlich für einen Hund, ich weiß, aber ich habe immer schon geglaubt, dass er Gewalt nicht mag.«

Wieder lächelte er, als ihm durch den Kopf ging, dass Hunde wahrscheinlich die Haltung ihres Herrchens spiegelten. Südamerikanische Hunde waren vielleicht leicht erregbar, französische Hunde wählerisch beim Fressen, und Schweizer Hunde würden sich nie in die Streitigkeiten anderer Hunde hineinziehen lassen. Wäre es möglich, eine solche Theorie zu erproben? Psychologen befassten sich mit allen möglichen eigenartigen und wundersamen Forschungen – da musste sich doch auch irgendjemand mit dieser speziellen Hypothese beschäftigen, so absurd sie auch klang.

»Martin ist ein sehr mitfühlender Hund«, sagte Frau Högfors. »Da haben Sie recht. Jedenfalls, er und ich haben unseren Spaziergang gemacht und sind an zwei Männern vorbeigekommen, die auf einer Bank saßen. Sie sahen absolut anständig aus und schienen sich einfach nur in der Sonne zu unterhalten. Aber dann kam ich in Hörweite und bekam mit, dass sie russisch sprachen. Die ist unverwechselbar, diese Sprache – außer sie sprechen so etwas wie Serbisch, aber Serben erkennt man immer an der Kopfform, und ich glaube nicht, dass diese beiden Serben waren.«

Ulf lauschte höflich.

»Also, Frau Högfors – diese beiden Männer, diese Russen …«

Frau Högfors nahm den Faden wieder auf. »Ich habe nicht groß darüber nachgedacht, sondern nur zur Kenntnis genommen, dass sie Russen waren. Ich lehne nicht alle Russen ab, Herr Varg. Zu diesen voreingenommenen Menschen gehöre ich nicht. Ich möchte nicht, dass Sie das von mir denken.«

Ulf versicherte ihr, dieser Gedanke sei ihm noch nie gekommen.

»Aber das Interessante ist«, erzählte sie weiter, »dass Martin das Fell gesträubt hat, als wir uns der Bank näherten – der Weg führt daran vorbei, verstehen Sie? Sie wissen bestimmt, wie das aussieht – die Haare an seinem Rücken stellen sich ein bisschen auf wie bei diesen Ridgebacks, die man manchmal hier sieht. So war das. Und dann fing er an zu knurren. Nicht laut – nur ein leises Knurren. Es war eine Art Warnung, denke ich.«

Sie sah Ulf an, wie um seine Reaktion einzuschätzen. »Sie glauben nicht, ich hätte mir das nur eingebildet, oder?«

Ulf schüttelte den Kopf. »Natürlich nicht, Frau Högfors.«

Jetzt kam die Herausforderung. »Was glauben Sie, warum er das getan hat, Herr Varg? Sagen Sie mir, ob Sie mir das erklären können. Denn Martin kann ja unmöglich gehört haben, dass sie eine fremde Sprache sprechen – seine Taubheit dürfte das verhindert haben, nicht wahr? Warum also hat er das Fell gesträubt und geknurrt? Ich sage Ihnen, was ich glaube: Ich glaube, er hat es gemerkt. Hunde können das – sie haben eine feinere Wahrnehmung als wir. Sie spüren Gefühle, Schwingungen – nennen Sie es, wie Sie wollen –, die wir nicht mitbekommen.«

»Und Martin hat etwas Ungewöhnliches wahrgenommen, meinen Sie?«

»Ja.«

Ulf sah hinab zu Martin, der seinen Blick erwiderte und halbherzig mit dem Schwanz wedelte.

»Ich weiß nicht, Frau Högfors. Vielleicht hat Martin sich an Ihnen orientiert. Vielleicht hat er gespürt, dass Sie feindselig …«

Sie unterbrach ihn. »Aber ich stehe den Russen nicht feindselig gegenüber, Herr Varg. Ich bin vorsichtig bei Russen, denn dafür gibt es allen Grund. Ich bin vorsichtig, weil die Russen etwas im Schilde führen. Das ist alles. Aber ich akzeptiere voll und ganz, dass es Russen gibt, die unschuldig sind, jedenfalls bis zum Beweis des Gegenteils. Das akzeptiere ich. Trotzdem bleibt die Tatsache, dass die Russen immer schon etwas im Schilde geführt haben. Wie Högfors über den schwedisch-russischen Krieg sagte, den haben nicht wir angefangen …«

Ulf schloss die Augen. Nein. Das stimmte einfach nicht, und seine Seele – immer noch die Seele eines Menschen, der sich der Wahrheit verpflichtet fühlte – rebellierte bei dieser eklatanten Unwahrheit. Er schlug die Augen wieder auf und sah, dass Frau Högfors Widerspruch zu erwarten schien.

»Nun, das haben wir nicht«, sagte sie. »Man hört da alle möglichen Anschuldigungen, aber die meisten sind völlig hanebüchen.«

Ulf sah hinab zu Martin. Der Hund spürte die Meinungsverschiedenheit zwischen den Menschen, wie Hunde es häufig tun, und sah seinerseits hoch, zuerst zu Ulf, dann zu Frau Högfors. Es schien, als wüsste er nicht recht, wem er glauben sollte: Ein Hund erwartet Zusammenhalt im Rudel, und eine solche Missstimmung war beunruhigend.

»Ich glaube nicht, dass die Russen die gesamte Schuld an speziell diesem Vorfall tragen, Frau Högfors«, begann Ulf. »Wir dürfen die Wahrheit nicht aus den Augen verlieren, auch wenn Schweden dann nicht ganz perfekt dasteht.«

Das war ein Problem, dachte er. Wir wollen so unbedingt perfekt sein, dass wir versucht sind, die Beweise zu ignorieren, wenn wir entdecken, dass wir nicht perfekt sind.

»Wir müssen einräumen, dass es vergleichsweise viele Menschen gab, denen es in den Fingern juckte, sich die Russen vorzuknöpfen …«

Er durfte seinen Satz nicht zu Ende bringen.

»Nein«, unterbrach ihn Frau Högfors. »Ich fürchte, da muss ich widersprechen, Herr Varg. Ich muss.«

Martin zuckte. Ihm gefiel das nicht. Natürlich konnte er nicht hören, dass ihre Stimmen lauter geworden waren, aber er erkannte die Veränderung in der Körperhaltung dieser zentralen Gestalten in seinem Leben. Da war Ulf, sein Herrchen, sein Vater gewissermaßen, und da war Frau Högfors, seine Betreuerin, der weibliche Pol in seinem Leben, und beiden brachte er diese bedingungslose Liebe entgegen, zu der nur Hunde fähig sind. Gemeinsam waren diese zwei Menschen die Sonne, die Martins Welt wärmte, und als er nun die Missstimmung zwischen ihnen spürte, senkte er den Kopf und starrte niedergeschlagen zu Boden.

»Herr Varg, Sie müssen akzeptieren«, dozierte Frau Högfors weiter, »dass die Russen uns an unserer Grenze angegriffen haben. Sie sind einmarschiert.« Frau Högfors machte eine Pause, nicht so lange, dass Ulf hätte kontern können. »Das machen sie gern, die Grenzen anderer Völker zu verletzen, die Russen. Man zeige ihnen eine Grenze, und sie verletzen sie. Das ist ein Pawlow'scher Reflex bei denen – und Pawlow, das sei festgehalten, war Russe, glaube ich.«

»Also wirklich, Frau Högfors«, protestierte Ulf. »Sie können doch nicht ...«

»Oh, ich kann, Herr Varg. Ich kann. Lassen Sie uns nicht Puumala vergessen, wo die Russen uns ihren ersten Schlag versetzt haben. 1788. Lassen Sie uns dieses schändliche Datum nicht vergessen.«

Ulf lachte. »Ach, kommen Sie, Frau Högfors. Jeder weiß, dass das eine Inszenierung war. Das waren gar nicht die Russen – das waren alles Schweden, die als Russen verkleidet waren, damit König Gustav einen Vorwand hatte, um in den Krieg zu ziehen. Und jeder weiß, dass er einen Krieg wollte, um die Leute davon abzulenken, dass er zu Hause so unbeliebt war. Ein weitverbreiteter Casus Belli, meinen Sie nicht? Und Gustav war auch nur ein Mensch ...«

Wenn er Gustav als einen Menschen darstellte, der im Grunde nur wie seine Zeitgenossen war, konnte Frau Högfors Gustavs Schwächen vielleicht etwas sachlicher sehen.

Doch Frau Högfors schüttelte den Kopf. »Sie glauben in dieser Sache den Russen? Obwohl sie so schlimme Lügen verbreiten?«

Ulf sah auf die Uhr. Es wäre einfacher, Frau Högfors zuzustimmen – diese Diskussion ausklingen zu lassen, indem er sagte, vielleicht habe sie doch recht mit den Russen. Die

Vergangenheit war vergangen; sollte man jetzt, im einundzwanzigsten Jahrhundert, alte Geschichten aus dem achtzehnten Jahrhundert aufwärmen, obwohl es so viel Wichtigeres gab, worüber man diskutieren konnte? Daran, dass der Angriff auf Puumala inszeniert war, bestand wirklich kein Zweifel. Die Schweden hatten russische Uniformen getragen, die eigens von der Kostümbildnerei der schwedischen Oper angefertigt worden waren. Immerhin waren die Kostümbildner dabei gesehen worden – und warum hätten sie russische Militäruniformen nähen sollen, wenn damals gerade überhaupt keine Oper aufgeführt wurde, in der sie gebraucht wurden?

»Diese Sache mit der Oper und den Uniformen«, sagte er. »Die kann man doch wohl schwerlich ignorieren.«

Aber auch davon wollte Frau Högfors nichts hören. In diesem Zusammenhang habe die russische Kaiserin einiges zu verantworten. »Ausgerechnet Katharina musste uns mit Opern kommen«, sagte sie unwirsch. »Sie hat all diese Opern selber geschrieben, und eine davon, wie wir uns vielleicht erinnern, war sehr beleidigend für Gustav. Sie hat sich über ihn lustig gemacht, und wenn das keine Provokation ist, dann weiß ich auch nicht. Stellen Sie sich vor, jemand schreibt eine Oper über Sie, in der Sie gar nicht gut wegkommen. Wer kann es Gustav verübeln, dass er zornig war? Ich jedenfalls nicht.«

Ulf traf eine Entscheidung. »Wahrscheinlich haben Sie recht, Frau Högfors«, sagte er. »Es war einfach alles sehr bedauerlich.«

Diese Floskel sollte das Thema doch wohl unter den Teppich kehren – wo es auch hingehörte. Es *war* alles sehr bedauerlich, egal, wie man es betrachtete.

»Martin ist bestimmt müde«, sagte Ulf. »Vielleicht sollte ich ihn nach Hause bringen.«

»Er hatte einen schönen langen Spaziergang«, erwiderte Frau Högfors. »Bestimmt freut er sich aufs Abendessen. Ich habe ihm einen von seinen Keksen gegeben, aber seinen Hauptgang hatte er noch nicht.«

Ulf dankte ihr und steckte die Hand in die Tasche. Die Leine aus der Materialbeschaffung war noch da. Er zog sie heraus und zeigte sie Martin, der daraufhin lebhaft mit dem Schwanz wedelte. Ulf dachte: Ich muss diese Leine zurückschicken. Ich muss. Und den Saab-Kühlergrill auch, wo ich schon dabei bin.

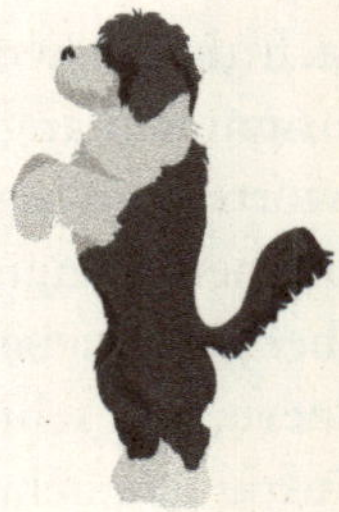

KAPITEL SECHS

Ein Buch für jeden Geschmack

Ulf Varg kaufte die meisten seiner Bücher in der Museumsbuchhandlung der Malmöer Kunsthalle, denn Kunstbände machten den Großteil seines Bücherbestands aus. Er war stolz auf seine Bibliothek, deren Bände, stellenweise zweireihig hintereinander, zwei ganze Wände in seiner Wohnung einnahmen und allmählich auf eine dritte übergriffen. Die meisten Titel behandelten Malerei und Maler und spiegelten seine anhaltende Leidenschaft für skandinavische Kunst, doch Ulf besaß auch eine kleine Sammlung von Reiseliteratur und Kochbüchern sowie ein Regal mit gemischten Krimis.

Die Krimis las er rein zur Unterhaltung; die fortwährenden, teils absurden Ungenauigkeiten amüsierten ihn, manchmal sogar so sehr, dass er laut lachen musste. Keiner der Autoren, war ihm aufgefallen, hatte auch nur im Entferntesten mit Verbrechen und Verbrechensbekämpfung zu tun, mit dem Resultat, dass das in den Romanen geschilderte Leben der Kriminalermittler, zumindest nach Ulfs Ansicht, keinerlei Bezug zu Ulfs Realität und der seiner Kollegen aufwies. Natürlich schrieb hin und wieder auch ein echter Polizist ein Buch, in dem es um Verbrechen ging, oder ein Strafverteidiger. Diese Bücher waren in der Regel detailreich und akkurat, doch zumeist stilistisch unbeholfen. Polizisten und Juristen mochten gut darin sein, Verbrecher zu fassen oder zu verteidigen, doch das machte sie nicht zu Meistern der Prosa. Ihre Bücher waren »Und-dann«-Bücher: Texte, in denen die Konstruktion »und dann …« mit atemloser Begeisterung verwendet wurde.

Und dann waren da seine Kochbücher, im Regal nach Nationalitäten geordnet. Eine ganze Reihe von Büchern über die kulinarischen Traditionen Indiens zeugte von Ulfs Vorliebe für Curry und scharf gewürzte Speisen; besonders *Die Küchen Keralas* wies deutliche Gebrauchsspuren auf, da Ulf schon immer eine Schwäche für Kokos gehabt hatte. Daneben stand *Pongal und Paniyaram: Kulinarische Abenteuer in Chennai*, nicht so stark abgegriffen, doch alles andere als jungfräulich. Kohl und Klöße mochte Ulf nicht, daher klaffte dort, wo Osteuropa hätte stehen können, eine Lücke.

Nun stand er vor Jens Bokhandel, einer kleinen, nur wenige Straßen vom Dezernat für heikle Fälle entfernt gelegenen Buchhandlung, und betrachtete die Auslage im Schaufenster. Neben diversen Titeln zum Klimawandel stand auf einem kleinen Podest ein Buch über Windenergie: *Unsere unsichtbare Zukunft*. »Dieses Buch müssen alle lesen, die Strom verbrauchen«, verkündete ein handschriftliches Schildchen unterhalb des Podests. Ulf hob eine Augenbraue. Er verbrauchte Strom und stand grüner Energie wohlgesinnt gegenüber, aber musste wirklich jeder dieses Buch lesen?

An der Eingangstür hing ein Schild mit der Aufschrift »Geöffnet, natürlich«, und Ulf trat ein. Er war schon ein, zwei Mal in diesem Laden gewesen. Einmal hatte er seinem Neffen hier zum Geburtstag einen Atlas gekauft, wie er sich erinnerte. Außerdem erkannte er den Mann am Schreibtisch wieder – er war gelegentlich im Café gegenüber von

Ulfs Büro zu sehen, wo er die Zeitung las oder in ein Buch vertieft war.

Als nun die Klingel über der Tür ertönte, blickte dieser Mann hoch. Er musterte Ulf und versuchte offensichtlich, ihn einzuordnen, und dann gelang es ihm. Er lächelte. »Na, guten Morgen …«, sagte er gedehnt und wartete auf einen Namen.

»Varg«, erwiderte Ulf. »Wir sehen uns immer im Café.«

Der Mann lächelte. »Natürlich. Sie sind einer von den Leuten von gegenüber, nicht wahr? Von dieser Polizeiabteilung – das Dezernat für seltsame Angelegenheiten oder so.«

Ulf nickte. Das hatte er eigentlich nicht verraten wollen, aber da es nun heraus war, hatte es keinen Sinn, es zu leugnen. »Heikle Fälle«, korrigierte er. »Das Dezernat für heikle Fälle.«

»Ah, natürlich.« Der Mann stand auf und reichte Ulf die Hand. »Torn Axelsson.«

Ulf nahm Torns Hand. »Ulf. Ulf Varg.«

Torn deutete auf einen Stuhl neben dem Schreibtisch. »Ich kann Ihnen einen Kaffee machen, wenn Sie mögen. Er wäre nicht so gut wie der, den wir im Café bekommen, aber …« Er sah Ulf fragend an.

Ulf schüttelte den Kopf. »Nein danke. Ich muss aufpassen, wie viele Tassen ich am Tag trinke. Da kommt einiges zusammen, stelle ich fest.«

»Sehr klug«, sagte Torn. »Koffein ist ein zweischneidiges Schwert. Hält einen wach, macht aber auch zappelig.« Er hielt inne. »Suchen Sie was Bestimmtes? Wir können Ihnen jeden Titel innerhalb von vierundzwanzig Stunden besorgen – sofern er in Schweden verlegt ist. Ausländische Bücher dauern länger.«

Ulf sah zum Präsentationstisch neben sich. »Es ist mir unmöglich, mich bei den Neuerscheinungen auf dem Laufenden zu halten. Ich lese die Rezensionen, aber es kommt mir so vor, als würden die Verlage unermüdlich Bücher auf den Markt werfen.«

»Das können Sie laut sagen.« Torn seufzte. »Sie produzieren viel zu viel. Dann beschweren sie sich, wenn sich die einzelnen Titel kaum verkaufen. ›Wessen Schuld ist das?‹, frage ich sie. Dann sehen sie mich verständnislos an. Offenbar werfen sie es den Kunden vor, dass sie nicht alle ihre Bücher kaufen.«

Ulf lächelte. »Die Menschen tun nicht immer, was sie tun sollen.«

»Erinnern Sie sich an die *Prawda?*«, fragte Torn. »Die russische Tageszeitung? Sie hatte die größte Auflage von allen Zeitungen weltweit, glaube ich, aber das lag daran, dass die Leute gezwungen waren, sie zu lesen. Es gab nichts anderes – und angeblich war es auch klug, die eine oder andere *Prawda* herumliegen zu haben, vorsichtshalber.«

»Das waren noch Zeiten«, sagte Ulf. »Die Planwirtschaft …«

Torn sah ihn erwartungsvoll an.

»Eigentlich«, sagte Ulf, »will ich gar kein Buch kaufen. Ich ziehe Erkundigungen ein.«

Torn zögerte. »Ich verstehe … Tja, ich weiß nicht, ob ich Ihnen irgendwie helfen kann.« Er machte eine vage Handbewegung. »Ich sehe nicht viel – wenn ich hier sitze. Da draußen könnte eine Bank überfallen werden, und ich würde wahrscheinlich nichts davon mitbekommen.«

»Es geht mir nicht darum, ob Sie etwas gesehen haben«, sagte Ulf. »Ich benötige Informationen über einen Autor.«

Torn wurde munter. »Na, da kann ich Ihnen vielleicht doch helfen. Aus welcher Zeit? Neunzehntes Jahrhundert? Zwanzigstes?«

»Zeitgenössisch. Jemand, den Sie kennen, soweit ich weiß – hat man mir jedenfalls gesagt.«

Torn machte ein skeptisches Gesicht. »Ich kenne nicht viele Schriftsteller. Ihre Bücher, die kenne ich natürlich – aber ich bewege mich eigentlich nicht in Schriftstellerkreisen. Habe ich nie.«

»Nils Personn-Cederström«, sagte Ulf.

Torn lachte. »Ach, Nils. Ja, tja, den kenne ich schon lange. Ich sehe ihn wahrscheinlich eher als Freund denn als Schriftsteller.« Er wurde wieder ernst. »Sagen Sie nicht, unser schlimmer Junge hat etwas wirklich Schlimmes angestellt.« Er schüttelte den Kopf. »Ich habe schon oft gedacht, dass er mit seinem Lebensstil manchmal ein bisschen hart am Wind segelt.«

Ulf versicherte ihm, dass Nils nicht in Schwierigkeiten war. »Nein, Nils wird nichts vorgeworfen.«

Torn wirkte nicht überzeugt. »Ihm wird nichts vorgeworfen? Und warum sind Sie dann …« Er sprach nicht zu Ende, sondern sah Ulf ein wenig verwirrt an.

Ulf erläuterte: »Wenn wir uns nach jemandem erkundigen, bedeutet das keineswegs, dass derjenige in Schwierigkeiten ist. Natürlich ist es oft so, aber in diesem Fall nicht, das versichere ich Ihnen. Nils ist definitiv nicht in Schwierigkeiten.«

»Und warum fragen Sie dann nach ihm?«

»Kollateralermittlung«, sagte Ulf.

Diesen Begriff hatte er sich gerade ausgedacht, aber er fand, dass er gut klang. Vielleicht sollte er seine Erklärung noch ein wenig ausschmücken.

»Kollateralermittlungen werden eingeleitet, wenn wir Informationen über jemanden brauchen, um gegen jemand anderen zu ermitteln – wenn Sie verstehen, was ich meine.«

Torn klang noch immer eine Spur besorgt. »Also liegt nichts gegen Nils vor?«

»So ist es.«

Torn schien sich zu entspannen. »Und Sie wollen wirklich keinen Kaffee? Ich habe auch entkoffeinierten, glaube ich. Den könnte ich hervorkramen.«

»In diesem Fall«, sagte Ulf, »zähle ich das als Kollateralkaffee.«

Lachend stand Torn auf und ging in die kleine Teeküche im hinteren Teil des Ladens. Ulf nahm ein Buch von Torns Tisch: *Lolita Revisited*. Er legte es wieder hin. Dann nahm er es erneut in die Hand und schlug es aufs Geratewohl auf. Er las ein, zwei Sätze und klappte das Buch zu.

Torn rief aus der Teeküche: »Nehmen Sie Milch? Ich habe nämlich keine.«

»Dann«, erwiderte Ulf, »gerne ohne Milch.«

Auf dem Schreibtisch lag noch ein Buch. Ulf verdrehte den Hals, um den Titel lesen zu können, der für ihn auf dem Kopf stand: *Pretty: Tagebuch einer jungen Frau*. Betreten wandte er den Blick ab. Trotz all der Dienstjahre bei der Kriminalpolizei war Ulf das Herumschnüffeln immer noch unangenehm: Es war, als sähe man jemandem in den Mund oder forderte ihn auf, sich zu entkleiden. Man drang in die Privatsphäre der Menschen ein. Und dennoch musste er es tun; genau dafür wurde ihm monatlich sein Gehalt auf sein Konto bei der Swedbank überwiesen.

Torn kehrte mit zwei Tassen Kaffee zurück. »Javanisch«, sagte er.

Ulf nickte. »Ich habe festgestellt, dass ich den Unterschied nicht herausschmecke, aber ich gehe davon aus, dass es einen gibt. Kolumbianisch. Javanisch. Westafrikanisch. Ich nehme an, es gibt Menschen, die das herausschmecken.«

»Warten Sie«, sagte Torn. »Ich besorge Ihnen was, worauf Sie Ihre Tasse abstellen können. Hier muss irgendwo ein Untersetzer sein.« Er stellte seine eigene Tasse auf *Lolita Revisited* und kramte auf seinem Schreibtisch. »Hier.« Er legte den Untersetzer vor Ulf hin, und Ulf stellte seine Tasse ab. Der Kaffee war zu heiß – die Leute machten den Kaffee immer zu heiß; alle taten das, außer Frau Högfors: Die servierte ihn nahezu kalt.

»Also dann«, sagte Torn. »Nils. Was wollen Sie wissen?«

Ulf fragte ihn, wann er und Nils sich kennengelernt hatten, worauf Torn mit einem Achselzucken reagierte.

»Weiß der Himmel«, sagte er dann. »Wir sind gleichaltrig, wissen Sie? Im selben Jahr geboren – sogar im selben Monat. Er hat zehn Tage vor mir Geburtstag. Ungefähr. Wir sind jahrelang zusammen zur Schule gegangen, aber dann sind seine Eltern mit ihm weggezogen. Sie sind nach Göteborg gegangen, als er sechzehn war, glaube ich – sein Vater hat irgendwas mit Spedition gemacht. Ich glaube, wir haben uns erst mit über zwanzig wiedergetroffen.«

»Waren Sie als Kinder eng befreundet?«

»O ja. Wir – was sagen die Youngster heute? Wir haben zusammen abgehangen.«

Ulf nickte. »In diesem Alter steht man seinen Freunden sehr nahe. Sie bedeuten einem so viel, nicht wahr?«

Torn blickte nachdenklich. »Nahe, ja, aber auch … Na ja, man kann auch ziemlich heftige Meinungsverschiedenheiten haben. Diese Gefahr besteht vermutlich immer, wenn eine Freundschaft so leidenschaftlich ist. Man empfindet alles so intensiv.«

Ja, dachte Ulf und erinnerte sich an den ersten Treuebruch eines Freundes, als Casper Berggren ihn ohne Begründung nicht zu seiner Party eingeladen hatte. Ulf war damals fünfzehn, verwirrt und verletzt, und erst später hatte er erfahren, dass Casper ihn deshalb nicht eingeladen hatte, weil er an Elise Kjellsson interessiert war. Dieses Mädchen hatte einer Freundin verraten, dass sie auf Ulf stand, und da in der Welt der Teenager viel getratscht wurde, hatte sich das schnell herumgesprochen. Folglich war Casper klar geworden, dass er Ulf aus dem Weg räumen musste, wenn er bei Elise eine Chance haben wollte. Aus diesem Grund erhielt Elise eine Einladung und Ulf nicht. Casper wusste es natürlich nicht, doch Elise nahm nur deshalb an, weil sie dachte, Ulf werde auch da sein, da er und Casper bekanntermaßen unzertrennlich waren. Letzten Endes verließ Elise die Party früh, da sie nicht an Caspers Avancen interessiert war. Von da an ging Ulf Casper aus dem Weg, und das war das Ende ihrer Freundschaft, jedenfalls bis sie beide achtzehn wurden und sich nach dem Unfall von Caspers Vater wieder versöhnten. Harald Berggren war Fernsprechtechniker gewesen. Er hatte seine Metallleiter geistesabwesend an einen stromführenden Draht gelehnt und einen tödlichen Stromschlag erlitten. Ulf sandte Casper ein Beileidsschreiben – der Einzige aus ihrem Kreis, der das tat.

»Lieber Casp«, schrieb er. »Das mit deinem Vater ist wirklich Pech. Ich bin wirklich sehr traurig darüber. Dein Freund Ulf.«

Das genügte, um ihre Freundschaft zu kitten. Elise Kjellsson war nicht mehr aktuell: Sie hatte noch immer eine Schwäche für Ulf, doch nur als Freund, da sie festgestellt hatte, dass sie im Grunde ihres Herzens Mädchen bevorzugte.

»Nimm's nicht persönlich«, sagte sie zu Casper. »Jungen sind einfach, tja, nicht so interessant wie Mädchen. Damit meine ich nicht dich – na ja, ehrlich gesagt doch –, aber du weißt, was ich meine.«

In seine Erinnerungen vertieft, bekam Ulf nicht mit, was Torn als Nächstes sagte. »Tut mir leid«, sagte er, »ich habe über das nachgedacht, was Sie über diese intensiven Jugendfreundschaften gesagt haben.«

»Ich habe gesagt: Mit über zwanzig haben wir uns wieder getroffen. Wir haben wieder Kontakt aufgenommen.«

»Ja. Und seitdem?«

Torn sah aus dem Fenster, vorbei an dem Buch, das jeder Stromverbraucher lesen musste. »Seitdem? Ich sehe Nils von Zeit zu Zeit. Er schaut hier vorbei.«

»Um Bücher zu kaufen?«, fragte Ulf.

Torn zögerte. Es war ein kaum merkliches Zögern, doch Ulf fiel es auf.

»Manchmal.«

Ulf trank einen Schluck Kaffee. »Was liest er denn so?«

Torn sah Ulf leicht irritiert an. »Darf ein Buchhändler die Vorlieben seiner Kunden preisgeben? Ich bin mir nicht sicher, ob das moralisch vertretbar ist.«

»Ich sehe nicht, inwiefern das schaden könnte.«

»Er braucht Bücher für seine Recherchen«, sagte Torn. »Er schreibt über ... na ja, Sie wissen doch, worüber Nils schreibt – jeder weiß das. Über harte Männer, die heftige Sachen machen.«

»Ich bin davon ausgegangen, dass er das, worüber er schreibt, auch selbst tut. Dass er wirklich in zwielichtige

Kneipen geht und in Kämpfe verwickelt wird und zum Sportfischen in die Karibik fliegt und so weiter.«

Das amüsierte Torn. »Ja, das macht er auch alles. Ich weiß nicht, ob Sie den Roman von ihm kennen, in dem der Held ein Hai-Fischer auf Antigua ist. Kennen Sie den?«

»Und trinkt? Er fängt Haie und trinkt?«

»Das ist er. Tja, Nils war wirklich da draußen und hat mit diesem Typen in einer Hütte gelebt, mit diesem Hai-Fischer. Und sie sind rausgefahren und haben Haie gefangen und Rum getrunken – das volle Programm. Das ist alles sehr gründlich recherchiert. Aber …«

Ulf wartete.

»… aber er lebt das, wissen Sie. Er macht das alles, weil es das ist, was er tun will. So ist er.«

Ulf griff wieder nach seiner Kaffeetasse. »Ich habe neulich einen Artikel über ihn gelesen. Er wurde von jemandem interviewt, der ihn als Ernest Hemingway und Norman Mailer in Personalunion beschrieben hat.«

Torn grinste. »Den habe ich auch gelesen.«

»Und würden Sie ihm zustimmen?«

»Ja, größtenteils. Er macht diesen ganzen Kram. Allerdings mit einer großen Einschränkung. Nils ist liebenswürdig. Er ist der liebenswürdigste Mensch, den ich kenne.«

Ulf war verblüfft. »Bestimmt …«

»Nein, das meine ich ernst. Nils ist sehr liebenswürdig und rücksichtsvoll. Er könnte keiner Fliege was zuleide tun. Genau genommen …« Torn beugte sich vor, als wollte er Ulf etwas anvertrauen. »Genau genommen ist Nils Vegetarier. Was sagen Sie dazu?«

Ulf war vorübergehend sprachlos. Vegetarier zu sein war nichts Ungewöhnliches, es war kaum der Erwähnung wert.

Doch es gab Menschen, von denen man das nicht erwarten würde. Menschen, die auf die Jagd oder auf große Fische gingen, zum Beispiel: Wie viele von denen mochten Vegetarier sein?

»Darauf wäre ich nie gekommen – bei seinem Ruf.«

»Eben. Aber so ist es. Ich bestelle ihm vegetarische Kochbücher. Er ist sehr einfallsreich in der Küche.«

»Das finde ich ziemlich schwer vorstellbar.«

»Ging mir genauso«, sagte Torn. »Ich fand es schwer vorstellbar, bis er mich mal zum Essen einlud. Das muss vor zehn Jahren oder so gewesen sein. Er war gerade mit seiner neuen Freundin Ebba zusammengekommen. Sie war irgendwo unterwegs, und Nils musste selbst kochen. Er hat mal eben was zusammengerührt, und es war köstlich. Was Libanesisches, glaube ich.«

Ulf versuchte, sich Nils Cederström mit einer Schürze in der Küche vorzustellen, wie er schnell etwas Libanesisches zusammenrührte. Und unwillkürlich fragte er sich, was Torn und Nils für eine Beziehung hatten. War da mehr als nur Freundschaft?

Wenn dem so wäre, böte das Möglichkeiten für eine Erpressung. Die Einstellung der Leute dazu hatte sich geändert – glücklicherweise –, doch es gab immer noch Menschen, die das Bedürfnis hatten, sich zu schützen, und ihre sexuelle Orientierung vielleicht verbergen wollten. Ein Romancier mit dem Ruf eines Machos könnte genau so jemand sein, dachte Ulf. Hemingway wäre nicht Hemingway gewesen – zumindest in den Augen seiner Leser –, wäre sein Privatleben weniger heterosexuell gewesen. Je länger Ulf über diese Möglichkeit nachdachte, desto plausibler erschien sie ihm.

Er sah Torn an. »Dürfte ich Sie etwas fragen?«

Torn machte eine einladende Handbewegung. »Schießen Sie los.«

»Glauben Sie, Nils könnte schwul sein?«

Torn riss die Augen auf. »Nils? Schwul? Meinen Sie das ernst?«

Ulf hatte das Gefühl, er sollte seine Frage rechtfertigen. »Es ist nur so, dass eine ausgeprägte Machofassade manchmal etwas ganz anderes verbirgt – etwa eine deutlich sensiblere Persönlichkeit.« Als er Torns zunehmend belustigte Miene bemerkte, hielt er inne. »Aber vielleicht auch nicht; vielleicht nicht in diesem Fall.«

»In der Tat, vielleicht nicht«, sagte Torn. »Genau genommen ganz entschieden nicht.«

»Nein. Verstehe.«

»So ist Nils nicht gepolt. Nicht, dass er irgendwas gegen solche Neigungen hätte: Er ist sehr tolerant. Aber er mag Frauen sehr.«

Ulf fiel ein ganz kurzes Zögern vor dem Wort »Frauen« auf. Es war, dachte er, als hätte Torn dem Wort etwas voranstellen wollen, es sich dann aber anders überlegt. Noch einmal betrachtete Ulf das Buch, auf dem Torns Kaffeetasse stand: *Lolita Revisited.*

Natürlich gingen durch die Hände von Buchhändlern alle möglichen Titel, und man durfte aus dem, was auf ihren Schreibtischen lag, keine voreiligen Schlüsse ziehen, doch dann hatte Ulf eine dieser plötzlichen Eingebungen: Das Buch gehörte Torn, denn er hatte seine Kaffeetasse darauf abgestellt. Kein Buchhändler würde das mit einem Buch machen, das er noch verkaufen wollte. Ein Kaffeering auf dem Cover machte ein Buch unverkäuflich – zumindest als Neuware.

Das bedeutete, dass Torn gern über Lolita las, und daraus konnte man vielleicht – und in diesem Stadium war es nicht mehr als eine Möglichkeit –, nur vielleicht schließen, dass er und Nils eine Leidenschaft für junge Mädchen teilten. Wenn es je etwas gegeben hatte, das einen erpressbar machte, dann doch gewiss dies.

Ulf musterte Torn durchdringend, woraufhin dieser fast unmerklich zur Seite rutschte. Das entging Ulf nicht, und da wusste er, dass er guten Grund hatte, misstrauisch zu sein.

Er beschloss, jetzt Druck machen, und zwar mithilfe einer Andeutung. Häufig waren Andeutungen die beste Methode, um einen Schuldigen zu verunsichern, weil daraufhin ihre Fantasie ins Kraut schoss.

»Haben Sie und Nils irgendwelche …«, er machte eine kurze Pause, »… gemeinsame Interessen?«

»Interessen?«

Es funktioniert, dachte Ulf. Etwas an Torns Verhalten ließ darauf schließen, dass dieser jetzt sehr auf der Hut war.

»Ja. Schwärmereien. Hobbys.« Ulf beobachtete Torn, und dann: »Gemeinsame Vorlieben. Ein Faible für dieselbe Art von Leuten. So in der Art.«

Torn schwieg. Er sah zu dem Buch unter seiner Kaffeetasse und verschob sie ein Stück, sodass der Titel verdeckt war. Zu spät, dachte Ulf.

»Nein«, sagte Torn schließlich. »Na ja, ja und nein. Wir mögen beide Motorsport – als Zuschauer natürlich, nicht aktiv. Und Tennis. Manchmal treffen wir uns bei den Swedish Open. Aber sonst … Nein, nichts Besonderes.«

»Verstehe«, sagte Ulf.

Torn sah auf die Uhr. »Es tut mir wirklich leid«, sagte er, »aber ich muss jetzt los. Ich habe einen Zahnarzttermin.«

»Das tut mir leid. Zahnschmerzen?«

»Ja.«

»In welchem Zahn denn?«

Diese Frage brachte Torn aus dem Konzept. »Ganz hinten«, antwortete er widerwillig.

»Da ist es immer am schlimmsten. Zu welchem Zahnarzt gehen Sie denn? Ich finde, es ist unglaublich wichtig, einen guten Zahnarzt zu haben.«

Diese Frage ignorierte Torn. »Also, wenn es Ihnen nichts ausmacht …«

Kein Wunder, dachte Ulf; es gibt keinen Zahnarzttermin. »Natürlich nicht.«

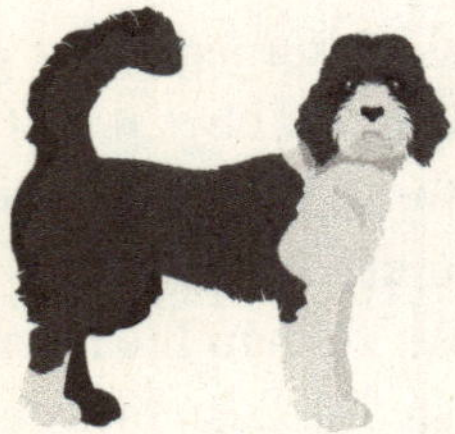

KAPITEL SIEBEN

Blomquist beklagt sich

Ulf kehrte ins Büro zurück. Es war eine ungewöhnlich ruhige Zeit: Normalerweise wurden dem Dezernat für heikle Fälle täglich mindestens zwei, drei neue Angelegenheiten gemeldet, und auch wenn die meisten dieser Fälle an andere Dezernate weitergeleitet wurden, weil sie nicht heikel genug waren, sorgte dieser Auswahlvorgang doch dafür, dass alle beschäftigt waren. Manchmal jedoch kam überhaupt nichts herein, und heute war ein solcher Tag. Sogar Erik, der sonst immer irgendeine Ablagetätigkeit fand, mit der er sich beschäftigen konnte, saß an seinem Schreibtisch und blätterte in einem Anglermagazin, während Carl sich am anderen Ende des Raums mit Anna unterhielt und dabei mit einem Polizeibleistift auf einem Notizblock kritzelte.

Ulfs Ermittlung in der Cederström-Sache war noch nicht offiziell. Er hatte Erik nichts davon gesagt, denn der würde darauf bestehen, sofort eine Akte dazu anzulegen, was allen möglichen Papierkram nach sich ziehen würde, den Ulf in diesem Stadium gern vermeiden würde. Formulare konnte man hinterher immer noch ausfüllen, und falls eine Strafverfolgung jemals wirklich in Betracht kam, konnte man die erforderlichen bürokratischen Formalitäten leicht nachholen. Mit Anna hatte Ulf allerdings darüber gesprochen, und zu gegebener Zeit würde er ihr auch von seiner Unterhaltung mit dem Buchhändler berichten.

»Ich sehe, wir haben zu tun«, sagte Ulf und hängte seinen Regenmantel an einen Haken hinter der Tür.

Erik sah von dem Artikel über Forellen, den er gerade las, auf. »Nein, haben wir nicht.«

Ironie, war Ulf aufgefallen, war an Erik vergeudet.

Ulf fing Annas Blick auf. »Nichts reingekommen?«

Carl antwortete ihm: »Überhaupt nichts. Dieser Bursche aus der Poststelle, du weißt schon, der mit der Tätowierung seitlich am Hals – eine Spinne, glaube ich, oder ein Spinnennetz, irgend so was –, der war hier und wollte einen Umschlag abgeben. Aber dann hat er noch mal auf den Adressaufkleber gesehen und gemerkt, dass er für die Wirtschaftskriminalität war. Also hat er ihn wieder mitgenommen.«

Ulf zuckte die Achseln. »Tja …«

Erik mischte sich ein. »Diese Tätowierung … Dieser junge Mann mit der Spinne am Hals …«

»Bist du sicher, dass es eine Spinne ist?«, fragte Ulf. »Netze sind als Motiv ziemlich beliebt.«

»Nein, es ist eine Spinne«, bekräftigte Erik. »Im Hintergrund ist auch ein Stück Netz, aber die Haupttätowierung ist eine Spinne. Das weiß ich, weil ich die Beine gezählt habe, während ich in seinem Lieferbuch unterschrieben habe. Er hat sich neben mir vorgebeugt, um das Buch auf meinen Tisch zu legen, und da konnte ich sie gut sehen. Es ist eine Spinne mit sieben Beinen.«

Ulf lächelte. »Sieben? Künstlerische Freiheit vielleicht?«

»Er wurde übers Ohr gehauen«, schlug Carl vor.

Anna lachte. »Ich kann einfach nicht verstehen, warum die Leute sich am ganzen Körper tätowieren lassen. Was um alles in der Welt denken die sich dabei?«

»Sie denken, dass sie damit besser aussehen«, erwiderte Ulf. »Tätowierungen sind eine Frage der Ästhetik. Für manche Menschen sind sie eine Zierde.«

»Das weiß ich«, sagte Anna. »Aber ich kann mir nicht vorstellen, jemandem zu erlauben, auf meinem ... auf meinem Körper zu zeichnen. Kann ich mir einfach nicht vorstellen.«

Ulf, der mittlerweile an seinem Schreibtisch saß, warf Anna einen Blick zu. Dein Körper, dachte er, dein Körper ... Sofort rief er sich zur Ordnung. Er war doch kein unreifer Schuljunge mehr, der lüsterne Fantasien hegte; er war ein erwachsener Mann, der es besser wusste, als eine Frau in Gedanken auszuziehen, besonders wenn sie verheiratet und eine Kollegin war.

Anna hatte noch mehr über Tätowierungen zu sagen. »Jo hatte neulich einen Patienten, der von oben bis unten tätowiert war. Offenbar wirklich von Kopf bis Fuß. Alle im Operationssaal hätten Stielaugen bekommen, hat er gesagt. Nachdem Jo den Patienten betäubt hatte, haben sie die Motive betastet und über ihre Vorzüge – oder auch Nachteile – diskutiert wie Besucher in einem Kunstmuseum. Jo hat gesagt, wenn er sie nicht aufgehalten hätte, hätten sie den Mann glatt auf dem Tisch umgedreht, um sich die andere Seite anzusehen, aber das hätte den Patienten beim Atmen behindert, hat er gesagt.«

Carl missbilligte das. »So etwas sollten sie nicht tun«, murmelte er. »Wenn man anästhesiert ist, ist man sehr verletzlich. Man vertraut darauf, dass der Arzt einen nicht auslacht.«

Anna hatte das Gefühl, die Kollegen ihres Mannes in Schutz nehmen zu müssen. »Sie haben ihn nicht ausgelacht«, widersprach sie. »Und wenn er bei Bewusstsein gewesen wäre, hätte er ihnen seine Tätowierungen bestimmt mit Freuden gezeigt. Sie sind oft stolz darauf, weißt du?«

Carl fiel etwas ein. »Eine Spinne, sagst du? Darüber habe ich mal was gelesen.« Er runzelte die Stirn, während er versuchte, sich zu erinnern. »Ja, da war ein junger Mann drüben in Kopenhagen, der hat sich eine Spinne auf den Hals tätowieren lassen. Es war eine ziemlich große – eine Vogelspinne oder so. Seiner Freundin hat er vorher nicht erzählt, dass er das vorhatte – es sollte eine Überraschung für sie sein.«

»Das nimmt kein gutes Ende«, orakelte Anna.

Ulf war ihrer Meinung. »Das ist bei Geschichten über Tätowierungen oft so.«

»Und über Vogelspinnen«, fügte Anna hinzu.

»Stimmt«, fuhr Carl fort. »Die hier endet noch schlimmer, als ihr denkt.«

Anna zuckte die Achseln. »Selber schuld. Man sollte lange und gründlich darüber nachdenken, bevor man sich tätowieren lässt. Lange und gründlich, und sich dann dagegen entscheiden.«

Carl, der nicht gerne unterbrochen wurde, schürzte die Lippen. Dann fuhr er fort. »Wie gesagt, es sollte eine Überraschung für seine Freundin sein – und das war es auch. Es stellte sich nämlich heraus, dass sie eine Spinnenphobie hat. Sie hat geschrien und einen solchen Aufstand gemacht, dass sie im Krankenhaus gelandet ist.«

»Und die Beziehung?«, fragte Ulf.

»Es sah nicht so aus, als würde die funktionieren«, sagte Carl. »Sie fing schon an zu hyperventilieren, wenn er nur in ihre Nähe kam. Das war's also. Sie haben sich getrennt.«

Ulf sah Anna an. Es hätte ganz anders kommen können, wenn er sie getroffen hätte, bevor sie Jo kennengelernt hatte. Und das war reiner Zufall: Das Schicksal führte manche Menschen zum richtigen und andere zum falschen Zeitpunkt zusammen. Er sah Anna an und wandte dann den Blick ab. Das ist das, wozu du verurteilt bist, sagte er sich. Das musst du akzeptieren.

»Im Café arbeitet eine junge Frau«, erzählte Anna, »die ein Engel-Tattoo auf dem Bauch hat. Genau in der Mitte. Wenn sich ihr T-Shirt hochschiebt, kann man es sehen. Ein Engel.«

»Engel sind ein sehr gängiges Motiv«, sagte Ulf. »Die Leute mögen Engel.«

»Und glauben an sie«, warf Carl ein.

»Nicht wirklich.«

Carl schüttelte den Kopf. »Doch, das tun sie. Ein sehr großer Anteil der Bevölkerung glaubt wirklich an Engel. Darüber haben sie was im Radio gebracht. Sie haben eine Umfrage gemacht.«

»Wer hat die gemacht?«, fragte Erik. »Die Leute machen immer Umfragen, um ihre Ansichten zu stützen. Alle machen das.«

»Diese hier war unabhängig«, sagte Carl unwirsch.

Erik war davon nicht überzeugt. Er fragte Carl, was die Umfrage zu zeigen behauptete.

»Das, was ich gesagt habe«, erwiderte Carl. »Die Umfrage hat gezeigt, dass knapp über dreißig Prozent der Leute an Engel glauben. Sie glauben wirklich, dass es sie gibt.«

»Schutzengel?«, fragte Erik. »Diese Sorte?«

»Ja. Echte Engel mit Flügeln.« Carl lächelte. »Unsichtbar natürlich.« Doch dann berichtigte er sich. »Na ja, nicht ganz unsichtbar. Manche Leute behaupten ja, sie könnten sie sehen, also sind sie vielleicht für einige Leute sichtbar, auch wenn sie für ... für uns andere unsichtbar sind.«

Ulf fragte sich, ob man aus der Behauptung einiger Menschen, sie könnten Engel sehen, auf deren Sichtbarkeit schließen durfte. »Bloß weil jemand sagt, dass er etwas sieht, heißt das noch lange nicht, dass es das auch gibt.«

Anna hatte den Eindruck, in dieser Diskussion ginge es eher um Sprache denn um Engel. »Entscheidend ist doch, dass manche Leute an Engel glauben und manche nicht. Wir alle in diesem Raum stimmen zwar überein, dass es sie nicht gibt, aber wenn wir Passanten auf der Straße fragen würden, was sie glauben ... na ja, vielleicht wären wir dann überrascht.«

Erik senkte den Blick auf sein Magazin und blätterte um – ein wenig zu betont, fand Ulf. Erik glaubt an Engel, sagte er sich. Und er stellte sich Eriks Schutzengel vor, der sich für Angeln interessieren und ihm vielleicht raten würde, welchen Köder er am besten an einem bestimmten Fluss verwendete oder welches die beste Stelle für Fischschwärme wäre, die für den Angler im Ruderboot unsichtbar, für einen dicht über der Wasseroberfläche schwebenden Engel aber leicht auszumachen wären. Engel hatten mutmaßlich gute Augen; eher wie Raubvögel, die aus großer Höhe noch die kleinste Maus durchs Unterholz huschen sehen.

Dann schüttelte Ulf den Kopf. Diese ganze Diskussion war absurd. »Ich schlage vor, wir suchen uns eine sinnvollere Beschäftigung, als über Engel zu reden«, sagte er.

Anna sah ihn verdrossen an. »Wie zum Beispiel?«

Ulf zuckte die Achseln. »Sind wir mit allen unseren Berichten auf dem neuesten Stand?«

Carl nahm ein Blatt Papier von seinem Schreibtisch. »Gestern ist ein Memo gekommen. Es war aus irgendeinem Grund an mich adressiert, aber ich wollte es an dich weitergeben.«

»Worum geht's?«, fragte Ulf.

»Um Restrukturierung. Sie fragen nach Ansichten zur Restrukturierung.«

Carl stand auf und brachte das Blatt zu Ulf, der es so zögerlich entgegennahm, als könnte es infektiös sein. Memos aus dem Büro des Polizeipräsidenten erreichten sie mit schöner Regelmäßigkeit, und normalerweise wurden damit irgendwelche Hintergedanken verfolgt. »Restrukturierung« war ein aktuelles Modewort, das »Effizienz« und »Kompetenzentwicklung« abgelöst hatte, die Begriffe, um die es in den letzten beiden Berichten gegangen war, die das Dezernat für heikle Fälle hatte einreichen müssen.

Das Abfassen dieser Berichte hatte jeweils zwei Monate gedauert, und dann waren sie im Schlund des Polizeipräsidiums verschwunden, ohne jedes Anzeichen dafür, dass sie jemals von irgendjemandem gelesen worden wären. So war das fast immer mit Dezernatsberichten, dachte Ulf: Man schrieb sie und reichte sie ein, und dann lagen sie ungelesen auf diversen hochrangigen Schreibtischen, ehe sie in die Ablage kamen. Das war, vermutete er, in sämtlichen Bürokratien überall so: Menschen füllten Formulare aus und schrieben Berichte, die nur selten gründlich gelesen wurden und fast nie dazu führten, dass in der realen Welt etwas geschah.

Es beunruhigte ihn, dass dieses Memo zum Thema Restrukturierung an Carl adressiert worden war. Ulf war Carls Vorgesetzter, und es hätte an ihn geschickt werden müssen.

Lag darin eine Botschaft verborgen? Würde Carl aufwärts und er selbst abwärts restrukturiert werden? So etwas Ähnliches war einmal im Dezernat für Verkehr und öffentliche Ordnung geschehen: Der Dezernatsleiter hatte feststellen müssen, dass sein Schreibtisch über Nacht verkleinert und der seines unmittelbaren Untergebenen entsprechend vergrößert worden war. Die formelle Beförderung des Untergebenen war einige Wochen später erfolgt.

Er dankte Carl. »Ich schreibe irgendetwas dazu«, sagte er, und dann fügte er hinzu: »Es sei denn, du willst …« Er ließ den Satz in der Luft hängen.

Damit machte er seinen höheren Rang geltend und räumte die Möglichkeit einer Herausforderung zwar ein, stellte jedoch sehr klar, dass sie nicht willkommen wäre.

Carls Antwort war eindeutig. »Absolut nicht«, sagte er. »Das ist für dich, nicht für mich. Sie haben das versehentlich an mich geschickt – da bin ich mir ziemlich sicher. Mehr ist da nicht dran.«

»Verwende den letzten Bericht«, schlug Anna vor. »Lösch einfach ›Effizienz‹ und füge ›Restrukturierung‹ ein. Das wird dir viel Zeit sparen.«

Ulf erkannte an, dass dies ein kluger Rat war. Die »Restrukturierung« würde ebenso verschwinden, wie »Effizienz« und »Kompetenzentwicklung« verschwunden waren. Doch zuvor musste man diesen Zirkus mitmachen, und das fiel Ulf zu. Das Wort »Kompetenzentwicklung« erinnerte ihn im Übrigen daran, dass Blomquist ihn um ein Gespräch gebeten und er ihm für diesen Nachmittag ein Treffen im Café gegenüber vorgeschlagen hatte. Er hatte die Verabredung nicht in seinen Kalender eingetragen, und nun fiel sie ihm gerade noch rechtzeitig ein.

»Ich bin mit Blomquist verabredet«, sagte er zu Anna. »Das hätte ich fast vergessen.«

»Das machen die Leute immer wieder mit ihm«, sagte Anna. »Einmal hat er sich mir gegenüber darüber beschwert. Er hat geklagt, dass die Leute ihre Verabredungen nie einhalten.«

»Armer Blomquist«, sagte Ulf. »Er ist wohl einer dieser Menschen, die häufig vergessen und ausgegrenzt werden.«

Carl lächelte. Er mochte Blomquist, doch er wusste genau, was Ulf meinte. Es gab Menschen, die dazu verurteilt waren, ausgegrenzt zu werden, und Blomquist gehörte auf jeden Fall zu ihnen.

»Wir müssen alle daran denken«, sagte Ulf, »dass Blomquist formal zu unserem Dezernat gehört.«

»Er ist uns beigeordnet«, sagte Carl. »Das steht in seiner Akte. Ich habe sie gesehen. Da steht: ›Bis auf Weiteres dem Dezernat für heikle Fälle beigeordnet.‹ Das ist nicht dasselbe, wie zum Dezernat zu gehören. Da gibt es einen Unterschied, weißt du?«

Ulf seufzte. Es hatte Vorteile, in einer Behörde zu arbeiten – man kannte seinen Platz und erhielt regelmäßig am Monatsende sein Gehalt –, doch es gab auch Nachteile. Da waren die Vorschriften und der Sprachgebrauch. Da war das kleinliche Beharren auf Prozeduren, die zu einem längst vergessenen Zweck entwickelt worden waren. Da waren Eifersüchteleien und Intrigen.

Ulf hatte sich schon oft gefragt, wie sein Leben verlaufen wäre, wenn er niemals den schicksalhaften Schritt getan hätte, zur Polizei zu gehen. Er hätte ganz leicht das Angebot, eine Lehrerausbildung zu machen, annehmen können und würde jetzt an irgendeiner weiterführenden Schule Mathematik oder Geografie unterrichten. Er hätte sich für das

Kunststudium immatrikulieren können, das er sich voller Sehnsucht angesehen hatte, dann würde er jetzt vielleicht seine neuesten Werke in den Galerien Stockholms oder sogar Berlins zeigen. Oder sich irgendwo in einer Dachkammer ein frugales Mahl aus der Dose zubereiten, mitten im Sommer vielleicht sogar kalt, würde die Farbtube bis zum letzten Tropfen ausquetschen und unverkaufte Leinwände wiederverwenden, um neue unverkäufliche Bilder zu malen. Aber vielleicht glücklich und von einer jungen Frau unterstützt, die ihn bewunderte und zu ihren Freunden sagte: »Ulfs Bilder sind einfach genial – die Welt wird das früher oder später erkennen.«

Stattdessen schrieb er Berichte zum Thema Restrukturierung, schnüffelte in den Privatangelegenheiten anderer Leute herum und würde gleich einen Kaffee mit einem Halb-Kollegen trinken, der sich mit aller Macht an seine Position klammerte und unablässig über Ernährung und Gesundheit und die neuesten Mittel gegen dieselben alten Beschwerden der Menschheit schwadronierte.

Ulf stand auf und sah dabei zu Anna. Sie schaute hoch, fing seinen Blick auf und lächelte. Es war ein Augenblick reinster Freude. Anna war alles. Sie war Anstand, Höflichkeit, Verlässlichkeit, Mutterschaft, Schweden und Liebe. Alles das; alles das. Und sie gehörte einem anderen. Auch das war sie, vielleicht sogar vor allem anderen.

Blomquist war vor Ulf im Café eingetroffen, hatte einen Platz an einem der beliebten Fenstertische bekommen und schien in eine Ausgabe des *Sydsvenska Dagbladet* vertieft. Als Ulf hereinkam, blickte er hoch und faltete die Zeitung zusammen. Auf dem Tisch standen zwei Tassen Kaffee, gerade erst serviert und noch dampfend.

»Ich war so frei, für Sie mitzubestellen«, sagte Blomquist, als Ulf ihm gegenüber Platz nahm.

Ulf wusste nicht recht, was er davon halten sollte. Für jemanden, der noch nicht eingetroffen war, schon etwas zu bestellen, implizierte eine gewisse Vertrautheit, und einen Moment lang kämpfte Ulf mit Gereiztheit. Beinahe hätte er gesagt: »Dann wissen Sie also wohl, was ich mag, ja?«, doch er tat es nicht und dankte Blomquist stattdessen. Ulf wäre nie gehässig zu einem Menschen, der in der Hackordnung unter ihm stand; er war stets tadellos höflich zu Menschen, die sich nicht wehren konnten. Ebenso wie er bereit war, Vorgesetzten gegenüber kein Blatt vor den Mund zu nehmen.

Blomquist griff nach seiner Kaffeetasse. »Wissen Sie, was man neuerdings über Kaffee sagt?«, fragte er.

Ulf griff ebenfalls nach seiner Tasse. »Ach, die ändern ständig ihre Empfehlungen, oder? Ich komme da nicht mehr mit.«

»Tja, ich schon«, entgegnete Blomquist. »Ich habe zu Hause eine Mappe, in der ich die Zeitungsausschnitte verwahre. Es ist eine dieser Fächermappen – kennen Sie die? Die dehnen sich.«

Ulf nickte. Innerlich seufzte er.

»Ich habe die Fächer nach Themen beschriftet«, fuhr Blomquist fort. »Herz. Leber. Krebs. Haut. Freie Radikale. All die verschiedenen Kategorien.«

Ulf trank einen Schluck Kaffee. Aus dem Augenwinkel sah er, dass die junge Frau, über die sie im Büro gesprochen hatten – die mit dem Engel auf dem Bauch –, den unfreundlichen jungen Barista ablöste, der seine blau gestreifte Schürze ablegte und sich dabei die Hände daran abwischte. Sein Blick wanderte zum Bauch der jungen Frau, der von einer altrosa Bluse bedeckt war. Darunter, sagte er sich, ist ein Engel verborgen.

Er beschloss, zur Sache zu kommen. »Sie wollten mich sehen.«

Blomquist neigte ganz leicht den Kopf. »Das stimmt.«

Ulf wartete. Dann: »Und?«

Blomquist rückte unruhig auf dem Stuhl hin und her. »Es ist mir ein bisschen peinlich.«

»Sie können offen mit mir sprechen«, sagte Ulf. »Machen Sie sich keine Sorgen. Alles, was Sie mir sagen, bleibt unter uns.«

Blomquist wirkte dankbar. »Ach, das weiß ich, Varg. Ich weiß, dass Sie Diskretion wahren.«

»Also, worum geht es?«, soufflierte Ulf. »Probleme zu Hause?«

Dies verneinte Blomquist rasch. »O nein, nichts dergleichen, auch wenn ich annehme, dass Sie davon einiges zu hören bekommen – in Ihrer Position. Die Leute haben sicher das Gefühl, sich bei Ihnen aussprechen zu können.«

»Manche empfinden das so. Nicht viele, aber manche.« Er hielt inne. »Und ich habe nichts dagegen, wissen Sie. Sie können freiheraus sprechen.«

Ein Schweigen entstand, das mehrere Minuten anzuhalten schien. Dann sagte Blomquist: »Ich bin mit meiner Arbeit nicht glücklich.«

Ulf musterte ihn. Das war eine ziemlich weitverbreitete Klage. Ulfs Meinung nach war niemand glücklich, weil die Arbeit, die sie taten, im Grunde unglückselig war. Verbrechen war ein pathologisches Verhalten – ein Defekt –, und wie konnte man glücklich sein, wenn man es tagein, tagaus mit so etwas zu tun hatte?

»Meinen Sie, Sie haben den falschen Beruf?«, fragte Ulf. »Fühlen Sie sich fehl am Platz?«

Blomquists Antwort überraschte ihn. »O nein, Polizist ist genau das, was ich sein möchte.«

»Und warum sind Sie dann unglücklich?«

Blomquist spielte mit seinem Kaffeelöffel. »Warum ist man überhaupt unglücklich? Das ist eine Frage, die ich mir oft stelle, und ...« Er brach ab. Der Löffel war mittlerweile leicht verbogen, und jetzt versuchte Blomquist, ihn wieder gerade zu biegen.

»Uri Geller«, sagte Ulf. »Erinnern Sie sich an den?«

Blomquist lächelte. »Der Mann, der Löffel verbogen hat mit ...«

»Reiner Willenskraft. Indem er sich konzentrierte und seine Gedanken auf den Löffel richtete. Das jedenfalls hat er behauptet.«

Blomquist winkte ab und legte den Löffel wieder auf den Tisch. »Für so etwas habe ich keine Zeit. Das ist doch alles Wunschdenken. Die Leute suchen nach Beweisen für das Übernatürliche, aber sie finden nie welche, oder? Das ist alles nur Augenwischerei.«

Obwohl er selbst für diese Ablenkung gesorgt hatte, brachte Ulf das Gespräch jetzt wieder auf Blomquists Unzufriedenheit.

»Also«, sagte er, »Sie haben nie eine Antwort auf die Frage gefunden, warum man unglücklich ist. Was bedeutet das, übertragen auf Ihr eigenes Unglücklichsein? Außerstande, herauszufinden, warum Sie so fühlen? Außerstande, etwas dagegen zu tun?«

Blomquist schüttelte den Kopf. »O nein. Was mich betrifft, hat mein Unglücklichsein eine sehr offensichtliche Ursache.«

Ulf wartete. Eine Unterhaltung mit Blomquist verlief immer so, rief er sich in Erinnerung. Sie geriet auf unerwartete Abwege und kehrte dann unvermittelt zur Sache zurück. Und wenn das geschah, dann häufig mit bemerkenswerter Klarheit und Einsicht. Man unterschätzte Blomquist leicht.

Blomquist beugte sich vor. »Unglücklichsein wird oft von der Ernährung verursacht«, sagte er so leise, als würde er Ulf etwas Vertrauliches verraten. »Die Menschen essen die falschen Sachen, Varg.«

Ulf stimmte ihm zu. »Das ist sicher richtig.«

»Zu viele Kohlehydrate. Viel zu viele.«

Ulf sah zu den Nachbartischen.

»Ja«, flüsterte Blomquist. »Genau. Sehen Sie sie an. Die Frau da drüben. Sehen Sie Ihre Taille an – falls Sie sie finden. Genau genommen hat sie keine Taille. Kohlehydrate, verstehen Sie? Das ist Kopenhagener Gebäck, was sie da verputzt.«

»Man kann die Dänen nicht für alles verantwortlich machen«, wandte Ulf ein.

Blomquist blickte verdutzt. »Das tue ich ja gar nicht. Sie haben ein Kohlehydratproblem, genau wie wir. Ich sage ja nur, dass die Leute viel zu viele stärkehaltige Speisen essen – und viel, viel zu viel Zucker.« Er hielt inne und warf dem Stein des Anstoßes noch einen Blick zu. »Zucker ist der Killer, Varg. Es liegt am Zucker.«

»Der bringt einen um?«

»Ja. Aber es ist das Unglücklichsein, das er verursacht, was mich interessiert. Zucker wirkt stimmungsverändernd.«

Darüber dachte Ulf nach. Ihm schien, dass Menschen, die zu viel Zucker aßen, glücklich wirkten, wenn sie ihrer fatalen Leidenschaft für Süßes nachgaben. Es mochte sie übergewichtig machen; es mochte ihre Zähne ruinieren; aber er war sich nicht sicher, ob Zucker sie unglücklich machte. Er fasste seine Zweifel in Worte, doch Blomquist tat sie in Bausch und Bogen ab.

»Zucker führt zu Stimmungsschwankungen«, erklärte er. »Und Stimmungsschwankungen stehen in engem Zusammenhang mit Unglücklichsein. Es gibt eine Menge Forschung, die in diese Richtung weist. Ich kann Ihnen die Quellen nennen, wenn Sie mögen. Sie könnten die Literatur online nachschlagen. Es ist alles da.«

Ulf sah sein Gegenüber an. Blomquist war gut gebaut, aber nicht übergewichtig, dachte er. Doch aß er zu viel Zucker? War er deshalb unglücklich?

Er fragte ihn rundheraus. »Essen Sie Zucker, Blomquist? Sind Sie deshalb unglücklich?«

»O nein«, antwortete Blomquist entschieden. »Das ist nicht der Grund. Zuckerkonsum ist zweifellos bei vielen Menschen der Grund, warum sie unglücklich sind, aber nicht bei mir. Ich bin unglücklich, weil ich mich langweile.« Er sah Ulf in die Augen. »Ich langweile mich furchtbar, Varg. Ich langweile mich zu Tode.«

»Bei der Arbeit?«, fragte Ulf. »Ist bei Ihnen die Luft raus?«

Das geschah leicht, dachte er. Wenn man Tag für Tag das Gleiche tat – wie so viele –, dann war es verständlich, dass man sich langweilte. Doch da konnte er – oder auch sonst jemand – nicht viel tun. Langeweile gehörte untrennbar zum modernen Leben dazu, und das würde sich noch verstärken, wenn die Revolution der künstlichen Intelligenz richtig in Fahrt kam.

Aber es war nicht Abgestumpftheit, was Blomquist zu schaffen machte. Die Arbeit selbst sei durchaus interessant, sagte er – wenn man ihm denn gestatte, sie zu tun. Das Problem sei, dass er keine Gelegenheit dazu erhalte.

»Es sind die anderen«, klagte Blomquist. »Immer wenn ich sie frage, ob es etwas für mich zu tun gibt, sagen sie, es sei schon alles verteilt. Nie geben sie mir etwas zu ermitteln. Ich habe im Moment keinen einzigen Fall – überhaupt nichts. Und so ist das schon seit Wochen – seit Monaten sogar. Nichts.«

Ulf schlug die Beine übereinander. Das war seine eigene Schuld, dachte er. Offiziell war er der Leiter des Dezernats, auch wenn sie bei der Arbeit gleichberechtigt waren. Er war an der Entscheidung, dass Blomquist in einem anderen Büro sitzen sollte, beteiligt gewesen, obwohl sie vielleicht noch einen weiteren Schreibtisch in ihren Raum hätten hineinquetschen können, wenn sie es versucht hätten. Und da Ulf das getan hatte, da er Blomquist hinauf in die – und an dieser Stelle musste er sich eingestehen, dass er sich nicht einmal erinnern konnte, auf welcher Etage Blomquist arbeitete –, da er ihn in den soundsovielten Stock geschickt hatte, hätte er dafür sorgen müssen, dass ihm Arbeit zugeteilt wurde. Doch das hatte er nicht getan, und jetzt führte dieser arme Mann – trotz all seiner Fehler ein gewissenhafter Polizist – ihm sein Versäumnis vor Augen.

»Es tut mir sehr leid, Blomquist«, setzte Ulf an. »Ich hätte mehr tun müssen. In Zukunft …«

Blomquist unterbrach ihn. »Aber das liegt nicht an Ihnen, Varg. Es sind die anderen. Eigentlich alle – aber nicht Sie. Die scheinen es zu genießen, mich zu schikanieren. In der Personalabteilung ist ein Mann, der ständig meinen Schreibtisch umstellt. Ich komme zur Arbeit und stelle fest, dass ich vom dritten in den zweiten Stock verlegt worden bin. Mein konkreter Schreibtisch – der physische Schreibtisch – ist versetzt worden, und ich wurde darüber nicht informiert. Da, wo mein Schreibtisch vorher stand, liegt eine Nachricht, in der steht: ›Dieser Schreibtisch wurde versetzt.‹ Das ist alles.«

Ulf war entsetzt. »Ach, Blomquist, das tut mir wirklich leid. Für so etwas gibt es keine Entschuldigung. Das ist Schikane.«

»Ich beschwere mich nicht gern«, sagte Blomquist. »Normalerweise bin ich nicht der Typ, der sich beschwert, das versichere ich Ihnen.«

»Natürlich nicht«, beruhigte Ulf ihn. »So eine Behandlung würde jeden aufregen.« Er trank einen Schluck von seinem erkaltenden Kaffee. »Ich spreche mit der Personalabteilung. Ich spreche mit diesem Mann … wie heißt er?«

»Frederickson.«

»Ich spreche mit ihm. Und sage ihm, dass das aufhören muss.«

Blomquist wirkte erleichtert. »Das wäre wirklich eine große Hilfe.«

Ulf traf eine rasche Entscheidung. »Und ich habe einen Fall für Sie. Im Moment bin ich mit einer sehr heiklen Ermittlung befasst, bei der ich Hilfe brauchen könnte.«

»Ich stehe zur Verfügung.«

»Wenn ich heikel sage«, warnte Ulf, »dann meine ich *sehr* heikel. Absolute Diskretion ist erforderlich. Die Parteien sind – oder besser gesagt, eine der Parteien ist sehr bekannt. Wir müssen sehr behutsam vorgehen, wenn wir vermeiden wollen, dass die Sache auf sämtlichen Titelseiten steht.«

»Sex?«, fragte Blomquist. »Hat es etwas mit Sex zu tun?«

»Möglicherweise«, erwiderte Ulf. »Es geht um Erpressung, verstehen Sie, und bei Erpressungsfällen geht es häufig um Sex. Aber in diesem Fall bin ich mir da nicht so sicher.«

Blomquist nahm den Kaffeelöffel wieder in die Hand und versuchte noch einmal, ihn gerade zu biegen.

»Sagt Ihnen der Name Nils Personn-Cederström etwas?«, fragte Ulf.

Blomquist legte den mittlerweile noch schlimmer verbogenen Löffel zur Seite. »Cederström?«

»Ja. Es ist einer dieser ziemlich klangvollen Namen.«

»Cederström«, murmelte Blomquist. »Nils Cederström.« Und dann erkannte er ihn wieder. »Ja, der sagt mir was.«

»Sie haben seine Bücher gelesen?«

Das löste ein Kopfschütteln aus. »Nein. Schreibt er Bücher? Interessant. Vielleicht hat er gerade Material gesammelt, als ich ihn fand.«

Ulf sah Blomquist erstaunt und erwartungsvoll an. Womöglich würde ihm jetzt die fehlende Information – die Grundlage für die Erpressung – enthüllt werden. Wieder einmal hatte Blomquist die Antwort. Das war schon einmal so gewesen.

»Ja, ich musste einmal mit Nils Cederström sprechen. Ich erinnere mich noch gut daran. Es war einer dieser Fälle, bei denen man ziemlich sicher ist, dass man weiß, was los ist, aber keinen Beweis dafür hat. Also spricht man eine Verwarnung aus und hofft, dass das wirkt.«

Ulf fragte nach den Umständen.

»Das war, als ich noch für den Markt zuständig war«, erzählte Blomquist. »Sie wissen ja, was da unten läuft. Gestohlene Waren. So was.«

»Und dieser Hampus«, fügte Ulf hinzu. »Wissen Sie noch? Der Kleinwüchsige, der jemanden in die Kniekehle gestochen hat.«

Blomquist lächelte. »Ja. Ich erinnere mich. Durchaus ein netter Kerl. Aber das hier hat nichts mit ihm zu tun – auch nicht mit gestohlenen Waren. Diese Sache war ein bisschen finsterer.«

Das ist Erpressung immer, dachte Ulf. So finster wie nur etwas.

»Junge Männer«, sagte Blomquist bloß. »Dieser Nils Cederström hat sich mit jungen Männern am Rande der Legalität bewegt. Hat sie auf dem Markt angesprochen und sehr eindringlich mit ihnen geredet. Man bekommt natürlich keinen von denen dazu, Anzeige zu erstatten. Sie haben willig mitgemacht.«

»Minderjährig?«

Blomquist schüttelte den Kopf. »Nicht richtig. Gerade noch legal, wie man so schön sagt. Aber den Händlern gefiel das nicht. Sie haben gesagt, das sei schlecht fürs Geschäft. Offenbar hatte er es auf Skateboardfahrer abgesehen. Irgendwas an diesen Skateboards hat ihm was gegeben – Sie wissen ja, wie komisch die Leute sein können, Varg.«

Ulf fragte, wie die Verwarnung aufgenommen worden sei.

»Zufällig sehr gut«, erwiderte Blomquist. »Ich war überrascht. Normalerweise leugnen solche Typen alles. Sie werden sehr defensiv. Aber nicht Nils Cederström. Der hat sich angehört, was ich zu sagen hatte, und dann hat er gesagt, es täte ihm schrecklich leid, wenn er Anstoß erregt hätte. Er hätte etwas recherchiert, hat er mir gesagt, mehr nicht. Hat ihn scheinbar ziemlich verblüfft, dass jemand etwas gegen seine Unterhaltungen mit diesen jungen Männern haben könnte. So hat er es genannt: Unterhaltungen.«

»So kann man es auch nennen«, sagte Ulf.

»Natürlich habe ich ihm nicht geglaubt«, fuhr Blomquist fort. »Ich habe ihm gesagt, dass ich nicht von gestern bin und er sich in Acht nehmen soll. Das hat er aber nicht übel genommen. Er hat nur genickt und mir dann sein Wort darauf gegeben, dass er sich von den jungen Männern fernhalten will. Und das hat er auch getan.«

»Es gab keine weiteren Beschwerden?«

»Nein, keine. Das war's mit Nils Cederström, soweit es mich betrifft.«

»Ich komme später noch mal darauf zurück«, sagte Ulf. »Und jetzt lassen Sie mich diesen Kaffeelöffel wieder in Ordnung bringen.«

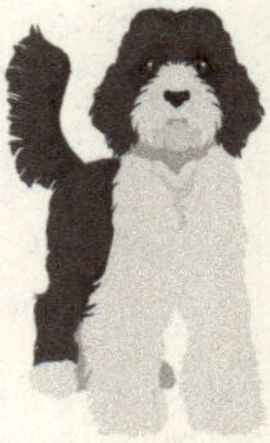

KAPITEL ACHT

Hundepolitik

Als Ulf abends nach Hause kam, war sein Hund noch bei Frau Högfors. Er stellte den Saab ab, sah nach oben und entdeckte Martin am Küchenfenster seiner Nachbarin. Ulf winkte, und Martins Kopf hüpfte freudig auf und ab. Sein Bellen war durch die Scheibe nicht zu hören, aber Ulf konnte es sich vorstellen und lächelte. Martin empfing ihn bei seiner Rückkehr immer wie einen Helden, so wie Hunde es mit ihren Besitzern eben tun, egal, was die für Menschen waren. Hunde unterschieden da nicht: Der gemeinste, unzulänglichste Besitzer wurde mit der gleichen Hundeloyalität, der gleichen Liebe empfangen wie der gewissenhafteste und fürsorglichste. Natürlich gab hin und wieder auch ein Hund auf und wandte sich gegen sein Herrchen, aber erst nach schwerwiegender Provokation.

Frau Högfors hatte Martin schon für seinen Abendspaziergang fertig gemacht. »Ich wollte eigentlich selbst mit ihm gehen«, sagte sie, »aber ich habe im Radio eine Sendung gehört, und als ich auf die Uhr sah, war es schon zu spät.« Sie seufzte. »Wo bleiben die Stunden, Herr Varg? Das würde ich gern wissen: Wo bleiben die Stunden?«

»Und die Tage, Frau Högfors«, sagte Ulf. »Und die Monate und die Jahre.«

Frau Högfors nickte zustimmend. »Und wenn man älter wird, vergehen sie schneller, nicht wahr? Wissen Sie eigentlich, wie das kommt, Herr Varg?«

Ulf hatte gelesen, es habe etwas mit dem Gedächtnis zu tun. Die Zeit verging langsamer, wenn wir Erinnerungen abspeicherten. Als junger Mensch tat man das häufig, weil so viele Erfahrungen neu waren; später, wenn man alles schon einmal erlebt hatte, speicherte man nicht mehr so viele Erinnerungen ab, und infolgedessen schien die Zeit anders zu vergehen. Er fragte sich, wie er das Frau Högfors erklären könnte. Sie war eine intelligente Frau, doch manchmal quälte sie sich ziemlich lange mit einem Problem herum, und Ulf hatte an diesem Abend noch etwas vor, deshalb konnte er sich jetzt nicht so lange mit ihr unterhalten.

»Es ist kompliziert, Frau Högfors«, sagte er daher nur.

»Bestimmt. Aber meinen Sie, es hat etwas damit zu tun, wie viel man schon erlebt hat? Hat es etwas mit dem Verhältnis zu tun?«

»Möglich, Frau Högfors. Zweifellos könnten die Psychologen etwas Licht in die Sache bringen.«

Ulf tätschelte Martin den Kopf und nahm die Leine, die Frau Högfors bereits an seinem Halsband befestigt hatte.

»Das ist eine sehr schöne neue Leine, die Sie da haben, Herr Varg«, merkte sie an. »Haben Sie die Aufschrift gesehen? ›Designed in Sweden. Made in China.‹«

»Nein, die habe ich gar nicht gesehen. Vermutlich soll es uns darüber hinwegtrösten, dass wir nichts herstellen. Wenn man ›Designed in Sweden‹ draufschreibt, haben wir das Gefühl, sie hätten uns wenigstens etwas zu tun gelassen. Wir mögen vielleicht nicht mehr in der Lage sein, etwas zu produzieren, aber wir können zumindest Zeichnungen anfertigen von dem, was andere für uns herstellen sollen.«

»Die Welt ist schon komisch«, sagte Frau Högfors. »Wenn man an die Russen denkt ...«

Ulf sah ostentativ auf die Uhr. »Ich muss wirklich los, Frau Högfors. Es wird nur ein kurzer Spaziergang für Martin, und dann muss ich zu meinem Bruder. Er und seine Frau haben mich zum Abendessen eingeladen.«

Frau Högfors lächelte. »Ich habe ihn heute im Fernsehen gesehen. Er hat da irgendwas über irgendwas gesagt.«

»So ist er«, sagte Ulf. »Die TV-Leute wollen ständig seine Meinung zu diesem und jenem wissen, und er tut ihnen normalerweise den Gefallen. Er hat zu allem eine Meinung – egal, worum es geht.« Ulf hielt inne. »Er ist Politiker, und die müssen das wohl so machen.«

»Ich habe gehört, dass die Moderaten Extremisten in Umfragen ganz gut wegkommen«, erzählte Frau Högfors. »Die Leute sind offenbar bereit für ihre Botschaft.«

Ulf verdrehte die Augen. Er war mit den politischen Ansichten seines Bruders nicht einverstanden, und die Vorstellung, dass der traditionell eher kleine Stimmenanteil seiner Partei anwachsen könnte, behagte ihm nicht.

»Ich würde das Kleingedruckte sehr genau lesen, aber das tun die Menschen nicht, nicht wahr? Sie wählen mit dem ...« Er ließ das Bild in der Schwebe.

Wählten die Menschen eher mit dem Herzen als mit dem Kopf? Oder wählten sie mit dem Bauch, in dem Sinn, dass sie immer die wählten, die ihnen in materieller Hinsicht das meiste boten? Manchmal fragte Ulf sich, ob die wirksamste politische Botschaft vielleicht etwas so Einfaches wie »Gratis-Sandwiches für alle, lebenslang« sein mochte. Wer konnte der Versuchung widerstehen, dafür zu stimmen?

Er dankte Frau Högfors für ihr Hundesitting und trat hinaus in die Abendluft. Ganz in der Nähe befand sich ein kleiner Park, in dem er mit Martin Gassi ging, so auch jetzt. Martin zog begeistert an der Leine. Es waren nur wenige Menschen unterwegs, doch es gab immer ein, zwei Hundebesitzer, die ihre Tiere ausführten, und diese kannten sich fast alle. Allerdings hatte sich die feste Konvention etabliert, keine Unterhaltung zu beginnen, wenn der andere geradeaus blickte, denn dies bedeutete, dass der Spaziergang rein geschäftsmäßig war und keine Zeit für einen Plausch blieb. Sich umzuschauen wurde hingegen als Zeichen gedeutet, dass ein Schwätzchen, und sei es auch kurz, begrüßt würde. Bei den Gesprächsthemen gab es ebenfalls Konventionen. Das Standardthema waren Hunde und deren Aktivitäten, und jede Unterhaltung sollte zumindest pro forma damit beginnen. Dann konnte man zu Tierarztrechnungen, dem Wetter und schließlich dem, was man im Fernsehen gesehen hatte, übergehen. Diskussionen über Politik waren verpönt, es sei denn, das politische Thema hatte irgendwie mit der Welt der Hunde zu tun. So war kürzlich der Vorschlag einer kleinen Partei, der Gemäßigten Linken, Hunden im Auto einen Sicherheitsgurt anzulegen, von den Besuchern des Parks ausgiebig diskutiert worden.

Ulf hatte die Position vertreten, dass dies einen überzogenen Eingriff in die persönliche Freiheit bedeute. »Der Staat sollte sich nicht zu sehr einmischen«, hatte er gesagt. »Es muss Bereiche im Leben geben, aus denen der Staat sich heraushält, selbst wenn es gute Gründe für eine Einmischung gibt. Sonst schwindet in der Bevölkerung die Unterstützung für wirklich notwendige Maßnahmen.«

Das traf auf breite Zustimmung, wenn auch ein, zwei Hundebesitzer leicht verdutzt wirkten. Einer äußerte die Meinung, dass Politiker sich aus dem Leben der Hunde heraushalten sollten, weil keiner von ihnen ein Mandat für die Regulierung hündischer Aktivitäten habe.

»Hat etwa irgendein Hund für diese Leute gestimmt?«, fragte der Mann. »Nein. Woher nehmen sie also das Recht?«

Ulf amüsierte dieses Argument, und er wollte schon lachen, doch dann begriff er, dass es seinem Gegenüber ernst war. Und so würgte er das Lachen zu einem Husten ab. »Ein interessantes Argument.«

Nachdem er Martin kurz im Park hatte herumschnüffeln lassen, kehrte er um. Auf der nahen Straße herrschte sehr wenig Verkehr, und so beschloss er, den Hund von der Leine zu lassen. Martin war gut erzogen und hatte ein feines Gespür für den Verkehr. Er war noch nie einfach auf die Straße gerannt, wie manche Hunde es taten, sondern trottete normalerweise zufrieden neben Ulf her, ohne vorauszulaufen oder zurückzubleiben. Ulf fragte sich, wieso Martin so brav war. Eine einfache Erklärung mochte sein, dass Martin eben ein braver Hund war – manche Hunde waren einfach so – und aus Instinkt gehorchte. Das war eine Möglichkeit. Vielleicht hatte Martin, der nicht nur taub, sondern überdies intelligent war, aber auch begriffen, dass der beste Umgang mit seiner Behinderung darin bestand, sich dicht bei seinem Besitzer zu halten und zu tun, was dieser wollte. Das, dachte Ulf, könnte das Hunde-Äquivalent zu Kierkegaards Sprung in den Glauben sein: Man tat, was eine höhere Macht von einem zu verlangen schien.

Er sah zu Martin, der zufrieden neben ihm dahintrottete. »Du bist ein braver Hund, Martin«, sagte er.

Doch sofort fiel ihm wieder ein, dass Martin ihn ja nicht hören konnte, und er blieb stehen, bückte sich und tätschelte Martin den Kopf. »Braver Hund«, formte er mit den Lippen, und Martin, dessen Fähigkeit, von den Lippen abzulesen, sich rasant gesteigert hatte, schien ihn zu verstehen. Schwanzwedelnd blickte er zu Ulf hoch und öffnete das Maul. Kein Bellen kam heraus, aber Ulf hätte geschworen, dass Martins Lefzen sich zu einem »Wuff« verzogen. Er rief sich zur Ordnung: Dass Martin von den Lippen ablesen konnte, war eines; aber zu verstehen, dass sein Herrchen das auch konnte, wäre doch etwas völlig anderes.

»Braver Hund«, wiederholte Ulf und achtete darauf, dass Martin seine Lippen sehen konnte. »Braver Junge.«

Wieder wedelte Martin mit dem Schwanz und sah Ulf mit uneingeschränkter, bedingungsloser Aufmerksamkeit an, wie Hunde es bei denen tun, die Autorität über sie haben. Es war eine Aufmerksamkeit, die das Versprechen absoluten, bedingungslosen Gehorsams beinhaltete. Ein braver Hund – und Martin war zweifelsohne ein braver Hund – hinterfragte nicht, was von ihm verlangt wurde. Wenn Menschen sich auf Befehl von oben beriefen, stellte das im internationalen Strafrecht nur eine bedingte Rechtfertigung dar, aber bei Hunden, überlegte Ulf, würde das zu einem vollständigen Freispruch führen.

»Bemerkenswert«, murmelte er und fragte sich, ob es in Schweden noch andere Hunde gab, die von den Lippen ablesen konnten. Er bezweifelte es, aber dann rief er sich in Erinnerung, dass wir uns fast immer täuschten, wenn wir glaubten, wir oder unsere Probleme seien einzigartig. Irgendwo gab es garantiert jemanden mit genau den gleichen Gedanken und Sorgen. Irgendwo, womöglich sogar in Schweden, lebte sicher ein weiterer lippenlesender Hund – doch dann kamen Ulf Zweifel an dieser These. Vielleicht gab es einen solchen Hund irgendwo in der Weite Amerikas, wo sich ja fast zu allem Ungewöhnlichen oder Eigenartigen ein Pendant fand. Ein solcher Hund mochte sogar einem Kriminalbeamten im mittleren Dienst gehören, der sich für Kunstgeschichte interessierte und einen silbergrauen Saab fuhr. Nein – das war wohl doch eher unwahrscheinlich. Je mehr man ins Detail ging, desto geringer die Chance, dass es irgendwo auf der Welt jemanden in genau den gleichen Lebensumständen gab.

Er sah zu Martin und seufzte. Martins Hauptcharaktereigenschaft war wie die der meisten Hunde die Ergebenheit. Er lebte nur für Ulf; das war seine Raison d'Être, sein Daseinszweck. Und wie viele von uns konnten in sich schon ein vergleichbares Ziel finden, auf das sie unbeirrbar ausgerichtet waren, angetrieben und genährt von einfacher, bedingungsloser Liebe? Die eine oder andere solch noble Seele mochte es geben, aber bei uns Übrigen waren die herausragenden Merkmale eine bunte Mischung. Liebe zu anderen war auch irgendwo dabei, doch sie befand sich in Gesellschaft von Korruption, Egoismus und krudem Ehrgeiz. So ist unser Leben in dieser Welt, von der wir im Gegensatz zu Hunden wussten, dass sie fehlerhaft war.

Kitty Varg, die kolumbianische Frau seines Bruders Björn, öffnete Ulf die Haustür und lächelte ihn an. Unterwegs hatte es zu regnen begonnen, und selbst auf den wenigen Metern vom Taxi unter das Vordach des bescheidenen Vororthäuschens war Ulf nass geworden.

»Du bist ja völlig durchnässt«, sagte Kitty und streifte Regentropfen von den Schultern seines Sakkos.

»Ich hatte nicht mit Regen gerechnet«, erwiderte Ulf. »Und das ist ein richtiger Wolkenbruch.«

Er sah zum Abendhimmel, der einen unheilvollen Violettton angenommen hatte.

»Globale Erwärmung«, sagte Kitty. »Sie haben uns gewarnt, oder nicht? Sie haben es immer wieder gesagt. Aber haben die Leute darauf gehört? Nein.« Sie bat ihn herein.

Ulf seufzte. »Die Leute hören es nicht gern, wenn andere sagen: ›Die Zeit ist um.‹ Weißt du noch, wie es als Kind war? Wenn die Erwachsenen kamen und sagten, wir müssten aufhören zu spielen, weil es Zeit fürs Bett oder ein Bad oder die Hausaufgaben war? Das hat uns damals nicht gefallen, und heute ist das nicht anders.«

Kitty lachte. »Leugnen ist etwas Wunderbares, nicht wahr? Es gibt uns ein bisschen mehr Zeit, bevor das Licht ausgemacht wird.«

»Björn?«, fragte Ulf.

Er wollte wissen, ob Björn schon aus Stockholm zurück war, doch Kitty deutete es als Frage nach der Haltung ihres Mannes zur globalen Erwärmung.

»Ach, er glaubt daran.«

Ulf runzelte die Stirn. »Woran?«

»An die globale Erwärmung. Er hat die Arbeitsgruppe der Moderaten Extremisten zu diesem Thema geleitet. Sie unterschreiben alles, was die Wissenschaftler sagen.« Kitty sah Ulf an, als suchte sie Verständnis bei ihm. »Das ist eine ihrer Positionen, die ich zufälligerweise zu hundert Prozent teile.«

Ulf wusste, was ihrem Blick zugrunde lag. Kitty fand keinen Gefallen an Politik. Sie hatte Ulf einmal gestanden, dass sie überglücklich wäre, wenn Björn als Parteivorstand zurückträte, aber akzeptiert habe, dass das wohl kaum passieren würde.

»Die Politik ist wie die Luft zum Atmen für ihn«, hatte sie damals gesagt. »In Kolumbien haben wir ein Sprichwort: Was die Menschen tun, ist das, was sie tun wollen. Es ist sehr simpel, aber wie die meisten simplen Sprichwörter sagt es alles, oder?«

Ulf lächelte und berührte sie kurz am Arm. Es war eine Geste der Solidarität. Mit Björn verheiratet zu sein, war vermutlich kaum anders, als sein Bruder zu sein. Es war die gleiche langfristige Bindung an einen, der zwar da war, aber zugleich und scheinbar unabänderlich auf subtile Weise nicht. Ulf wusste das seit der Kindheit, auch wenn ihm damals noch die Worte gefehlt hatten, um auszudrücken, wie er seinen Bruder wahrnahm. Er hatte irgendwie gespürt, dass Björn abwesend war, dem Jetzt, dem Unmittelbaren, dem Ort, an dem sie sich wirklich befanden, entrückt.

Nur einmal, noch als Kind, hatte er Björn gegenüber ausgesprochen, was er empfand: »Du lebst irgendwo anders, weißt du? Nicht hier wie wir anderen.« Und Björn hatte ihn verwirrt angesehen und gefragt: »Woher weißt du, wo ich lebe?« Das war die gesamte Unterhaltung gewesen, doch Ulf hatte gespürt, dass sein Bruder genau wusste, was er meinte.

Als Ulf mit Anfang zwanzig gerade in Uppsala seinen Abschluss gemacht hatte, verbrachte er eine Woche in Paris mit seiner französischen Freundin, und in einer Ausstellung sahen sie ein Gemälde mit dem Titel *Die Trennung der Brüder.* Es war das Werk eines obskuren französischen Malers der 1930er-Jahre, einer unbedeutenden Figur am Rande der Künstlergruppe Nabis. Wie Vuillard und Bonnard war dieser Maler ein Vertreter des Intimismus, und die vier von ihm stammenden Werke in der Ausstellung waren allesamt häusliche Interieurs. *Die Trennung der Brüder* zeigte zwei junge Männer, die an einem Küchentisch saßen, einen Laib Brot und eine Flasche Wein vor sich. Der Raum zwischen ihnen war leer, höhlenartig sogar auf der kleinen Leinwand, die der Künstler für seine Arbeit gewählt hatte. Ulf besah sich das Bild und sagte dann zu seiner Freundin: »Das sind mein Bruder und ich. Genau so ist das.« Sie betrachtete das Gemälde eingehend und hakte sich dann wortlos, aber doch tröstend bei ihm unter.

Als Björn Kitty kennenlernte, hatte Ulf sich gefreut. Er hatte schon befürchtet, sein völlig auf die Politik fixierter Bruder werde nur schwer eine Partnerin finden. Sein einziges Ziel, so schien es Ulf, war, hinter dem Schreibtisch zu sitzen, an dem die Anordnungen erteilt wurden. »Du willst alles kontrollieren, oder?«, hatte er seinem Bruder einmal vorgeworfen – und die entwaffnende Antwort erhalten: »Ja, das stimmt.«

Als Björn ihm Kitty vorstellte, dachte Ulf zuerst, sein Bruder hätte sie aus strategischen Erwägungen ausgewählt. Er nahm an, sie sei die Tochter irgendeines hohen Politikers, irgendeiner wichtigen Persönlichkeit, die Björn beim Erklimmen der politischen Karriereleiter nützlich sein konnte. Bis er erfuhr, dass sie Kolumbianerin war und aus einer völlig unpolitischen Familie stammte. Kitty war die Tochter eines Psychiatrieprofessors in Bogotá, war allerdings ab ihrem zwölften Lebensjahr in Schweden aufgewachsen.

Als Ulf das herausfand, kam er sich ein bisschen mies vor. Kittys Eltern hatten sich scheiden lassen, als sie elf war, weil ihre Mutter eine Affäre mit einem schwedischen Diplomaten begonnen hatte. Der Diplomat war nach Stockholm zurückberufen worden, und Kittys Mutter beschloss, ihm zu folgen, sehr zur Bestürzung des Psychiatrieprofessors. Er hätte vielleicht versuchen können, zu verhindern, dass Kitty außer Landes gebracht wurde, verzichtete jedoch darauf, weil es seinem Ermessen nach weniger traumatisch für das junge Mädchen sein würde, in ein anderes Land zu ziehen, als von seiner Mutter getrennt zu werden, selbst wenn das bedeutete, dass sie in Schweden aufwuchs und er sie kaum sehen würde.

Kitty war Ulf sympathisch. Als ihre Verlobung mit Björn bekannt gegeben wurde, freute er sich. Aber er machte sich auch Sorgen.

»Björn hat großes Glück, dass er dich gefunden hat«, sagte er zu Kitty. »Und ich freue mich für ihn – ehrlich. Aber …«

Er zögerte, doch sie ermunterte ihn fortzufahren. »Gibt es eine andere?«, fragte sie nervös.

»Nein. Nichts dergleichen. Ich glaube bloß, dass die Politik Björn zu wichtig ist.«

Kitty lachte. »Viele Menschen sind so. Sie reden ständig über Politik. Mir ist das egal.«

»Dir ist die Politik egal?«

Sie runzelte die Stirn. »Nein, das würde ich nicht sagen. Ich meine nur, es ist mir egal, ob sie anderen wichtig ist, falls du verstehst, was ich meine.«

Ulf beließ es dabei. Er hatte einen Zweifel an Björns Eignung als Ehemann geäußert, und mehr durfte er nicht tun. Eigentlich fragte er sich sogar, ob er überhaupt etwas hätte sagen sollen – Björn wäre sicher nicht erfreut, wenn er davon erführe.

Doch sein Instinkt hatte ihn nicht getrogen. Ulf fand, dass Björn Kitty vernachlässigte. Auch kam es seinem Bruder nicht in den Sinn, dass sie das Verheiratetsein mit einem Parteichef ermüdend finden könnte. Ulf wusste, dass es so war, denn Kitty hatte es ihm verraten.

»Die Leute glauben«, hatte sie einmal zu Ulf gesagt, »bloß weil ich mit Björn verheiratet bin, müsste ich mich für die Partei interessieren. Sie glauben, ich lebe genau wie er nur für die Partei. Aber das tue ich nicht. Die Moderaten Extremisten und ihr ständiges Genörgel über dies, das und jenes langweilen mich. Haben diese Leute kein Leben? Haben sie nichts anderes, worüber sie nachdenken können?«

»Hast du mal mit ihm darüber gesprochen?«

Kitty nickte traurig. »Oft. Aber ich glaube, ich dringe gar nicht zu ihm durch. Er sagt, er wolle versuchen, mehr Zeit mit anderen Dingen zu verbringen – und ich nehme an, damit meint er auch mich. Aber er tut es nicht.«

Dann fiel ihr etwas ein, und sie lächelte. »Weißt du, was einmal passiert ist? Ein Journalist wollte ihn für ein Zeitungsporträt interviewen. Es war eine große Sache – ein Interview mit der wichtigsten schwedischen Nachrichtenagentur, was bedeutete, dass der Artikel …«

»Überall zu lesen sein würde«, ergänzte Ulf.

»Genau. In sämtlichen Lokalzeitungen, weiß der Himmel, wo überall. All das.« Sie hielt inne. »Jedenfalls, der Pressereferent der Partei sagte ihm, der Journalist würde wissen wollen, was er außerhalb der Politik mit seiner Zeit anfängt. Das löste eine mittlere Panik aus, denn die Antwort auf diese Frage lautet, wie du ja weißt, dass Björn kein Leben außerhalb der Politik hat. Da gibt es nichts. Das ist alles.

Also hat er dem Pressereferenten gesagt, dass das ein heikler Punkt sei, und der Pressereferent hat gesagt, er solle sich ein Hobby suchen – sofort –, damit er dem Journalisten davon erzählen kann. Er empfahl ihm Vogelbeobachtung, weil das anscheinend ein sehr gutes Hobby ist, wenn man das Vertrauen der Wähler gewinnen will.«

Ulf musste lächeln. Philatelie auch, dachte er. Sein Zahnarzt Dr. Sjöberg war ein eifriger Briefmarkensammler, und Ulf hatte das immer beruhigt. Es war, dachte er, ein Hobby, das sich für einen Zahnarzt sehr gut eignete.

»Die Menschen mögen Leute, die Vögel beobachten«, fuhr Kitty fort, »weil sie sich von ihnen nicht bedroht fühlen. Ja, so ist das offenbar. Es gibt eine Menge Forschung dazu.«

Ulfs Lächeln wurde breiter. Kitty sagte oft: »Es gibt eine Menge Forschung dazu«, wenn sie sich zu irgendeinem Thema äußerte. Sie führte nie irgendeine bestimmte Forschungsarbeit als Quelle an, doch manchmal machte sie vage Angaben zur geografischen Herkunft ihrer Informationen, und dabei klang sie immer respektvoll.

Die Wissenschaftler, auf die sie sich berief, mochten aus Amerika stammen oder, bei unkonventionelleren Forschungsthemen, etwas spezifischer aus Kalifornien. So waren es etwa kalifornische Psychologen, die angeblich herausgefunden hatten, dass über achtzig Prozent der Männer Frauen heirateten, die sie an ihre Mütter erinnerten.

Ulf hatte das angezweifelt. Seines Wissens gab es eine Menge Forschung, die auf eine Tendenz bei den Menschen ganz allgemein, nicht nur bei Männern, hindeutete, jemanden zu heiraten, der ihnen ähnelte. Kitty hatte ernst darüber nachgedacht und dann eingeräumt, dass da etwas dran sein könne, und währenddessen sinnierte Ulf darüber, dass Björn und Kitty sich tatsächlich erstaunlich ähnlich sahen, besonders aus einer bestimmten Perspektive. Und seine eigene Frau, die ihn wegen ihres Liebhabers, des Hypnotiseurs, verlassen hatte? Sah sie ihm ähnlich? Möglicherweise, wobei es ihm immer schwerer fiel, sich ihr Bild vor Augen zu rufen.

Verblasste die Erinnerung an das Aussehen von Menschen mit der Zeit wie ein altes Foto, das jahrelang dem Licht ausgesetzt war? Vielleicht gab es auch dazu Forschungsarbeiten: Anscheinend wurde über so ziemlich alles geforscht, sogar über die Frage, welche Forschungen es zu welchen Themen gab.

Ulf war neugierig, ob Björn auf den Rat des Pressereferenten gehört hatte. »Hat er dann mit Vogelbeobachtung angefangen?«

»Ein, zwei Tage«, erwiderte Kitty. »Er ist für etwa eine Stunde mit einem Fernglas losgezogen und hat ein paar Vögel gesehen. Aber er hatte keinen Vogelführer und wusste nicht, welche Vögel es waren.«

Ulf lachte. Schon in ihrer Kindheit hatte Björn sich nie für die Natur interessiert, und Tiere waren ihm mehr oder weniger gleichgültig. Das spürte auch Martin, wenn Björn Ulf zu Hause besuchte. Der Hund beobachtete den Bruder seines Herrchens misstrauisch und knurrte von Zeit zu Zeit sotto voce.

»Dein Hund mag mich nicht«, hatte Björn einmal gesagt.

»Vielleicht missbilligt er deine Politik«, hatte Ulf entgegnet.

»Sehr witzig.«

Nun musterte Ulf Kitty. Diese Geschichte von Björns kurzlebigem Interesse an der Vogelbeobachtung warf kein gutes Licht auf seinen Bruder.

»Tja«, sagte er, »warten wir's ab. Vielleicht nimmt er sich ja irgendwann doch etwas mehr Zeit für anderes. Wer weiß?«

Kitty führte Ulf ins Wohnzimmer und sah auf die Uhr. »Er hat gesagt, er wäre spätestens um sieben hier. Aber er hat nicht angerufen. Manchmal nehmen seine Besprechungen einfach kein Ende ...«

»Das tun Besprechungen nie. Aber das macht nichts. Wenn er nicht kommt, kann ich ihn auch ein andermal treffen.« Er hielt inne. »Mein privater Terminkalender ist ziemlich leer.«

Diese letzte Bemerkung hatte nicht selbstmitleidig klingen sollen, doch genau so kam es ihm nun vor. Und so fügte er hastig hinzu: »Aber ich will mich nicht beklagen. Ich mag es, die Abende freizuhaben.«

Kitty schenkte ihm einen Whisky ein. Ulf mochte Scotch, und da Björn ihn nicht mochte, stand in der kleinen Zimmerbar in einer Ecke des Raums immer eine fast unangetastete Flasche. Ulf hob das Glas an die Lippen und genoss den torfigen Geschmack.

»Das ist ein Island Whisky. Herrlich.«

Kitty rümpfte die Nase. »Schmeckt zu sehr nach Medizin, finde ich. Er erinnert mich an das Zeug, das mein Vater auf Schnitt- und Schürfwunden getan hat, als ich klein war.«

Ulf warf einen Blick auf den silbernen Fotorahmen im Bücherregal. Das Bild darin zeigte ihren Vater, Dr. Antonio Xavier-Ortez, den Autor einer kleinen Reihe von Taschenbüchern gleich hinter dem Foto. Dies war sein Œuvre: diverse Sammlungen kommentierter Krankengeschichten und eine zweibändige Abhandlung über Psychopathologie in der Adoleszenz: *Der Heranwachsende im Innern.* Kitty hatte ihm die Bücher einmal stolz gezeigt und die einzelnen Bände dabei ebenso ehrfürchtig gehalten wie der Priester einer ländlichen Gemeinde eine Reliquie, die ein reiches Gemeindeglied ihm vermacht hatte.

Sie hatte Ulf einmal die Lebensgeschichte ihres Vaters erzählt. Dr. Xavier-Ortez war in Kolumbien geboren, jedoch in Buenos Aires auf die Universität geschickt worden, finanziert von einem Onkel, der von Bogotá dorthin gezogen war. In Buenos Aires stellte er unter dem Einfluss von Lacan'schen Psychoanalytikern, die in Paris studiert hatten, die Theorien auf, die er später in *Der Heranwachsende im Innern* weiterentwickeln sollte.

Trotz der beruflichen Möglichkeiten, die sich ihm in Buenos Aires eröffneten, war er dort nicht glücklich. Er kehrte nach Bogotá zurück, wo er Kittys Mutter kennenlernte, eine Society-Schönheit mit schlichten Vorlieben. Schlicht insofern, als sie sich in Geld und Kosmetik erschöpften. Innerhalb weniger Monate erkannte er, dass es ein Fehler gewesen war, sie zu heiraten, doch da erwartete sie bereits Kitty, und es hätte seinen Prinzipien widersprochen, sie zu verlassen. Als sie begann, Affären zu haben, ignorierte er dies ganz bewusst und zugleich erleichtert, und als sie ihn schließlich wegen ihres schwedischen Diplomaten verließ, atmete er auf. Selbstverständlich liebte er Kitty von ganzem Herzen und würde sie vermissen, aber er wollte sie auch nicht zum Gegenstand eines gerichtlichen Tauziehens machen. Man hatte ihm gesagt, er würde gewinnen, weil die Gerichte nicht gern zuließen, dass Kinder außer Landes gebracht wurden, aber er verzichtete dennoch darauf. »Ich wusste, du würdest das Richtige tun«, sagte seine Frau. »Das habe ich immer gewusst, Antonio. Deshalb habe ich dich überhaupt geheiratet – weil ich wusste, du würdest immer das Richtige tun.«

Als Ulf nun vor dem Foto des verstorbenen Dr. Xavier-Ortez stand, hatte er den Eindruck, dass dieser ihn anlächelte. Ulf ließ den Blick über die Bücher hinter dem Foto wandern, vorbei an *Der Heranwachsende im Innern* zu einer kleinen Reihe von Büchern mit auffallend roten Rücken und Titeln in großen Lettern. Es dauerte einen Moment, doch dann merkte er, dass er die gesammelten Romane von Nils Cederström vor sich hatte.

Als er einen davon aus dem Regal zog, sah Kitty ihm über die Schulter. »Liest du ihn?«, fragte sie. »Liest du Cederström?«

Ulf betrachtete den Titel des Buches *Matador*. Darunter stand der Slogan: »Trinkfest, immer kampfbereit: ein richtiger Mann, der die falsche Frau liebt«.

Ulf lächelte. »Das ist eigentlich nicht mein Fall.«

Kitty schüttelte den Kopf. »Tu ihn nicht so leicht ab. Er bekommt gute Kritiken. Der Mann kann schreiben, weißt du?«

»Ach, das weiß ich. Er hat ja eine Menge Preise gewonnen. Und in Amerika lieben sie ihn, glaube ich.«

»Weil sie Hemingway vermissen. Er wird Hemingways geistiger Nachfolger genannt.«

Ulf schlug das Buch aufs Geratewohl auf. »Er spürte einen stechenden Schmerz an der Seite«, las er vor. »Das Horn des Stiers hatte seinen Brustkorb gestreift …« Er zuckte zusammen und blickte hoch. »Sehr unerquicklich, finde ich.«

»Tja, ich lese seine Romane gern. Ich weiß, die Leute sagen, es seien Männerbücher, aber ich kenne viele Frauen, die ihn gern lesen.«

»Die Anziehungskraft des harten Kerls?«, fragte Ulf neckisch.

Kitty lachte. »Frauen stehen auf solche Männer. Die Leute behaupten, es wäre anders, aber das stimmt nicht. Lass einer Frau die Wahl, ob sie was über Männer lesen will, die in Kontakt mit ihrer weiblichen Seite sind, oder lieber über Kerle, die gegen Stiere kämpfen, und sie werden sich jederzeit für die Stierkämpfer entscheiden. In gewisser Weise traurig, aber so ist es.«

»Meinst du das ernst? Denn dann hätten all die neuen Männer, die sich solche Mühe gegeben haben, nur ihre Zeit verschwendet. Sie werden nicht die Wertschätzung erhalten, auf die sie gehofft haben.«

Er schob das Buch zurück an seinen Platz.

»Wir kennen ihn«, sagte Kitty.

Ulf fuhr zu ihr herum. »Cederström?«

»Ja. Nils. Wir kennen ihn seit Jahren. Björn ist schon wer weiß wie lange mit ihm befreundet. Sie haben sich in einer Angelhütte oben im Norden kennengelernt. Ein wohlhabendes Parteimitglied hatte Björn dahin mitgenommen. Sie haben sich gut verstanden und sind in Verbindung geblieben.«

Ulf hörte aufmerksam zu. »Und seine Lebensgefährtin? Siehst du die oft?«

Kitty nickte. »Zufällig ja. Offen gesagt mag ich sie ziemlich gern.«

Ulf schwieg einen Moment. »Irgendwo habe ich mal gelesen, er sei ... na ja, er sei so etwas wie ein Casanova. Jede Menge Frauen. Angeblich hätte er drei Kinder von verschiedenen Geliebten.«

Kitty lachte. »Das ist Unsinn. Totaler Quatsch.« Sie zögerte. »Ebba – das ist seine Lebensgefährtin –, Ebba hat mir erzählt, sie sei sich hundertprozentig sicher, dass Nils andere Frauen nicht mal ansieht. Davon ist sie fest überzeugt.«

Ulf runzelte die Stirn. Das widersprach allem, was man in der Presse las. Aber falls es wirklich stimmte, war der Grund dafür dann mangelndes Interesse? Weil seine Neigungen anders gelagert waren?

»Und noch etwas«, fuhr Kitty fort. »Du weißt doch, was man über seine Trinkgewohnheiten sagt? Hast du darüber auch etwas gelesen? Über seine Sauftouren durch Havanna und so? Rum ohne Ende und Frauen?«

»Ich habe da so was gesehen.«

»Tja, das ist auch Quatsch. Zufällig weiß ich, dass er ziemlich enthaltsam ist. Ebba sagt, er mag trockenen Sherry und dieses gelbe holländische Zeug – du weißt schon, dieses Eiergetränk.«

»Eierlikör?«

»Ja, genau. Den trinkt er manchmal. Aber nie besonders viel.«

Ungläubig schüttelte Ulf den Kopf. »Nicht das, was man sich so vorstellt. Das klingt ... wie soll man das sagen? Das klingt so gar nicht nach einem Macho.«

»Er ist ja auch keiner«, erwiderte Kitty. »Nils ist einer dieser neuen Männer, weißt du? Genau genommen war er schon immer so.«

Ulf hatte noch eine Frage. »Glaubst du, er führt irgendetwas im Schilde?«

»Zum Beispiel?«

Ulf zuckte die Achseln. »Ach, irgendwas Privates.«

Kitty dachte kurz nach. »Kann sein«, sagte sie schließlich. »Ich weiß, dass sie von Zeit zu Zeit nach Grand Cayman fliegen. Genauer gesagt, jedes Jahr. Und warum fliegen die Leute nach Grand Cayman?«

»Geld.«

»Genau. Nils hat an den Verfilmungen seiner Bücher bestimmt ordentlich verdient. Ebba hat mal erwähnt, dass er nicht gern Steuern zahlt.«

»Wer tut das schon?«

»Ach, manche Leute tun das bereitwillig. Sie legen da eine Art Fatalismus an den Tag. Oder sie machen ein großes Getue darum, wie gern sie für Schulen und Krankenhäuser und alles andere bezahlen.«

»Aber Nils ist keiner von denen?«

Kitty schüttelte den Kopf. »Ganz entschieden nicht.«

»Und Steuerhinterziehung, würde er so weit gehen?«

Kitty grinste. »Falls er überhaupt irgendwas Krummes dreht, dann das.«

Als sie gerade noch etwas hinzufügen wollte, klingelte ihr Mobiltelefon. Sie zog es aus der Tasche und nahm das Gespräch an. Ulf konnte Björns Stimme hören. Er sitze in Stockholm fest, sagte er. Es tue ihm sehr leid. Ob Kitty ihn bei Ulf entschuldigen und ihm sagen könne, dass er versuchen werde, das Abendessen in zwei, drei Wochen nachzuholen, wenn er sicher sein könne, dass er in Malmö sei.

Als Kitty die Nachricht an Ulf weitergab, nickte der. Er war nicht überrascht – Björn tat das immer wieder, er sagte oft ab, schon mit sechs oder sieben Jahren hatte er das getan, vielleicht sogar noch früher. Björns Grundsatz schien zu sein: Wenn sich etwas Interessanteres ergibt, sag die Verabredung einfach ab, aber versprich immer einen Nachholtermin. Das war wichtig, denn Björn wollte nicht unhöflich erscheinen oder jedenfalls nicht krass unhöflich. Ulf wusste, was ihr Vater davon gehalten hätte. Er war ein altmodischer Mann mit festen Grundsätzen gewesen, der behauptet hatte, nur drei Wörter Latein zu beherrschen: »Pacta sunt servanda.« Das bedeute, haltet eure Versprechen, Jungs, hatte er gesagt. Ulf hörte auf ihn; Björn nicht.

Ulf blieb gern, und Kitty servierte das Abendessen, Lammkarree mit jungen Kartoffeln. Auf den Kaffee hinterher verzichtete Ulf. Das Koffein hielt ihn nachts wach, und er war sowieso müde. Er werde nach Hause fahren, sagte er Kitty, und mit Martin noch eine kurze Runde um den Block gehen. Danach würde er wie üblich so lange lesen, bis er schließlich einschlief, ohne die Nachttischlampe auszuschalten, das Buch ohne Lesezeichen zugeklappt neben sich. Doch wenn Martin am nächsten Morgen an der Schlafzimmertür kratzte und ihn weckte, wusste er immer, wo er gewesen war.

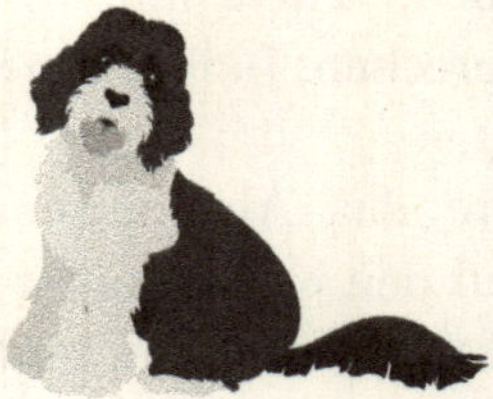

KAPITEL NEUN

Knoblauch entfaltet seine Wirkung

Und wer genau ist dieser Dr. Dahlmann?«

Ulf wusste, was er Blomquist darauf antworten sollte. Er wusste, er sollte ihm erklären, dass Jo Dahlmann nicht nur Anästhesist, sondern überdies der Ehemann ihrer Kollegin Anna Bengtsdotter war und sie nur deshalb gegenüber dem Haupteingang der Universitätsklinik Skåne standen, weil sie auf eine Gelegenheit warteten, dem Arzt zu folgen. Ferner sollte Ulf ihm erklären, dass sein Interesse an Dr. Dahlmann nichts mit einer laufenden Ermittlung zu tun hatte, sondern dem Ziel diente, herauszufinden, ob der Arzt eine Affäre hatte oder nicht. Anders gesagt, dies war, oberflächlich betrachtet, eine missbräuchliche Verwendung von Polizeiressourcen.

Das alles wusste Ulf natürlich, doch er konnte seine Handlungsweise rechtfertigen und so sein Gewissen beruhigen. Vor allem tat er es in seiner Freizeit: Er war an diesem Morgen zwei Stunden früher zur Arbeit gekommen, damit er seinen Arbeitstag beendet hatte, wenn er seinen Posten vor dem Krankenhaus bezog.

Blomquist allerdings war noch offiziell im Dienst, aber Ulf hielt seine Beteiligung für notwendig, damit er etwas zu tun hatte. Der Uniformierte hatte ja darüber geklagt, dass ihm jede Möglichkeit, etwas zu tun, verwehrt wurde, und wenn Ulf darauf nicht reagierte, würde der Mann den Mut verlieren. Und es lag gewiss nicht im Interesse des Dezernats oder der Öffentlichkeit, wenn Blomquist gelangweilt und frustriert war; somit wurde seine Beteiligung an dieser informellen und sehr inoffiziellen Ermittlung durch eine verbesserte Arbeitsmoral gerechtfertigt. Aber es war wahrscheinlich besser, überlegte Ulf, Blomquist über den wahren Zweck dieser Ermittlung im Unklaren zu lassen, da es ihm nicht guttäte, wenn er glaubte, dass seine Mitwirkung eigentlich überflüssig war.

»Ich möchte herausfinden, wohin er nach der Arbeit geht«, erklärte Ulf. »Es könnte sein, dass er uns zu jemandem führt, an dem wir interessiert sind.«

Blomquist spielte an den Manschetten seines Hemds. »Sie meinen, er ist nicht verdächtig?«

»Nein, das ist er nicht.«

»Aber jemand, den er kennt, ist verdächtig? Meinen Sie das?«

»Könnte sein.« Dann dachte Ulf: Das ist falsch. Ich sollte ihn nicht so täuschen. Das ist völlig falsch.

Ulf drehte sich zu Blomquist um, der auf dem Beifahrersitz des silbergrauen Saab saß. »Ehrlich gesagt, Blomquist, hatte ich Ihnen das schon früher erklären wollen. Die Geschichte ist ein bisschen anders gelagert, aber ich brauche Ihr Wort darauf – ihr feierliches Wort –, dass Sie die Sache streng vertraulich behandeln. Habe ich das?«

Blomquist wirkte gequält. »Natürlich. Natürlich haben Sie das.«

»Es ist wichtig«, betonte Ulf. »Es ist wichtig, weil es eine Kollegin betrifft.«

Blomquist erzeugte mit den Schneidezähnen ein eigenartiges saugendes Geräusch. »Korruption?«

»Nein«, sagte Ulf hastig. »Nichts dergleichen.« Er senkte den Blick auf seine Hände. »Dieser Dr. Dahlmann ist mit Anna verheiratet – mit unserer Kollegin Anna.«

Blomquist schwieg. Dann lächelte er. »Es ist die alte Geschichte, nicht wahr? Jeder, aber wirklich jeder hat eine Affäre. Jeder.«

Das hielt Ulf für eine Übertreibung. Er hatte große Lust, Blomquist beim Wort zu nehmen; am liebsten würde er ihn fragen: Und du, Brutus? Erzählen Sie mal.

Aber Blomquist kam ihm zuvor. »Außer mir natürlich.«

»Natürlich.«

Blomquist wirkte nachdenklich. »Ich muss zugeben, ich wüsste gar nicht, wie ich das anfangen sollte. Ich bin ein schlechter Lügner.«

»Bei manchen Affären ist gar keine Täuschung im Spiel«, sagte Ulf. »Es gibt offene Beziehungen, soweit ich weiß. Manche Menschen geben sich gegenseitig die Erlaubnis.«

Blomquist seufzte. »Ich führe keine offene Beziehung.«

»Aber mir scheint, Sie sind recht glücklich.«

Blomquist nickte. »Ja, wir führen eine recht glückliche Ehe.« Er sah Ulf an. »Was Ihnen passiert ist, tut mir sehr leid, Varg.«

Ulf dankte ihm.

»Es wäre gut, wenn …«

Ulf nickte. »Wer weiß? Vielleicht lerne ich jemanden kennen. Ich hätte nichts dagegen.«

»Aber Sie bemühen sich nicht darum?«

Ulf dachte: Bemühe ich mich darum? Nein, und zwar, weil ich mir gestatte, Anna zu lieben. Ich weiß, diese Liebe hat keine Zukunft, und dennoch gestatte ich sie mir.

»Im Moment nicht«, sagte er.

»Also gibt es da niemanden?«

Ulf warf Blomquist einen verärgerten Blick zu. Das ging ihn nichts an.

»Nein, es gibt niemanden.«

Sie verfielen in Schweigen. Jetzt kam eine kleine Gruppe aus der Klinik auf der anderen Straßenseite. Zwei Personen schwenkten ab, die übrigen gingen weiter die Straße entlang. Medizinstudenten, dachte Ulf. Ein Krankenwagen fuhr vorbei, langsam, nicht mit einem Notfall befasst.

»Neulich war ich beim Arzt«, sagte Blomquist unvermittelt.

»Ach, ja?«

»Ich habe einen dieser Blutzuckertests machen lassen – Sie wissen schon, wo sie sich die Blutzuckerwerte über einen Zeitraum von drei Monaten ansehen.«

»Interessant«, sagte Ulf.

»Ja. Sehr.«

»Und?«

»Und der Arzt war angenehm überrascht. Meine Werte waren im normalen Bereich.«

Ulf trommelte auf dem Lenkrad. Es war eine unbewusste Geste, und als sie ihm auffiel, hörte er sofort damit auf.

»Sehen Sie«, fuhr Blomquist fort, »wir alle essen zu viel Kohlehydrate.«

Ulf nickte. Dies war schon Blomquists zweite allgemeine Feststellung: Die Leute hatten Affären und aßen zu viele Kohlehydrate. Wenn sie bloß weniger zu solchen Dingen neigen würden, dann …

»Ich nenne Ihnen ein Beispiel«, fuhr Blomquist fort. »Neulich habe ich meine Tante zum Flughafen gebracht. Sie ist die, die nach Florida fliegt – ich glaube, ich habe Ihnen von ihr erzählt?« Er hielt inne. »Habe ich?«

»Ich glaube schon.« Ulf erinnerte sich, dass Blomquist einmal etwas über Florida gesagt hatte, und das mochte mit seiner Tante zu tun gehabt haben.

Blomquist holte Luft. »Ihr Mann war Schwimmbadtechniker. Er hat klein angefangen – ich vermute, anfangs war er nicht viel mehr als ein Handwerker, der Pools repariert hat, aber dann hat er sich selbstständig gemacht und war ziemlich erfolgreich mit seiner Firma. Sie haben erst nach Norwegen und dann nach Holland expandiert, ob Sie es glauben oder nicht. Die Holländer mögen Swimmingpools, wissen Sie?«

»Ach ja?«

»Ja. Man sollte meinen, die könnten ihre Pools selber flicken, bei ihrer langen Erfahrung mit Poldern und Kanälen und was nicht allem. Aber wie sich herausgestellt hat, hatten sie da unten jede Menge Bedarf an den Leistungen dieser Firma. Also haben sie eine Niederlassung in Holland aufgemacht und waren ziemlich erfolgreich.«

»Amsterdam?«

»Am Anfang Eindhoven. Später sind sie dann nach Amsterdam gegangen. Waren Sie schon mal da, Varg?«

Ulf schüttelte den Kopf. »Aber ich mag ihre Elektrorasierer.«

Er dachte, dass Blomquist ihn irgendwie da hineinzog – in seine seltsame Welt der Abschweifungen. Elektrorasierer, Tanten, Florida, Kohlehydrate … in Gesellschaft von Blomquist war es so leicht, in diese Proust'schen Gefilde abzudriften.

Blomquist wurde lebhaft. »O ja«, rief er. »Diese Rasierer. Ich habe auch einen. Er ist wasserdicht, wissen Sie. Na ja, man darf das Ding nicht ganz ins Wasser tauchen – den

Griff würde man nicht untertauchen –, aber den Kopf kann man unter den Wasserhahn halten. Sie machen ein Wasserhahnsymbol dadrauf, sehen Sie, und daran erkennt man, ob ein Elektrorasierer wasserdicht ist oder nicht.«

Ulf sagte, seiner Meinung nach sei der Hauptteil des Geräts ebenfalls wasserdicht. »Ich glaube, das ganze Ding ist versiegelt. Sonst würde Wasser in die Elektrik geraten, und es gäbe einen Kurzschluss.«

Darüber dachte Blomquist kurz nach. Dann: »Möglich, möglich. Aber ich glaube, man sollte ganz allgemein lieber zu vorsichtig sein bei Geräten, die angeblich wasserdicht sind. Meiner Meinung nach ist es vom Hersteller nicht beabsichtigt, dass man es übertreibt. Spritzdicht wäre vielleicht eine bessere Bezeichnung, meinen Sie nicht?«

»Vielleicht.«

»Und bei Salzwasser muss man besonders vorsichtig sein. Salzwasser und Elektronik vertragen sich nicht. Das ist einfach so. Das kleinste bisschen Salzwasser in der Elektronik, und das war's.«

»Ja, das Salz …«

Blomquist war noch nicht fertig. »Diese Tante von mir – Sie wissen schon, die, die …«

»… nach Florida fliegt.«

»Ja, die. Tja, ich werde Ihnen was über sie erzählen, Varg. Diese Geschichte wird Ihnen gefallen. Sie hat ein Tablet – oder besser gesagt, sie hatte eins. Das hat sie für E-Mails an ihre Tochter benutzt, die in Stockholm lebt. Die Tochter ist mit einem Polen verheiratet, einem ziemlich netten Mann sogar, er ist so eine Art Osteopath oder Chiropraktiker oder so. Ich kann das nie auseinanderhalten, aber er ist einer von denen, die einen behandeln, wenn man etwas am Rücken hat. Einer von denen. Jedenfalls, meine Tante benutzt dieses Tablet, um mit ihrer Tochter – also meiner Cousine – in Kontakt zu bleiben. Sie hat es mit nach Florida genommen, wie immer, und eines Tages saß sie in einem Café und hat das Tablet ins Meer fallen lassen. Das Café lag nämlich auf einer Art Terrasse direkt über dem Meer.«

»Das kann dem Gerät nicht gutgetan haben«, merkte Ulf an.

»Stimmt. Das Tablet ist sofort untergegangen, und sie konnte nichts machen.«

Ulf fragte sich, ob dies das Ende der Geschichte war. Er konnte sich nur schwer eine Fortsetzung dafür vorstellen, und wie der Zufall es wollte, gab es auch keine. Doch wie waren sie nur auf dieses Thema gekommen? Er sah auf die Uhr, und in diesem Augenblick kam Dr. Dahlmann aus der Klinik, blickte zum Himmel und ging dann die Straße entlang.

»Wir können später weiter über Ihre Tante sprechen«, sagte Ulf. »Das da drüben ist unser Mann.«

Ulf ging durch den Kopf, dass er sich nicht erinnern konnte, wann er zuletzt jemanden zu Fuß verfolgt hatte. Das machte ihn ein wenig verlegen, da er sich vorstellte, dass er jedem etwaigen Beobachter, wenn nicht sogar Jo Dahlmann selbst, auffallen musste. Eine Beschattung durch die Straßen, bei der man ausreichend Abstand wahren musste, beflügelte natürlich die Fantasie, und einen Moment lang sah Ulf sich in irgendeiner osteuropäischen Umgebung, in einem Drama aus dem Kalten Krieg, in dem er einen Überläufer oder Doppelagenten verfolgte, im ewigen Katz-und-Maus-Spiel der Spionage. So etwas geschah zweifellos noch heute, mit anderem Personal und an neuen

Schauplätzen, denn Geheimnisse gab es noch immer. In den Angelegenheiten der Menschen änderte sich so wenig: Neue Feindschaften ersetzten die alten; die Kinder von Rivalen spielten die Schlachten ihrer Eltern nach – das Drehbuch der Menschheit variierte kaum.

Dr. Dahlmann schien es nicht eilig zu haben, weshalb Ulf und Blomquist eher schlendern als weit ausschreiten mussten. Es war wichtig, erklärte Ulf, dass er nicht gesehen wurde, denn er war Jo Dahlmann mehrfach begegnet und würde wahrscheinlich erkannt werden.

»Es bleibt an Ihnen hängen«, sagte er zu Blomquist. »Ich werde zurückbleiben müssen.«

Blomquist nickte. »Dahinten sind ein paar Lokale«, sagte er. »Wahrscheinlich trifft er seine Geliebte in einem davon.«

»Falls er eine Geliebte hat. Das wissen wir noch nicht.«

»Ach, er hat bestimmt eine Geliebte«, sagte Blomquist. »Wo Rauch ist, da ist auch Feuer.« Er hielt inne. »Ich nehme an, dass Anna irgendeinen Beweis gefunden hat.«

Ulf stockte der Atem. Blomquist erkannte häufig mit geradezu unheimlicher Treffsicherheit, was los war.

»Ja, das hat sie.«

»Bestimmt etwas, was nach einem Stelldichein vergessen wurde«, sinnierte Blomquist. »Ein Schmuckstück vielleicht. Unterwäsche.«

Ulf warf dem Uniformierten einen Seitenblick zu. Schmuck in der Unterwäsche, dachte er, doch woher wusste Blomquist das?

Blomquist berührte Ulf am Arm. »Langsamer. Er will telefonieren.«

Dr. Dahlmann war stehen geblieben und zog jetzt sein Telefon aus der Jackentasche. Blomquist wandte sich Ulf zu und gestikulierte so, als führten sie eine angeregte Unterhaltung.

»Sehen Sie immer auf der Verpackung nach dem Kohlehydratwert«, sagt er. Dann leise: »Schauspielern Sie, Varg, für den Fall, dass er zu uns hersieht.«

Ulf machte eine unbestimmte Geste. »Kohlehydrate?«

»Ja.«

Blomquist beobachtete, wie Dr. Dahlmann sich das Telefon ans Ohr hielt.

»Auf den Verpackungen müssen die Kohlehydrate in Gramm pro hundert Gramm angegeben werden«, fuhr Blomquist fort. »Fünfzig oder sechzig Gramm sind viel. Fünfzehn sind besser, wenn man versucht, Kohlehydrate einzusparen.« Er hielt inne. »Er steckt das Telefon weg. Jetzt weiß er, wo sie ist. Bestimmt wartet sie schon auf ihn.«

»Sie scheinen sich da sehr sicher zu sein, Blomquist.«

»Das liegt doch auf der Hand«, gab Blomquist mit der Miene eines Menschen zurück, der auf etwas Selbstverständliches hinweist.

Er deutete auf eine Seitenstraße wenige Schritte von der Stelle, wo Dr. Dahlmann stehen geblieben war. »Bestimmt will er in diese Bar dahinten. Ich kenne den Laden. Nischen. Kerzen. Ideal, um eine Geliebte zu treffen.« Er lächelte, dann fügte er hinzu. »Knoblauch bei einem Treffen mit der Geliebten ist vielleicht nicht jedermanns Sache.«

Ulf blickte verdutzt. »Knoblauch?«

Sie gingen ins »Andersens«, eine Bier-und-Knoblauch-Bar, die für ihr breites Angebot an Ales und ihre Snacks mit Knoblauchgeschmack bekannt war. Alles, was hier serviert wurde, war mit Knoblauch versetzt: das Bier, die Martinis, die Nüsse, die Burger aus der kleinen, nach Knoblauch riechenden Küche im hinteren Teil des Gebäudes – alles beinhaltete reichlich Knoblauch. Ulf bestellte zwei Bier und bemerkte, dass obenauf eine großzügige Prise gehackten Knoblauchs schwamm. »Ich hoffe, Sie mögen Knoblauch, Blomquist.«

Er reichte seinem Begleiter das Getränk. Diese Bemerkung hätte ich mir sparen können, sagte Ulf sich, denn Blomquist hob sogleich zu einer Lobrede über die Vorzüge des stark riechenden Lauchgewächses an.

»Es gibt immer mehr Belege«, begann er, »für die Vorzüge des Verzehrs von rohem Knoblauch. Er senkt den Blutdruck, wissen Sie, aber er schützt auch vor Krebs. Haben Sie davon schon gehört?«

Ulf schüttelte den Kopf.

»Die Chinesen haben kürzlich belegt, dass es das Risiko, an Lungenkrebs zu erkranken, deutlich senkt, wenn man zweimal die Woche rohen Knoblauch isst.«

»Tatsächlich?«

»Ja. Und es ist gut gegen Pilzinfektionen. Es wird schon seit, na ja, seit Jahrhunderten dagegen eingesetzt, glaube ich.«

Ulf trank einen Schluck von seinem Knoblauchbier. Es schmeckte nicht unangenehm; der Knoblauch verlieh dem Getränk eine gewisse Schärfe, ganz ähnlich wie Limette oder Zitrone. Die Mexikaner tranken ihr Bier doch mit Limette, oder? Ulf probierte noch einen Schluck; ja, es schmeckte ein bisschen wie mexikanisches Bier.

»Pilzinfektionen können problematisch sein«, erklärte Blomquist. »Viele Menschen haben sie unter den Zehennägeln. Der Pilz setzt sich da fest und ist manchmal ziemlich schwer wieder wegzubekommen. Das liegt daran, dass es da unten warm und feucht ist – wenn man Socken trägt. Wenn man Sandalen trägt, ist es nicht so schlimm – da kommt Luft dran, verstehen Sie.«

Ulf ließ den Blick durch die Bar schweifen. Am anderen Ende des Raums hatte Dr. Dahlmann in einer Sitznische Platz genommen, und eine junge Frau mit einer Kurzhaarfrisur hatte sich zu ihm gesetzt. Während Ulf sie beobachtete, beugte die Frau sich vor und gab dem Arzt einen langen Kuss. Es war so einfach, dachte Ulf. Er hatte herausgefunden, was er wissen musste, und es war so einfach gewesen.

»Ich hatte vor ein, zwei Jahren mal eine Pilzinfektion am Zehennagel«, erzählte Blomquist. »Sie können einem natürlich Tabletten dagegen geben, aber die muss man monatelang nehmen – aus irgendeinem Grund. Der Wirkstoff heißt Terbinafin, glaube ich.«

Ulf beobachtete Dr. Dahlmann. Er hatte eine Hand auf dem Tisch liegen, und die wanderte jetzt zur Hand der jungen Frau. Ulf spürte sein Herz klopfen. Nun bestand kein Zweifel mehr: Jo Dahlmann hatte eine Affäre, und das bedeutete, dass Anna … Er rief sich zur Ordnung. Nicht deshalb hatte er sich hierzu bereit erklärt; er hatte sich dazu erboten, weil sie ihn inständig gebeten hatte, herauszufinden, was sie befürchtete, wovor ihr graute. Und die Neuigkeit, die er ihr nun überbringen musste, würde sie zutiefst verletzen; er mochte gar nicht daran denken. Wenn er sich nur nicht darauf eingelassen hätte.

Blomquist hatte noch mehr über Pilzinfektionen zu sagen. »Ich nehme nicht gerne monatelang Medikamente. Manche Leute müssen das tun, das weiß ich, aber ich bin nicht wild darauf. Als also der Arzt mir dieses Medikament für meine Zehennägel verschreiben wollte, habe ich gesagt: ›Lieber nicht, Herr Doktor.‹ Und er hat gesagt: ›Tja, dieses Medikament ist besser als jede topische Anwendung – Sie wissen schon, das Zeug, das man auf die Nägel streicht. Das ist nicht so wirksam, soweit man weiß.‹ Das wusste ich, aber ich habe geantwortet: ›Tja, ich würde gern ausprobieren, was ich mit Knoblauch erreichen kann.‹ Und wissen Sie, was? Er hat gelacht. Er hat gesagt: ›Das ist Altweiberkram.‹ Das hat er wirklich gesagt.«

Ulf erwiderte, was ihm als Erstes in den Sinn kam, und das war: »Ärzte sollten nicht über Knoblauch lachen.«

Blomquist pflichtete ihm energisch bei. »Da haben Sie völlig recht, Varg. Das sollten sie nicht. Und schon gar nicht jetzt, wo es diese ganzen Studien gibt.«

»Hat es gewirkt?«, fragte Ulf. »Hat es Ihre Pilzinfektion geheilt?«

Blomquist schüttelte den Kopf. »Nein, das nicht. Aber die Menschen reagieren unterschiedlich auf solche Sachen. Ich könnte einfach einer von denen sein, die unempfänglich für den Wirkstoff sind – wer weiß!«

Er nickte einer Kellnerin zu, die gerade vorbeikam. Sie blieb stehen, stellte ihr Tablett ab und küsste ihn auf beide Wangen.

»Das ist Marie«, stellte Blomquist vor.

»Sie kennen sich?«, fragte Ulf und schüttelte der Kellnerin die Hand.

»Wir waren zusammen auf der Schule«, antwortete Marie. »Weißt du noch, Blommy?«

Blomquist lachte. »Lange, lange her.« Er beugte sich zu ihr vor. »Kennst du das Pärchen da drüben. Letzte Nische auf der rechten Seite?«

Sie sah zu Dr. Dahlmann und der jungen Frau. »Das sind Stammgäste. Sie sind ein-, zweimal die Woche hier. Ich glaube, er ist Arzt im Krankenhaus. Irgendjemand hat gesagt, er sei Chirurg.«

»Und sie?«

Marie zuckte die Achseln. »Über sie weiß ich nichts. Aber eins der anderen Mädchen.«

Ulf hakte nach. »Dieses andere Mädchen – Sie meinen eine andere Kellnerin?«

»Ja. Kristina. Sie ist heute Abend nicht hier. Kristina arbeitet an den Wochenenden. Sie hat Kinder, und samstags gehen sie zu ihrem Ex-Mann. Da bleiben sie über Nacht, was sie furchtbar findet. Er ist ein brutaler Kerl, heißt es, aber er hat Geld. Sie ist mit dieser Frau gut befreundet. Die beiden kennen sich schon lange, glaube ich.«

Sie nahm ihr Tablett. »Muss weiter, Blommy.«

Blomquist warf ihr einen Handkuss zu. »Pass auf dich auf, Marie.« Dann sagte er zu Ulf: »Wenn Sie wollen, kann ich mit dieser Frau, mit dieser Kristina, sprechen, Varg. Ich könnte am Samstag hier vorbeischauen.« Er lächelte. »Ich mag Knoblauch. Mir macht das nichts aus.«

Ulf zögerte. Blomquist sah ihn an, sichtlich begierig darauf, weiter mit einbezogen zu werden. Er hatte angeboten, noch einmal herzukommen, doch nicht mit Ulf, sondern allein. Ulf hatte Blomquist eigens zu dieser Ermittlung hinzugezogen, nur damit dieser sich nicht ausgeschlossen fühlte, und nun wollte Blomquist genau das mit Ulf machen. War ihm klar, was er da tat?

Er trank noch einen Schluck Bier. Ein kleines Stück Knoblauch hinterließ eine feurige Spur auf seiner Zunge. Warum tat man Knoblauch in Bier? War es ein bewusst tollkühner Akt? Erwachsen aus dem Wunsch, etwas Besonderes zu sein, sich von der Menge der übrigen Bars abzuheben – von den Lokalen, in denen das Bier unverfälscht serviert wurde?

Ulf sah seinen Begleiter verstohlen an, hob das Glas zum Mund und fragte sich, wie es sein mochte, Blomquist zu sein. Es war immer eine heilsame – und nützliche – Übung, sich in einen anderen hineinzuversetzen – in den Menschen, der einem am Tisch gegenübersaß; in den Menschen, der in der Autoschlange an der Kreuzung den Wagen neben einem fuhr; in den Menschen, der neben einem im Wartezimmer des Zahnarztes saß und den die bevorstehende Unterwerfung unter die forschenden Instrumente des Arztes sicher genauso nervös machte wie einen selbst; der sich vielleicht ebenso inbrünstig wie man selbst ganz weit wegwünschte. Man vergaß so leicht, wie es war, der andere zu sein, dabei bildet dieses Einfühlungsvermögen den Kern unseres moralischen Lebens.

Natürlich war das so, und Ulf, der von seinen mäandernden Gedanken daran erinnert worden war, ließ das Glas sinken, lächelte Blomquist an und sagte: »Das wäre sehr nett von Ihnen, Blomquist.« Dann fügte er hinzu – da es ihm gerade einfiel: »Sie dürfen sich dafür leider keine Überstunden aufschreiben, denn diese Ermittlung ist sozusagen inoffiziell.«

»Ach, das ist mir klar«, erwiderte Blomquist. »Also keine Sorge: Ihre Zeit, meine Zeit – das hat nichts mit dem Dezernat zu tun.«

Blomquists korrekte Einschätzung der Situation brachte Ulf kurz aus der Fassung. Er hatte es ihm zuvor nicht erklärt, doch nun sagte er sich, dass er nicht überrascht sein durfte. Blomquist war außergewöhnlich. Wenn man in eine normale Unterhaltung mit ihm verwickelt war – nicht, dass man eine Unterhaltung mit ihm als normal bezeichnen konnte –, tat man ihn leicht als krachend langweiligen Gesundheitsfanatiker ab. Doch dabei übersah man, dass Blomquist die Fähigkeit besaß – möglicherweise war es auch nur Glück –, eine Ermittlung voranzubringen. Das musste man ihm lassen. Aber niemand sonst im Dezernat schien seine Nützlichkeit zur Kenntnis nehmen zu wollen. Das war Neid, dachte Ulf, und er selbst sollte versuchen, diesen Neid bei sich zu bekämpfen.

»Ich bin Ihnen höchst dankbar, Blomquist«, sagte er. »Ohne Sie wären wir nicht da, wo wir jetzt sind.« Und dann fügte er hinzu: »Wieder einmal.«

Diese beiden Worte – »wieder einmal« – zeigten Wirkung. Blomquist schien vor Ulfs Augen zu wachsen. Er strahlte vor Freude über Ulfs Kompliment – so sehr, dass Ulf hinzufügte: »Sie haben eine gute Nase, Blomquist. Wirklich.«

Reflexartig fasste sich Blomquist an die Nase. Dann begriff er die Metapher und ließ verlegen die Hand sinken.

»Das ist sehr liebenswürdig von Ihnen, Varg. Wir haben wohl alle eine gute Nase – in unserem Beruf.«

»Ja«, stimmte Ulf zu. »Aber ich muss sagen, Ihre ist besonders – wie soll ich sagen? –, besonders gut eingestimmt. Sie sind der geborene Ermittler, Blomquist.«

Sie tranken ihr Bier aus. Ulf spürte die beißende Schärfe des letzten Stückchens Knoblauch am oberen Gaumen. Er würde dieses Experiment nicht zu Hause wiederholen, dachte er. Knoblauch war ja gut und schön, aber sein Platz war nicht im Bier oder in Martinis. Knoblauch gehörte in …

Er wandte sich Blomquist zu. »Mögen Sie Schnecken in Knoblauchbutter, Blomquist?«

Blomquist schien diese Frage nicht zu verwundern. Er hatte eine Meinung dazu. »Mit Petersilie, Varg. Man muss Petersilie hinzugeben. Meine Schwester – Sie wissen doch, die in Lund –, die bereitet Schnecken so zu. Sie hat ein Buch von diesem Mann, der früher im Fernsehen zu sehen war – Sie wissen schon, der mit dem Schnurrbart, der Mann, der in Stockholm verhaftet wurde, weil er seinen Wagen auf dem Fuß dieses anderen Mannes geparkt hatte. Erinnern Sie sich an diesen Fall? Das war in sämtlichen Zeitungen. Der Koch hat seinen Wagen gar nicht mit Absicht auf den Fuß des anderen Mannes gestellt, aber als er merkte, dass er es getan hatte, ist er einfach da stehen geblieben. Er ist ausgestiegen und hat die Tür abgeschlossen.«

»Befremdlich.«

»Ja. Sehr schlimm. Anscheinend waren sie Konkurrenten. Dieser Mann – dieser andere, meine ich, der mit dem Fuß –, der stand bloß zufällig da, wo der Koch, der die Schnecken mit Petersilie zubereitet, parken wollte. Aber es gab böses Blut zwischen ihnen. Stellen Sie sich vor, Sie steuern auf eine Parklücke zu und sehen den Fuß ihres Feindes genau da, wo Sie hinwollen. Stellen Sie sich das mal vor, Varg. Was für eine Versuchung! O mein Gott, was für eine Versuchung!«

»Ich habe nie auf jemandes Fuß geparkt«, sagte Ulf.

Er merkte, dass das ein wenig hochtrabend klang – als säße er auf dem hohen Ross. Nichtsdestotrotz stimmte es, und sollte man sich etwa für eine zutreffende Aussage entschuldigen?

Dennoch fügte er hinzu: »Aber ich kann mir vorstellen, wie befriedigend das sein muss – unter den richtigen Umständen.«

Blomquist lachte. »Manchmal ist es schwer, so zu sein, wie die Leute es von uns erwarten. Falls Sie verstehen, was ich meine, Varg.«

Ulf verstand. Ab und an geriet er sehr in Versuchung, einfach zu vergessen, dass er Kriminalpolizist war, noch dazu ein hochrangiger. Wie angenehm es wäre, einfach nur ein Mensch zu sein, ein Bürger, von dem so viel weniger erwartet wurde! Doch das stand ihm nicht offen, ebenso wenig, wie es dem schwedischen König offenstand, ein einfacher, gewöhnlicher Bürger zu sein, der die mit dem Status eines Niemands verbundene Anonymität genießen konnte. Ulf musste an den niederländischen König denken, der ausgebildeter Pilot war. Von Zeit zu Zeit flog er Jets der nationalen Fluggesellschaft, und dann staunten die Passagiere nicht schlecht, wenn der König in Kapitänsuniform aus dem Cockpit kam.

Blomquist und Ulf verließen die Bar. Ulf war zufrieden mit dem Ergebnis ihres kurzen Einsatzes, aber auch traurig. Die Nachricht, die er Anna zu gegebener Zeit würde überbringen müssen, würde sie sehr verletzen, und darauf freute er sich nicht – auch wenn ihn bei der Aussicht darauf, dass sie sich ihres untreuen Ehemanns entledigen könnte, insgeheim ein freudiger Schauer durchrieselte.

Sie gingen zurück zum Auto. Ulf hatte noch immer einen penetranten Knoblauchgeruch in der Nase, der sich auch durch kräftiges Schnäuzen nicht vertreiben ließ, sondern, sinnierte Ulf, weiter seine Aufgabe erfüllte: ihn gegen diverse Krankheiten, Vampire und zu engen Kontakt mit anderen Menschen zu schützen.

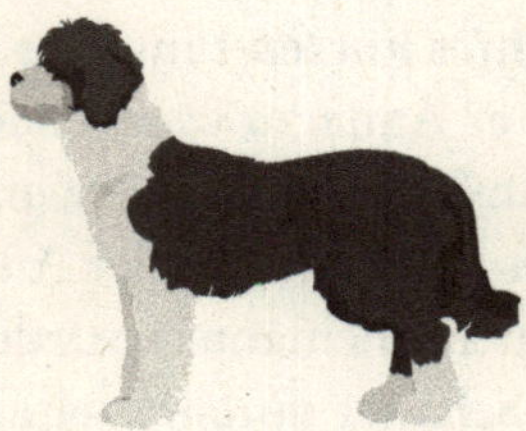

KAPITEL ZEHN

Esten, Bandwürmer, Tätowierungen

Martins Tierarzt Dr. Håkansson mochte seinen Patienten. »Ihren Hund zu sehen ist mir jedes Mal eine Freude, Ulf«, sagte er. »Es gibt ein paar Hunde, vor denen mir graut – in manchen Fällen ihrer Besitzer wegen …« Er lachte nervös. »Nicht in Ihrem Fall natürlich, ich freue mich immer, Sie und Martin zu sehen. Aber manche … du liebe Güte … Und das Interessante ist, dass die Persönlichkeiten der Hunde fast immer die der Besitzer spiegeln. Neurotischer Besitzer, neurotischer Hund – das sage ich immer.«

Ulf war mit Martin zu seinem regelmäßigen Termin bei Dr. Håkansson gefahren. Er war nicht völlig davon überzeugt, dass Martin alle sechs Wochen zum Tierarzt musste, aber er hatte zugestimmt, als der Vorschlag gemacht worden war. Martin war wegen Depression in Behandlung, und der Tierarzt hatte Ulf gesagt, es sei sinnvoll, seine Serotoninwerte regelmäßig zu kontrollieren.

»Ich verschreibe lieber eine zu niedrige Dosis«, hatte Dr. Håkansson gesagt, »denn eine Überdosierung kann recht ernste Folgen haben. Trotzdem wollen wir ja, dass das Medikament die erwünschte Wirkung hat.«

Martin hatte sich mittlerweile an die Fahrten zum Tierarzt gewöhnt und schien zu begreifen, dass Dr. Håkanssons Absichten gut waren, auch wenn dieser manchmal auf eine empfindliche Stelle an seinem Bauch drückte und übermäßiges Interesse an seinen Zähnen und seinem Zahnfleisch zeigte. Nun, da die Untersuchung vorüber war und der Tierarzt Martin am Genick fachmännisch und schmerzlos ein wenig Blut abgenommen hatte, ließ der Hund sich auf dem Behandlungstisch nieder, schloss die Augen und schlief ein.

»Er fühlt sich sehr sicher, nicht wahr?«, bemerkte Dr. Håkansson, während er sich die Hände wusch. »Es ist so schön, einen Hund mit so wenigen Problemen zu sehen.«

»Abgesehen von der Depression«, sagte Ulf.

Der Tierarzt nickte. »Die ist wahrscheinlich genetisch bedingt. Schwedische Hunde gelten allgemein als anfälliger als andere, wissen Sie.«

»Unsere Breitengrade sind für allerhand verantwortlich.«

Dem stimmte Dr. Håkansson zu. »Ich war gerade in Griechenland«, erzählte er. »Meine Frau und ich waren auf Ithaka. Wir hatten zusammen mit ihrer Schwester und deren Mann ein kleines Haus gemietet. Und mit ihren Kindern – zwei Jungen und ein Mädchen. Teenager, leider.«

Ulf blickte mitfühlend.

»Sie haben keine Kinder, oder, Ulf?«

Ulf schüttelte den Kopf. »Ich habe meine Frau verloren, wie Sie, glaube ich, wissen. Und seitdem …« Er zuckte die Achseln. »Ich habe daran gedacht, noch einmal zu heiraten, aber es hat sich nie ergeben. Ob mich überhaupt jemand nehmen würde, weiß ich nicht.«

Dr. Håkansson drohte ihm mit dem Zeigefinger. »Ach, jetzt kommen Sie aber, Ulf. Sie sind bestimmt sehr begehrt. Meine Empfangsdame sagt immer, dass sie Sie sehr attraktiv findet.« Er hielt inne. »Ich selbst sehe das zwar nicht, aber da haben Sie es. Sie haben sich doch fit gehalten, ich bin sicher, es gibt viele Damen, die sich sehr freuen würden, wenn Sie Interesse zeigen würden.«

Ulf sagte, da sei er sich nicht so sicher. »Sie müsste Martin in Kauf nehmen – wer sie auch wäre. Und er hat seine Probleme, wie Sie wissen, mit seinem Hörschaden und seiner Depression.«

»Beides müsste eine Dame nicht unbedingt abschrecken. Tatsächlich fühlen viele Frauen sich zu den Lahmen und Schwachen hingezogen. Glaube ich zumindest. Sie wollen sie bemuttern.«

Ulf lächelte. Er war sich nicht sicher, ob er sich selbst so beschreiben würde; Dr. Håkansson war ein sehr guter Tierarzt, doch es mangelte ihm ein wenig an diplomatischem Geschick.

»Und manche Leute sagen, ich sei ziemlich festgefahren in meinen Gewohnheiten.« Er schüttelte den Kopf, so als hätte er sich selbst schon abgeschrieben. Dann sah er wieder Dr. Håkansson an. »Waren diese Teenager wirklich so schlimm?«

Dr. Håkansson saß jetzt an seinem Schreibtisch und notierte etwas in Martins Akte. »Die Teenager? O ja, und wie. Einer von ihnen, der ältere Junge, musste unbedingt die ganze Zeit mit nacktem Oberkörper rumlaufen. Er war offensichtlich sehr zufrieden mit sich, und wenn er am Esstisch saß, ließ er immer die Muskeln spielen. Das war ein höchst unerquicklicher Anblick.«

»Narziss war ein Teenager. Das vergessen wir gern.«

»Ja«, sagte Dr. Håkansson. »Und seine Schwester hatte ständig ihre Musik auf den Ohren. Wenn man sie ansprach, hat sie bloß auf ihre Stöpsel gedeutet und den Kopf geschüttelt.«

»Anstrengend«, bestätigte Ulf.

Ulf musste an die Vernehmung eines Teenagers einige Wochen zuvor denken, dem vorgeworfen wurde, er habe eine militärische Einrichtung gehackt. Während der Vernehmung hatte er sich unbedingt mit den sozialen Medien beschäftigen müssen. Letztlich hatte Ulf dem Jungen sein Tablet abgenommen, zu dessen großer Empörung. Er wäre weniger verärgert gewesen, dachte Ulf, wenn er ihn geschlagen hätte.

»Aber wir waren alle einmal Teenager«, sagte Dr. Håkansson. »Und wir müssen nachsichtig sein.«

»Bis zu einem gewissen Grad«, wandte Ulf ein.

Der Tierarzt seufzte. »Ja.« Er klappte Martins Akte zu und verwahrte sie in einer Schublade. »Also, Martins Fortschritte … Bekommt er genug Bewegung?«

Ulf erwiderte, seiner Meinung nach ja. »Ich gehe morgens als Erstes mit ihm raus. Da bekommt er ordentlich Auslauf. Und tagsüber, wenn ich bei der Arbeit bin, kümmert meine Nachbarin sich darum, dass er mindestens zweimal nach draußen kommt. Er hat ein sehr aktives Leben.«

Der Tierarzt nickte. »Sehr gut. Alle Tiere brauchen Bewegung. In der Natur – bevor wir aufgetaucht sind – haben sie ihre Bewegung bei der Nahrungssuche bekommen. Die Gefahr besteht darin, dass sie keinen Anreiz mehr haben, nach Nahrung zu suchen oder zu jagen, seit wir aufgetaucht sind. Und seitdem geht es bergab.«

Er sah zu Martin. Der Hund starrte böse zurück, so als wollte er die Sicht des Tierarztes auf den Eingriff des Menschen bestätigen.

»Martins wölfische Vorfahren waren mit der Nahrungssuche beschäftigt«, fuhr der Arzt fort. »Wölfe kennen kein Übergewicht, wissen Sie.«

»Kann ich mir denken.«

Dann fiel Dr. Håkansson etwas ein, und er runzelte die Stirn. »Apropos Wölfe – ich hatte neulich einen ungewöhnlichen Klienten.«

Ulf wartete. In der Vergangenheit hatte Dr. Håkansson Ulf hin und wieder auf etwas aufmerksam gemacht, was die Polizei nach seiner Ansicht interessieren könnte. In einem Fall hatte dies zu einer Ermittlung und der Festnahme eines Drogenschmugglers geführt, der Hunde eingesetzt hatte, um Kokain aus Südamerika zu schmuggeln. Die Hunde hatten Würste zu fressen bekommen, in deren Mitte Plastiktütchen mit der Droge steckten.

Nachdem die Hunde zu ihm gebracht worden waren, damit er ihnen ein Abführmittel verabreichte, hatte er Ulf von seinem Verdacht erzählt, und der hatte die Information ans Rauschgiftdezernat weitergegeben. Dr. Håkansson hatte eine offizielle Belobigung vom Polizeipräsidenten sowie eine Einladung zur Weihnachtsfeier der Polizei erhalten. Die Hunde waren konfisziert und in ein Heim gebracht worden. Später hatten sie ein neues Zuhause bei dem Mann gefunden, der die Außenbordmotoren der örtlichen Polizeiboote wartete.

»Ja«, fuhr Dr. Håkansson fort, »jemand kam mit einer sehr beeindruckenden Husky-Schäferhund-Kreuzung zu mir. Genau genommen war da eher ein Belgischer als ein Deutscher Schäferhund beteiligt, glaube ich, aber der Husky-Anteil war nicht zu übersehen. Diese Augen – Sie wissen, wovon ich rede. Diese blauen Augen. Eine Spur Gelb in diesem Fall. Bernstein, nehme ich an.«

»Huskys können ziemlich eindrucksvoll sein«, sagte Ulf. »Sie lassen einen an verschneite Einöden denken. An Wälder und so weiter.«

»Ja«, stimmte Dr. Håkansson zu. »Jedenfalls, der Mann, der diesen Hund zu mir brachte, war kein Stammkunde. Er hatte einen ziemlich starken Akzent. Este oder Lette wahrscheinlich. Er war ein großer Bursche mit diesem slawischen Knochenbau. Sie kennen die Sorte.«

Ulf schüttelte den Kopf. »Das sind keine Slawen, Dr. Håkansson. Die Esten sind eher eine Art Finnen. Linguistisch, meine ich. Genetisch vermutlich auch. Sie mögen es nicht, wenn man sie mit den Russen und den Polen in einen Topf wirft.«

Dr. Håkansson rümpfte die Nase. »Sie können ein bisschen pingelig sein, schätze ich.«

Ulf fand es nicht pingelig, wenn man eine Verbindung zu Russland bestritt.

»Jedenfalls«, erzählte der Tierarzt weiter, »unser estnischer Freund kam mit seinem Hund zu mir und bat mich, den Vordruck für eine Gesundheitsbescheinigung auszufüllen. Es war eine Art Einfuhrdokument aus Kolumbien, ausgerechnet.«

»Er wollte den Hund rüber nach Kolumbien schicken?«

Der Tierarzt nickte. »Hin und wieder muss ich Hunden, die mit ihren Besitzern ins Ausland sollen, ein Gesundheitszeugnis ausstellen. Sie würden sich wundern, wie viele Tiere heutzutage fliegen. Für die Fluglinien ist das ein einträgliches Geschäft. Sie berechnen schließlich genug dafür.«

»Das müssen sie wohl«, merkte Ulf an. »Diese Transportboxen, die man so sieht, nehmen bestimmt viel Platz ein.«

»Stimmt. Früher oder später wird bestimmt mal jemand die Businessclass für Hunde einführen.« Dr. Håkansson grinste. »Nicht wirklich natürlich, aber es wäre eine Idee, oder?«

»Ja.« Ulf lächelte matt.

Dr. Håkanssons Versuche, witzig zu sein, waren schon immer eher schwach gewesen, doch weil Ulf von Natur aus höflich war, musste er so tun, als amüsierte er sich darüber.

»Es war das Übliche«, fuhr der Tierarzt fort. »Die Kolumbianer verlangen anscheinend mehr oder weniger das Gleiche wie wir, wenn ein Hund nach Schweden eingeführt werden soll. Zunächst einmal die Kennzeichnung mit einem Mikrochip. Wir implantieren einen winzigen Transponder in die Halsseite. Das ist nicht schwierig.«

»Und außerdem?«

»Außerdem ist da die Tollwut. Die Gefahr, dass ein Hund auf Tollwut trifft, ist da drüben weitaus größer als hier, aber sie verlangen trotzdem eine Impfung, wenn der Hund älter als zwölf Wochen ist – und das war dieser.«

»Das ist doch nur vernünftig«, sagte Ulf.

»Ja, natürlich. Und dann verlangen sie eine Behandlung gegen unseren alten Freund, den Bandwurm Echinococcus multilocularis.«

Ulf erschauerte. Falls es so etwas wie eine Bandwurmphobie gab, dann hatte er sie, fürchtete er. Dr. Håkansson fiel sein Unbehagen auf, und er grinste.

»Das hören Sie nicht gern, was?«

»Nein.«

Der Tierarzt nahm eine Zeitschrift von seinem Schreibtisch. »Witzigerweise war in der letzten *Veterinary Review* ein Artikel darüber. Wir nennen den Bandwurmbefall Zestodeninfektion. Der Bandwurm ist leicht zu erkennen – er zerfällt in Segmente, die ein bisschen wie Reiskörner aussehen.«

Ulf hätte gern das Thema gewechselt und wollte gerade etwas sagen, doch Dr. Håkansson fuhr fort: »Sie sind übertragbar, wissen Sie? Ein Hund kann einen Bandwurm an einen Menschen weitergeben.« Er hielt inne, um diese Information sacken zu lassen. »Wobei die Wahrscheinlichkeit, einen Bandwurm durch den Verzehr von nicht durchgegartem Schweinefleisch aufzunehmen, genauso hoch ist«, plauderte Dr. Håkansson weiter. »Und sie können ziemlich lang werden.«

Ulf sah aus dem Fenster. Draußen war Schweden, und Schweden war kein Ort für Bandwürmer und nicht durchgegartes Schweinefleisch.

»Ja«, sagte Dr. Håkansson. »Ziemlich lang. Zwei Meter, um genau zu sein. So lang war der Bandwurm, den ein paar Ärzte in Amerika aus dem Mund eines Mannes gezogen haben – ja, aus seinem Mund, denn er hatte sich im oberen Darm eingenistet. Also haben sie daran gezogen, und da kam er heraus, die ganzen zwei Meter. Dieser war …«

Ulf unterbrach ihn. »Sollen wir Martin sein Medikament geben?«

»Kann nicht schaden«, erwiderte der Tierarzt. »Aber eins war interessant …«

»Bei Bandwürmern?«

»Nein, bei diesem Hund, den ich untersucht habe. Bei dem, für den ich die Papiere ausstellen sollte.«

»Stimmte etwas nicht mit ihm?«

Der Tierarzt schüttelte den Kopf. »Nein, er war in guter Verfassung. Ein strammes, kräftiges Tier, genau genommen. Nein, mit dem war alles in Ordnung – es waren die Papiere.«

»Das kolumbianische Formular?«

»Ja. Sehen Sie, da war der Hauptteil des Formulars, wo ich bescheinigen musste, dass der Hund geimpft war und so weiter. Aber da war noch ein Blatt – das der Kunde mich eigentlich nicht sehen lassen wollte, glaube ich. Aber ich habe es gesehen.«

»Und?«

»Es war ein Schreiben. Ich habe die Überschrift gesehen, oben auf der Seite und unterstrichen. Da stand: ›Subspezies: Europäischer Wolf‹.«

Ulf ließ sich diese kuriose Information durch den Kopf gehen. Dann sagte er: »Aber es war kein Wolf.«

»Nein, es war kein Wolf. Es war ein Hund, aber ... nun ja, er könnte als Wolf durchgehen, nehme ich an. Diese Huskys ähneln Wölfen sehr. Wie auch Deutsche und Belgische Schäferhunde. Sie stehen Wölfen genetisch vermutlich näher als andere Hunderassen.«

Ulf schwieg. Er fragte sich, was Dr. Håkansson nun von ihm erwartete. Lag eine Straftat vor?

Dr. Håkansson erklärte, warum er ihm diese Geschichte erzählt hatte. »Ich glaube, dieser Este betrügt jemanden. Der verkauft Hunde als Wölfe.«

»Wem denn?«, fragte Ulf.

»Einem kolumbianischen Zoo. So sieht es in meinen Augen jedenfalls aus.«

Ulf seufzte. »Dann sollte ich das wohl beruflich zur Kenntnis nehmen.«

Dr. Håkansson schob Papiere auf seinem Schreibtisch hin und her. »Das liegt bei Ihnen. Ich weiß nur, dass da einer jemandem, der denkt, er kauft einen Wolf, einen Hund unterschiebt.«

Ulf erklärte dem Tierarzt, dass er den Fall mit seinen Kollegen erörtern und ihn wissen lassen werde, wie sie darüber dachten. »Wir können uns nicht um alles kümmern.«

»Ach, Sie treffen eine Vorauswahl?«, fragte Dr. Håkansson.

»Ja. Wir wägen den Schaden für die Gesellschaft ab – und auch den persönlichen. Wenn die Sache uns schwerwiegend genug erscheint, unternehmen wir etwas.«

»Schwierige Entscheidung«, sagte der Tierarzt. »Die Notfallambulanzen der Krankenhäuser machen das auch, nicht wahr? Triage. Jedenfalls in turbulenten Nächten. Sie kümmern sich um die schweren Fälle, und die übrigen müssen warten oder werden weggeschickt und müssen am Morgen zu ihren Ärzten gehen.« Er hielt inne und sah Ulf fragend an. »Und ist diese Geschichte schwerwiegend genug?«

Ulf dachte kurz nach. Es gab tagtäglich alle möglichen Betrugsversuche. Sekündlich erhielten Menschen irgendwo in Schweden ungebetene Anrufe, bei denen sie aufgefordert wurden, ihre Bank zu wechseln oder in irgendetwas Illusorisches zu investieren. Der Versuch, diese Betrügereien einzudämmen, wäre so vergeblich wie der, die Flut zurückzuhalten. Es gab einfach zu viele Verbrechen. Vorauswahl war eine bedauerliche Notwendigkeit, sogar bei der Polizei.

Dann wandte er sich der Frage des Schweregrads zu. In gewisser Hinsicht verdiente das, was Dr. Håkansson ihm erzählt hatte, keine weitere Beachtung. Unsaubere Praktiken im Verkauf blieben deutlich unter der Aufmerksamkeitsschwelle der Polizei. In Fällen von übertriebenen oder falschen Verkaufsversprechen – der Autoverkäufer, der nicht erwähnte, dass ein Gebrauchtwagen in einen Unfall verwickelt gewesen war; der Mann, der mit gefälschten Designerartikeln handelte; der Schlangenölverkäufer, dessen Naturheilmittel keine pharmakologische Wirkung hatten. Da griffen sie normalerweise nicht ein. Und dennoch, dachte Ulf, sind wir nicht völlig machtlos. Mag sein, dass wir uns nicht um alles kümmern können, aber wir könnten – wenn auch nur von Zeit zu Zeit – von etwas Wind bekommen und ein Exempel statuieren.

Dieser Mann, wer er auch sein mochte, der Hunde als Wölfe verkaufte, nutzte jemanden aus, und wenn ein solcher Fall, rein zufällig, der Polizei bekannt würde – wie gerade geschehen –, dann läge eine ausgleichende Gerechtigkeit darin, wenn der Täter seine verdiente Strafe erhielte. Außerdem, dachte Ulf, sind wir schließlich das Dezernat für heikle Fälle; es ist unsere Pflicht, ungewöhnliche Straftaten zu untersuchen.

Einen Hund als Wolf zu verkaufen war ein so ungewöhnliches Verbrechen, wie man es sich nur vorstellen konnte – dann fiel ihm allerdings ein Fall von Tätowierung wider Willen ein, in dem er einige Jahre zuvor ermittelt hatte: Zwei Graffitikünstler hatten ein Küstenstädtchen terrorisiert, indem sie hinterhältig über abseits liegende Nacktbadende hergefallen waren und ihnen kleine Tätowierungen verpasst hatten. Selbst das Dezernat für heikle Fälle hatte kaum glauben können, dass jemand etwas so Bizarres tat. Doch die Annahme, dass etwas ausgeschlossen war, erwies sich noch stets als falsch. Ulf war zu dem Schluss gekommen, dass die Menschen zu allem fähig waren. Der Einfallsreichtum der Verderbtheit kannte keine, aber auch gar keine Grenzen.

Er kam zu einer Entscheidung. »Geben Sie mir seine Personalien. Ich sehe mir das an.«

Dr. Håkansson wirkte verunsichert. »Tut mir leid, aber die habe ich nicht. Ich hätte mir seinen Namen und seine

Adresse notieren müssen, aber er wollte bar zahlen, und ich hatte viel zu tun, und …«

Ulf machte eine hilflose Geste. »In diesem Fall …«

Dr. Håkansson unterbrach ihn. »Aber ich habe etwas gesehen, was Ihnen vielleicht hilft.«

Ulf hob eine Augenbraue. Ein Hinweis? Ein versehentlich runtergefallenes Schreiben? Er hatte schon Unwahrscheinlicheres erlebt – wie in dem Fall des Mannes, der bei seinem Einbruch in ein Bürogebäude ein aufgeschlagenes Gästebuch vorgefunden und sich darin eingetragen hatte. Es sprengte jede Vorstellungskraft, und dennoch war es geschehen – ein Beleg für die Macht des Impulses, sich an bürokratische Vorschriften zu halten.

»Als er ging, habe ich aus dem Fenster gesehen«, erzählte Dr. Håkansson, »und mir fiel auf, dass er einen kleinen Geschäftstransporter fuhr.«

Hoffnungsvoll fragte Ulf: »Sie haben das polizeiliche Kennzeichen gesehen?«

»Nein. Aber ich habe gesehen, was an der Seite des Transporters stand. Da war ein großer Schriftzug. Irgendetwas mit Motorradklassikern. Den genauen Wortlaut weiß ich nicht mehr, aber es hatte auf jeden Fall etwas mit alten Motorrädern zu tun. Unter dem Schriftzug war so ein Oldtimer abgebildet.«

»Verstehe«, sagte Ulf. »Das hilft mir schon mal.« Eines brauchte er noch. »Können Sie mir den Mann grob beschreiben? Alter? Körpergröße? Haarfarbe? Sie sagten, er sei groß gewesen.«

»Ja, groß und kräftig. Nicht dick – eher muskulös. Der slawische Typ …« Er unterbrach sich und sagte entschuldigend: »Ich weiß, das sind angeblich keine Slawen, aber wie gesagt …«

»Ja, schon gut. Slawisches Aussehen. Ich weiß, was Sie meinen.«

Dr. Håkansson runzelte die Stirn. »Da war noch etwas. Ja, jetzt, da ich darüber nachdenke, war da noch etwas anderes.«

Ulf wartete.

»Er hatte eine Tätowierung am Hals. Eine kleine. Genau hier.« Der Tierarzt deutete auf die Seite seines Halses, gleich oberhalb des Kragens.

»Und was für eine?«

Das trug ihm ein Achselzucken ein. »Ich konnte es nicht erkennen. Aber ich weiß noch, dass mir auffiel, wie verblichen sie war, kaum zu erkennen. Ich dachte, vielleicht hat er sie machen lassen, als er viel jünger war. Manchmal verläuft die Tinte, oder?«

Ulf sagte, das denke er auch. »Aber es macht nichts, dass Sie sich an die Tätowierung nicht erinnern. Sie haben mir genug gegeben, womit ich arbeiten kann. Ein großer, kräftiger Mann mit einem starken Akzent, slawischen Zügen und einer kleinen Tätowierung am Hals und einer Verbindung zu einer Firma, die mit Motorrad-Klassikern handelt. Der dürfte nicht allzu schwer zu finden sein.«

Schon während er das sagte, überlegte Ulf, wie er die Sache angehen sollte. Er hatte einen Kontakt in der Motorradszene, und den würde er fragen.

Dr. Håkansson wirkte erfreut darüber, dass Ulf etwas unternehmen wollte. »Ich bin froh, dass dem nachgegangen wird. Dieser Mann war mir unsympathisch.«

»Nun, Ihr Instinkt war vermutlich richtig.«

Während der gesamten Unterhaltung war Martin still gewesen, hatte zusammengerollt dagelegen und Schlaf nachgeholt. Nun wurde er wach und sah Ulf erwartungsvoll an.

Dr. Håkansson reichte Ulf ein Tablettenfläschchen. »Hier ist das Antidepressivum. Kommen Sie in einigen Wochen wieder mit ihm her. Bis dahin viel Bewegung …«

»Ja, natürlich.«

»Und aufmunternde Aktivitäten. Werfen Sie Stöckchen für ihn – solche Sachen.«

»Ich werde es versuchen«, sagte Ulf. »Aber oft sieht er den Stöckchen bloß hinterher und zuckt quasi mit den Achseln. Als wollte er fragen: Was soll das?«

Dr. Håkansson lachte. »Gute Frage, nicht wahr? Ich habe im Fernsehen eine Sendung darüber gesehen – gestern Abend, glaube ich. Dieser Professor …«

»Professor Holgersson?«

»Ja, diese Sendung von ihm: *Was du denken solltest*. So heißt sie doch, oder?«

Ulf bestätigte dies. Professor Holgersson, ein bekannter lutherischer Theologe, war tatsächlich der Vater seines Kollegen Carl. Seine Fernsehsendung widmete sich Moralfragen und war bemerkenswert beliebt.

»Er sprach über die Frage, ob wir uns die Mühe machen sollten, irgendetwas zu tun – ob wir weitermachen sollten«, fuhr Dr. Håkansson fort. »Er hat das Thema Sinnlosigkeit beleuchtet.«

»Und seine Schlussfolgerung?«

»Er meinte, wir sollten uns auch dann auf die Welt einlassen, wenn uns alles vergeblich erscheint.«

Ulf ging zur Tür. »Dem würde ich mich anschließen.«

»Oh, ich ebenfalls«, sagte Dr. Håkansson. »Was wäre die Alternative? Nihilismus? Verzweiflung?«

»Eben.«

Dr. Håkansson fiel noch etwas ein. Er reichte Ulf eine

kleine Tablettenschachtel. »Ich glaube, die sollten Sie Martin auch geben – vorsichtshalber.«

Ulf besah sich den Aufdruck.

»Gegen Bandwurm«, sagte Dr. Håkansson.

»Natürlich. Nur vorsichtshalber.«

Martin sah den Tierarzt vorwurfsvoll an. Ulf fragte sich, ob Hunde wohl über Sinnlosigkeit nachdachten. Fanden sie, dass es sich lohnte weiterzumachen? Natürlich fanden sie das, denn Hunden war nicht bewusst, dass es eine Alternative gab. Wenn man ein Hund war, machte man immer weiter, denn das taten Hunde nun einmal. Wölfe ebenfalls. Sie machten weiter, weit weg in ihren Wäldern; sie machten mit ihrem Wolfsleben weiter, nicht wissend, dass ihre Vorfahren Generationen zuvor die falsche Entscheidung getroffen hatten, Wölfe zu bleiben, während andere beschlossen hatten, sich zu Hunden weiterzuentwickeln.

Das wiederum war eine sehr kluge Entscheidung gewesen, dachte Ulf, denn sie hatte einem Zweig der Familie eine lebenslange Freikarte für Kost und Logis eingetragen. Es war ein großartiger Vertrag, ein Gesellschaftsvertrag zwischen Mensch und Tier, auf den die Wölfe nur neidisch sein konnten.

KAPITEL ELF

Ångest überall

Der Besuch beim Tierarzt fand an einem Freitagabend statt. Am Wochenende unternahm Ulf nur sehr wenig. Gerade war die neue Ausgabe eines Kunstmagazins eingetroffen, das er abonniert hatte, die *Vierteljahresschrift für schwedische Kunst*, und dafür hatte er den Großteil des Samstagvormittags reserviert. Er begann mit der Lektüre bei einem gemütlichen Frühstück in seiner Wohnung und setzte sie bei einer Tasse Kaffee in seinem örtlichen Stammcafé fort. Dieses Café, das Kafé Pom, gehörte einem ehemaligen katholischen Priester, Klas Fransson, mit dem Ulf seit Langem befreundet war. Klas, ein dünner, asketisch wirkender Mann, hatte noch immer etwas von einem Priester an sich – dieses ordentliche, ziemlich eigene Aussehen eines Menschen, der nicht ganz Teil der weltlichen Kontroversen ist, aber dennoch genau weiß, was vor sich geht.

Klas hatte das Priesteramt für Leia aufgegeben, eine Krankenschwester, die er kennengelernt hatte, als er wegen einer Blinddarmoperation im Krankenhaus lag. Mittlerweile übte Leia ihren erlernten Beruf nicht mehr aus, sondern betrieb außerhalb der Stadt einen kleinen Gemüseanbau und belieferte mit ihren Bioprodukten diverse gut gehende vegane Restaurants in Malmö. Ein verständnisvoller Bischof hatte dafür gesorgt, dass Klas die Kirche einvernehmlich verließ, und er besuchte nach wie vor regelmäßig die Messe und pilgerte häufig nach Rom und zu anderen katholischen Zielen. Leia war nicht katholisch, ging jedoch loyal mit ihrem Mann zur Kirche, saß dann ganz hinten und löste Sudoku-Rätsel.

Klas begrüßte Ulf herzlich – jedenfalls für seine Verhältnisse, nämlich mit einem angedeuteten Lächeln, gefolgt von einem knappen Nicken. Ulf brauchte nicht zu bestellen; Klas wusste, was er mochte, und brachte ihm nach wenigen Minuten seinen bevorzugten Samstagskaffee, einen großen, cremigen Latte, an den Tisch.

»Wo ist denn Martin?«, erkundigte sich Klas.

Ulf erklärte ihm, Martin sei bei Frau Högfors, die ihn samstags gern mit zu ihrer Pilatesstunde nahm. »Es muntert ihn auf«, hatte sie gesagt. »Und die Bewegung tut ihm gut.«

Klas warf einen Blick auf Ulfs Zeitschrift. »Die habe ich schon am Kiosk gesehen«, sagte er. »Ich habe noch nie erlebt, dass jemand sie kauft, aber irgendwer muss es wohl tun. Künstlertypen und so, stelle ich mir vor.«

Ulf deutete auf den Titel des Artikels, den er gerade las: »Keine Männer mehr.« Klas warf einen Blick darauf und verzog gequält das Gesicht. Zuerst sagte er nichts, doch schließlich murmelte er: »Ångest.«

Mehr brauchte er nicht zu sagen. Ångest – Angst – war allgegenwärtig. Jeder Schwede, jede Schwedin trug sie in seiner oder ihrer Seele, hieß es.

»Wir haben alle unser Päckchen zu tragen«, sagte Ulf. »Diese ganze Angst wegen allem. So ziemlich jeder hat Angst.« Plötzlich fiel ihm eine Ausnahme ein. »Außer ein, zwei Nonkonformisten – ein, zwei Freigeistern.«

»Nenn mir einen Nonkonformisten«, sagte Klas ein wenig niedergeschlagen.

Ulf zögerte nicht. »Nils Personn-Cederström.«

Klas zuckte zusammen. »Der Schriftsteller? Dieser Cederström?«

»Ja. Er lebt hier in Malmö.«

»Das weiß ich.« Forschend sah Klas Ulf an. »Liest du ihn?«

Ulf nickte. »Ich habe nicht alles gelesen, was er geschrieben hat, aber ein paar der großen Romane – die, über die so viel geredet wird. Den einen über die Elefantenjagd in Ostafrika. Den habe ich gelesen. Und diesen anderen über die Faustkämpfer.«

»›Blut an deinen Fäusten‹?«

»Ja. Den habe ich gelesen.«

Ulf hielt inne. Er wunderte sich darüber, dass Klas mit seiner sanften, priesterlichen Art diese animalischen, maskulinen Romane kannte. Natürlich bewunderten die Menschen das, was sie nie sein konnten – das durfte man nicht vergessen. Der gelehrte Poet verehrte den Athleten just deshalb, weil er das verkörperte, was er selbst nicht war.

Ulf gab seiner Verwunderung Ausdruck. »Ich hätte nicht gedacht, dass diese Bücher etwas für dich sind, Klas.«

Klas lächelte. »Ach, ich habe Spaß daran. Ich weiß, dass das alles erfunden ist.«

Ulf wartete darauf, dass Klas fortfuhr, doch der wischte bloß den Tisch neben Ulfs Tisch ab.

»Wie meinst du das, Klas, erfunden? Ist Literatur nicht immer erfunden?«

»Doch«, erwiderte Klas, »das stimmt. Aber manche Romane sind einfallsreicher als andere. Manche Autoren denken sich Welten aus, über die sie nichts wissen. Nils Cederström gehört meiner Meinung nach dazu.«

Ulf hakte nach. »Warum? Warum ihn herausgreifen?«

»Weil das Image, das er der Welt präsentiert, das eines harten Kerls und trinkfesten Frauenhelden ist. Weil er so tut, als bekäme er alles, was er will, koste es, was es wolle. Weil er behauptet, ein schlimmer Junge zu sein, während er in Wirklichkeit ein gut erzogener Schwede ist, der unter Ängsten leidet wie wir anderen auch – wahrscheinlich sogar mehr als wir, weil Schriftsteller oft eine doppelte Dosis abbekommen.«

Ulf lachte. »Du redest ja so, als ob du ihn kennen würdest.«

Klas stand mit dem Rücken zu Ulf. Jetzt drehte er sich zu ihm um. »Tue ich auch. Er ist mein Cousin.«

Dazu fiel Ulf nicht viel ein. »Oh!«

»Ja!«

»Dann kennst du ihn also ziemlich gut.«

»Könnte man so sagen. Und ich versichere dir, Ulf, Nils ist ein wirklich guter Mensch. Tugendhaft sogar – und ich verwende dieses Wort ganz bewusst. Er praktiziert die Tugenden – wirklich.«

Das ließ Ulf sich durch den Kopf gehen. Er wusste nicht recht, ob er Klas die Frage, die ihm auf der Zunge lag, stellen sollte, beschloss dann jedoch, es zu tun.

»Gibt es da irgendetwas … irgendeine Achillesferse? Irgendeine Schwäche?«

Es muss eine geben, dachte er. Jeder, sagte er sich, hatte so etwas – selbst wenn Nils, wie er mittlerweile einzuräumen bereit war – ein so netter Mensch war, wie sein Cousin behauptete.

Klas antwortete, ohne zu zögern: »Nein! Und das sage ich mit absoluter Gewissheit. Siehst du, Ulf, ich war Priester, wie du weißt, und wenn es eines gibt, was man in dieser

Ausbildung lernt, dann Menschenkenntnis. Man entwickelt einfach einen sechsten Sinn für den Charakter einer Person, weil man den unterschiedlichsten Menschen und Situationen begegnet. Bei Richtern ist es auch so. Die entwickeln diese Fähigkeit ebenfalls. Und ich sage dir, dass Nils Cederström zu einhundert Prozent gut ist. Das Image, das er präsentiert, ist totaler Quatsch. Seine Presseleute haben sich das so ausgedacht, um Bücher zu verkaufen. So einfach ist das.«

»Aber wenn er so ein Heiliger ist, warum macht er das denn mit? Ist das nicht gleichbedeutend mit Lügen?«

Klas legte den Lappen weg. »Darüber habe ich oft nachgedacht. Und einmal habe ich ihn sogar danach gefragt. Die Antwort hat mich überrascht.«

»Wie lautete die?«

»Er braucht das Geld.«

Ulf lächelte. »Dann ist er also auch nur ein Mensch. Er ist so gierig wie wir anderen auch.«

Klas schüttelte den Kopf. »Nein. Nils spendet fünfundsiebzig Prozent seiner Einnahmen an eine Schule in Nordindien. Er unterstützt da zweiunddreißig Internatsschüler. Dalits – die niedrigste Kaste. Nils unterstützt diese Kinder. Essen. Bücher. Alles.« Klas hielt inne. »Und er tut auch hier in der Gegend gute Werke, weißt du? Er finanziert diese Aktion für Skateboardfahrer.«

Ulf hob eine Augenbraue.

»Du hast noch nicht davon gehört? Damit sollen Jugendliche von der Straße geholt und von ihrer Skateboard-Abhängigkeit befreit werden. Skateboardfahren ist eine zutiefst stumpfsinnige Tätigkeit. Sie ermuntert junge Männer zur Gedankenlosigkeit – bis hin zur Geistlosigkeit sogar.

Diese Aktion will die Jungen für Jugendklubs und so interessieren. Für Sport. Besonders Fußball. Und Nils tut viel für sie.«

Ulf dachte nach. Das sollte mir zu denken geben, sagte er sich. Allzu voreilig zog man irgendwelche Schlüsse, die sich später als grundfalsch erwiesen. Doch dann musste er an seine Unterhaltung mit dem Buchhändler, Torn, denken. Wenn Nils sich nicht für junge Männer interessierte, dann vielleicht für junge Frauen?

Er sah Klas an. »Sag mal, Klas, wo kaufst du eigentlich deine Bücher? Die von Cederström zum Beispiel.«

Klas blickte verdutzt. »Warum?«

»Reine Neugier. Es ist mein Job, neugierig zu sein.«

»In Jens Bokhandel.«

Ulf nickte. »Torn?«

»Ja, ich kenne Torn.«

Ulf beschloss, ganz offen zu sein. »Dieser Bursche ist mir ein bisschen suspekt.«

Klas lachte. »Warum? An dem ist nichts Suspektes. Er tut eigentlich gar nichts. Sitzt bloß da und schreibt an seiner Dissertation über Nabokov. An der arbeitet er schon seit Jahren.«

Ulf wartete.

»Er hat schon ein Buch über Nabokovs Stil in *Lolita* geschrieben. Anscheinend wurde es in Amerika veröffentlicht. Jetzt macht er diese große Studie für seine Dissertation. Totale Zeitverschwendung, wenn du mich fragst, das will doch niemand lesen. Ich jedenfalls nicht.«

Ulf schwieg. Er wusste, dass Klas durch und durch ehrlich war. Klas betrachtete sich noch immer als Priester – in gewisser Weise –, selbst wenn er vom Zölibat entbunden war. Niemals würde Klas sich so etwas ausdenken oder auch noch ausschmücken. Damit war das geklärt: Torn und Nils teilten keine illegalen oder dubiosen Interessen.

»Verstehe«, sagte Ulf. Dann fügte er hinzu: »Du bist bestimmt stolz auf ihn.«

»Das bin ich. Unglaublich stolz.« Plötzlich wirkte Klas besorgt. »Ich kann mich doch darauf verlassen, dass du unsere Unterhaltung vertraulich behandelst. Es darf nicht herauskommen, dass Nils nicht das ist, was er zu sein vorgibt.«

Er sah Ulf an, als wollte er abschätzen, ob weitere Erklärungen vonnöten waren. Offenbar schon.

»Dadurch könnten seine Einnahmen signifikant sinken, verstehst du, und das wäre das Ende seiner Unterstützung für die Dalit-Kinder. So einfach ist das. Für die Presse, verstehst du, wäre das ein gefundenes Fressen, aber was für Folgen das hätte, interessiert die doch im Leben nicht.«

»Kann ich mir denken.«

Ulf hatte diese Gleichgültigkeit der Presse gegenüber den Folgen ihrer Enthüllungen bereits erlebt. Viele Journalisten nahmen durchaus Rücksicht auf so etwas, für andere hingegen zählten nur die Sensationsmeldung und die fette Schlagzeile. Klas hatte recht: Wenn Nils entlarvt würde, mochten ihm die enttäuschten Leser in Scharen davonlaufen, und es wären die Kinder, diese … wie war das noch … diese zweiunddreißig Dalit-Kinder, die darunter leiden würden. Und die Skateboardfahrer auch.

Daher konnte Ulf nur sagen: »Keine Sorge, du hast mein Wort darauf, Klas: Ich werde öffentlich nichts darüber sagen.«

»Danke, Ulf. Du bist auch ein guter Mensch.«

Ulf wischte sein Kompliment milde beiseite. »Bin ich nicht. Nicht so richtig. Und pass bloß auf: Du klingst ja so, als wolltest du mich gleich *mein Sohn* nennen.«

»Alte Gewohnheiten sitzen tief«, erwiderte Klas. »Aber ich habe das ernst gemeint.«

Ulf wandte den Blick ab. Gute Menschen werden verlegen, wenn man sie so nennt. Das ist eine der Proben aufs Exempel. Nicht, dass Ulf dieser Gedanke gekommen wäre. Vielmehr überlegte er, wie er Nils aus der Notlage befreien könnte, in die eine Erpressung das Opfer unweigerlich stürzte. Unvermittelt und ziemlich unerwartet war dies zu einem Fall geworden, an dem Ulf emotional Anteil nahm. Nie wäre ihm in den Sinn gekommen, dass er Nils Cederström wirklich mögen könnte, doch nun hegte er freundliche, ja, sogar herzliche Gefühle für ihn. Das hatte er nicht erwartet, doch die persönlichen Grenzen und die herausragenden Erfahrungen waren im Leben nur selten dort, wo wir sie erwarteten.

Das war am Samstagvormittag. Der Nachmittag gehörte dem Sport, oder besser gesagt, der Würdigung des Sports, denn Ulf sah sich im Fernsehen zwei Fußballspiele hintereinander an. Es waren zerstückelte, uneindeutige Partien, von diversen hässlichen Auseinandersetzungen mit dem Schiedsrichter gestört. So etwas ärgerte Ulf, der fand, dass Schiedsrichter die Befugnis zur Festnahme haben sollten. Wenn die Polizei an der Seitenlinie warten würde und die Sünder gleich mitnehmen und in eine Zelle verfrachten könnte, gäbe es ein solches Verhalten nicht, dachte er.

So, wie es momentan war, konnten diese überbezahlten, verhätschelten Sportler sich in Szene setzen und ihre arroganten, launischen Egos spreizen, was das Spiel unnötig aufhielt. Und was diejenigen betraf, die ein Match aus strategischen Gründen zu verlängern suchten, indem sie eine Verletzung vortäuschten: Die würden damit schnell aufhören, wenn die Schiedsrichter sie am Boden auszählen dürften wie bei Boxwettkämpfen. Man würde nicht bis zehn zählen müssen, dachte Ulf: Bis drei würde vermutlich genügen, um diese Schwindler abrupt wieder genesen zu lassen.

Nach dem Ende der zweiten Begegnung – einem Unentschieden zwischen einem italienischen und einem holländischen Team in einer unbedeutenden Liga, die Ulf nur mäßig interessierte – ging er mit Martin Gassi.

»Schlechter Fußball«, sagte er zu Martin. Der Hund sah ihn scharf an. Offensichtlich hatte er Ulf das Wort »schlecht« von den Lippen abgelesen; jedenfalls war es eines der Wörter in seinem Wortschatz. Doch das Wort »Fußball« hatte er nicht verstanden. Martin wirkte bestürzt und ließ Kopf und Schwanz hängen.

»Entschuldige, Martin«, sagte Ulf. »Gut. Gut.« Er artikulierte das Wort sorgfältig und war sicher, dass Martin es erkannte. Dennoch wirkte der Hund weiter niedergeschlagen.

Das änderte sich jedoch, sobald sie draußen waren und Martin einen seiner Freunde traf, einen zotteligen Terrier, der einem der anderen Mieter in Ulfs Mehrfamilienhaus gehörte. Er und Martin kamen gut miteinander aus und jagten sich hingebungsvoll, bis ihr Interesse an diesem Spiel nach einigen Minuten erlosch. Ulf wechselte derweil einige Worte mit dem Besitzer des Terriers, einem sanften Mann, der gern über die örtliche Parkplatzsituation, aber kaum über anderes sprach.

Dann schaute Ulf im Supermarkt vorbei, wo er etwas Tiefkühlfisch, einen Sack Kartoffeln und ein wenig Brokkoli kaufte. Er würde alle Kartoffeln kochen, dachte er, so hätte er noch welche für das Mittagessen am folgenden Tag übrig. Dies war wie immer sonntags ein Omelett. Ich habe fast gar kein Leben, dachte er. Nur dies.

Doch dann dachte er: Bei anderen sieht es ganz ähnlich aus. Anna fährt sicher ihre Mädchen zu einem ihrer Schwimmwettkämpfe. Ihr Mann, hatte sie einmal erzählt, schaltete gern sein Amateurfunkgerät ein, um mit Menschen in anderen Ländern zu sprechen. Meistens redeten sie über das Wetter, immer wieder unterbrochen von Störgeräuschen. Warum machten Menschen sich solche Mühe, miteinander in Kontakt zu treten, wenn sie so wenig zu sagen hatten und es so viel leichter war, sich E-Mails zu schicken oder in Internetforen zu posten? Natürlich hatten Menschen einen sehr starken Kommunikationsdrang. Wir mussten mit anderen reden, denn sonst wären wir in uns selbst gefangen.

Anna! Sonntags dachte er aus irgendeinem Grund oft an sie, gleichgültig, wie sehr er sich bemühte, es nicht zu tun. Ich sollte sie vergessen. Wirklich. Und dann könnte ich ausgehen und jemand anderen kennenlernen, wie es jeder vernünftige Mensch tun würde. Ich sollte mir eine Frau suchen, die nicht einen Mann und zwei Töchter hat. Die so an mich denken könnte wie ich jetzt an Anna. Die mit mir zusammen Kunstausstellungen besuchen und danach essen gehen könnte. Die sich mit mir etwas Besseres als ein Omelett teilen würde. Die mit mir im Saab fahren würde, raus aufs Land, wo wir richtig wandern gehen würden, statt nur durch den örtlichen Park zu schlendern. Die vielleicht Opern mochte oder Blumenarrangements oder beides. Die ein entzückendes Lachen und Humor hätte und Bergman-Filme lustig fände. Die einen neuen Pullover für mich aussuchen würde. Die abends im Bett meine Hand halten und zulassen würde, dass ich unter der Decke mit den Zehen ihre Zehen berühre, und die mich glücklich machen würde; nur das – mich glücklich machen. Das war der Sonntag – oder vielmehr so wäre der Sonntag in einer besseren Welt gewesen.

Am Montagmorgen fuhr Ulf besonders früh ins Büro, weil er Verschiedenes zu erledigen hatte, darunter einen absurden Bericht über die Verwendung bestellter Büromaterialien, den der Leiter der Materialbeschaffung verlangte. Über alles, was in den vergangenen sechs Monaten bestellt worden war, musste Rechenschaft abgelegt werden – die Artikel mussten entweder als verbraucht ausgetragen werden wie beispielsweise das Druckerpapier oder in einem Inventar als noch immer in Gebrauch verzeichnet; ein USB-Stick würde in die zweite Kategorie fallen.

Es war absolut sinnlos, dachte Ulf, gehörte jedoch zu einem neuen Regelwerk, das vom Polizeipräsidenten als »fortlaufende Revision« eingeführt worden war. Ulf hätte es delegieren können – es war genau die Art von Aufgabe, an der Erik seinen Spaß gehabt hätte –, wenn nicht ausdrücklich angeordnet worden wäre, dass jeder Abteilungsleiter den Bericht persönlich abfassen musste. Er würde mindestens fünf Stunden dafür benötigen, dachte Ulf, und musste daher früh anfangen, wenn er an diesem Tag auch noch anderes erledigen wollte.

Den Montagmorgen hatte Ulf noch nie gemocht. Schon als Junge hatte er montags beim Aufwachen immer dem Wochenende hinterhergetrauert. Das Wochenende stand für Freiheit und die damit verbundenen Möglichkeiten, der Montag für das Gegenteil, verschlimmert noch durch den spätnachmittäglichen Klavierunterricht, zu dem er gezwungen worden war.

Ulfs Mutter wollte unbedingt, dass beide Söhne dieses Instrument lernten. Ulf versuchte es, doch er konnte sich nicht dafür erwärmen und übte nur selten. Dies trug ihm scharfe Tadel seitens der Klavierlehrerin ein, die am Rand der Tastatur immer ein Lineal bereithielt, mit dem sie ihm bei Fehlern leicht auf die Knöchel schlug. Björn dagegen war am Klavier ein Naturtalent, was es für Ulf noch schlimmer machte, da er mit seinem Bruder verglichen wurde, häufig von Björn selbst.

»Du bist wirklich ein hoffnungsloser Fall, Ulf. Hat dir das schon mal jemand gesagt? Wirklich hoffnungslos.«

Im Verlauf seiner Therapie hatte Ulf Dr. Svensson von diesen Klavierstunden erzählt, und dieser hatte missbilligend den Kopf geschüttelt.

»Ich kann Ihnen gar nicht sagen«, erzählte er, »wie oft mir schon Leute, die genau da saßen, wo Sie jetzt sitzen, von Problemen mit einem Lehrer erzählt haben. Manche Lehrer begreifen einfach nicht, dass sie die Macht haben, zu entmutigen oder zu verletzen. Sie haben sehr viel Macht.«

»Ich habe nie viel geübt«, warf Ulf ein. »Und ich weiß nicht, ob ich ein gutes Ohr habe.«

»Das«, sagte Dr. Svensson, »beweist meine Theorie. Diese Frau hat Sie entmutigt. Und dann hat Ihr Bruder das ausgenutzt und Sie noch mehr gekränkt.«

Ulf sagte, das sei kein großes Problem für ihn. »Es ist lange her. Ich denke nicht viel darüber nach.«

»Sollten Sie aber«, entgegnete Dr. Svensson. »Sie sollten so etwas nicht verdrängen.«

»Ich glaube nicht, dass ich es verdränge.«

Er musterte Dr. Svensson, der ihn seinerseits nachdenklich ansah, so, als beurteilte er den psychischen Schaden,

den eine Lineal schwingende Klavierlehrerin anrichten mochte.

»Haben Sie ihr vergeben?«, fragte der Therapeut schließlich.

Ulf schnaubte ungeduldig. »Natürlich. Wie gesagt, das ist lange her.«

»Nun, das ist immerhin etwas. Aber Vergebung geschieht auf verschiedenen Ebenen, wissen Sie? Da ist die formelle Vergebung, die zwar ausgesprochen wird, der aber möglicherweise keine echte, innere Vergebung zugrunde liegt. Und da gibt es die Vergebung, die von Herzen kommt, wie man früher sagte.«

Ulf blickte hoch. War dies irgendein neues Beispiel für Political Correctness? War es aus irgendeinem Grund falsch, vom Herzen zu sprechen? »Wie man früher sagte? Nennt man das Herz jetzt nicht mehr so?«

Dr. Svensson lächelte. »Doch, das Herz – das physische Organ –, das heißt immer noch Herz. Nur seine metaphorische Verwendung ist ein wenig veraltet, da stimmen Sie mir gewiss zu.«

Ulf dachte nach. »Also dürfen wir nicht mehr sagen, dass etwas von Herzen kommt?«

Dr. Svensson neigte den Kopf. »Leider nicht.«

»Und auch nicht mehr an gebrochenem Herzen leiden?«

»Auch das ist eine irreführende Metapher. Ein gebrochenes Herz ...« Hilflos breitete der Therapeut die Arme aus. »Ein gebrochenes Herz würde nicht mehr lange schlagen, oder?«

Ulf schloss die Augen. Er rief sich in Erinnerung, dass ihn dies nichts kostete – dass seine Therapiesitzungen, die er früher aus eigener Tasche hatte bezahlen müssen, nun vom Wohltätigkeitsfonds der Polizei übernommen wurden, einer

Institution, die befugt war, aktiven Angehörigen der Ordnungskräfte zusätzliche Unterstützung zu gewähren. Die Anregung dazu war von Dr. Svensson gekommen.

Als er entdeckte, dass Ulf die Kriterien erfüllte, hatte er ihn ermuntert, einen Antrag auf Förderung seiner Therapie zu stellen. »Das nimmt uns allen den Druck«, hatte Dr. Svensson gesagt. »Ihnen, mir – wir haben nicht mehr das Gefühl, irgendetwas überstürzen zu müssen.«

Ulf hatte schon darauf hinweisen wollen, dass damit zwar der Druck von ihnen beiden genommen würde, aber nur, indem er anderswohin verlagert würde. Doch er hatte es nicht getan; er empfand ein gewisses Mitgefühl mit Dr. Svensson, dem doch gewiss bewusst war, wie merkwürdig es war, dass Menschen wie er einen Haufen Geld bezahlten, nur um ihre alten Ängste wieder aufzuwärmen. Gab es wirklich jemanden, dem es durch die Therapie bei Dr. Svensson besser ging, oder kam seinen Klienten hinterher nicht eher alles noch komplizierter vor?

»Ich möchte nicht weiter über das Herz sprechen …«, setzte Ulf an.

»Nur zu. Reden Sie über das Herz, wenn Sie das möchten. Unterdrücken Sie diese Bedürfnisse nicht.«

Ulf sah zur Decke, die in einem hellen Grünton gestrichen war. Grün war angeblich eine beruhigende Farbe, dachte er, und sicher hatte Dr. Svensson sie deshalb für die Decke in seinem Therapieraum ausgewählt. Vermutlich sahen die Leute oft an seine Decke, und er wollte bestimmt, dass sie sich beruhigt fühlten. Manche Zimmerdecken waren eindeutig nicht beruhigend, möglicherweise weil sie zu ausdrucksstark waren. Die Decke eines Raums sollte nicht schrill sein, dachte Ulf. Die der Sixtinischen Kapelle beispielsweise sagte eher zu viel aus, so schön sie auf eine gewisse katholische Art auch war. Ulf mochte protestantische Decken, die in der Regel dezenter waren.

»Glauben Sie«, sinnierte Ulf, »dass der Papst ein reich verziertes Badezimmer hat? Besonderes die Decke – meinen Sie, es gibt da irgendein Fresko? Vielleicht von Johannes dem Täufer, der Menschen ins Wasser taucht …«

Dr. Svensson musterte ihn über den Rand seiner Halbbrille hinweg. »Ich denke, wir sollten nicht über den Papst reden. Es ist kindisch, über das Bad des Papstes zu spekulieren, wissen Sie.«

Ulf spürte zunehmende Verärgerung. »Und wir sollten dem inneren Kind nicht erlauben, sich auszudrücken?« Auch ich beherrsche den Psychojargon, dachte er.

Dr. Svensson machte eine besänftigende Geste. »Doch, natürlich. Und ich hätte Sie nicht davon abhalten sollen, über den Papst zu reden – wenn Sie das möchten.«

Doch der Augenblick war vorüber, und Ulf schüttelte den Kopf. »Nein, das möchte ich nicht.« Er klang verdrossen, das merkte er selbst, doch er hatte nichts weiter über das Bad des Papstes zu sagen.

Nun, an diesem Montagmorgen, ging er ins Café gegenüber vom Büro und bestellte einen Latte. Hinter der Theke stand der schwierige junge Barista, den Ulf im Verdacht hatte, ein bisschen in Anna verliebt zu sein. Sie begrüßten sich höflich, doch ohne Herzlichkeit.

Während der junge Mann die Milch für Ulfs Kaffee erhitzte, drehte er sich um und fragte: »Schönes Wochenende gehabt?«

Ulf erwiderte höflich. »Durchschnittlich. Nicht viel passiert.«

Der Barista fragte weiter: »Anna gesehen?«

Ulf runzelte die Stirn. Warum wollte er das wissen? Ahnte er irgendetwas?

Er zögerte, dann fragte er zurück: »Warum sollte ich sie am Wochenende sehen?«

Der junge Mann war noch immer mit der Milch beschäftigt und drehte den Kopf beim Sprechen zu Ulf um. »Am Wochenende treffen wir uns oft mit unseren Freunden, oder?«

»Sie ist eine Kollegin«, entgegnete Ulf unwirsch. »Das ist etwas anderes.«

Nun wandte der Barista sich zu ihm um und strahlte ihn an. Ulf fiel auf, dass seine Zähne absolut regelmäßig waren – wie die eines Amerikaners, der seine Kindheit mit einer Zahnspange verbracht hatte. Dies waren keine europäischen Zähne. Und dieses strahlende Weiß im gebräunten Gesicht des jungen Mannes … Ulf merkte, wie sein Magen sich zusammenkrampfte. Was, wenn Anna nun wegen dieser Zähne und der regelmäßigen Gesichtszüge und der lächerlich schmalen Hüften ein Auge auf diesen jungen Mann geworfen hätte? Welche Chance hätte er selbst, auch wenn die Leute ihm immer wieder versicherten, er habe sich gut gehalten und sehe mindestens zehn Jahre jünger aus?

»Klar, das ist was anderes«, sagte der junge Mann. Und dann fuhr er mit einem Lächeln, das Ulf nur verschwörerisch nennen konnte, fort: »Ich glaube, sie mag Sie.«

Ulf rang um Beherrschung. »Natürlich mögen wir uns«, sagte er in gelassenem Ton. »Wir arbeiten zusammen. Das wäre nicht ganz einfach, wenn wir uns nicht mögen würden.« Er hielt inne. »Sicher mögen Sie die Menschen, mit denen Sie zusammenarbeiten, auch.«

»Ja, natürlich. Aber nicht so, wie wenn man … na ja, jemanden mag.«

Ulf atmete tief durch. »Das geht zu weit«, murmelte er. Dann beugte er sich vor und sagte lauter: »Mir wäre lieber, Sie würden so etwas nicht sagen.«

Der junge Mann erstarrte und sah Ulf ungläubig an. Dann sagte er mit bebender Stimme: »Ich wollte nichts unterstellen, wissen Sie. Ich wollte bloß …«

Ulf unterbrach ihn. »Gut. Denn da gibt es nichts zu unterstellen.«

Er nahm den Kaffee, den der Barista ihm reichte. Als er bemerkte, dass dessen Hand zitterte, zögerte er, dann beugte er sich noch einmal über die Theke. »Hören Sie. Tut mir leid, dass ich so ruppig war. Ich hatte das Gefühl, dass wir hier ein bisschen zu sehr auf persönliches Terrain kommen. Das ist alles.«

Der junge Mann wirkte erleichtert. »Okay. Nichts passiert.«

»Und wie gesagt, mehr ist da nicht. Kein Anlass zu Bemerkungen.«

»Natürlich nicht. Natürlich.«

Ulf nickte. Ihre Unterhaltung war beendet, und nun ging er zu seinem üblichen Tisch. Jemand hatte die Morgenzeitung dort liegen gelassen, und er machte es sich gemütlich und begann sie zu lesen. In einer südamerikanischen Stadt hatte sich ein großes Loch in der Erde aufgetan, und ein Bild davon beherrschte die Titelseite. Mehrere Autos waren hineingestürzt; eine Gruppe Polizisten blickte hinab ins Loch. Auch das mussten die Einwohner dieser Stadt nun noch ertragen, dachte Ulf; neben der Armut, den Überschwemmungen und der schlechten Regierung. In Schweden gibt es keine großen Löcher in der Erde. Wir haben so ein Glück, dachte er.

Sein Name fiel. Jemand sprach ihn an. Ulf riss sich von besagtem südamerikanischem Loch los und blickte auf. Blomquist ließ sich ihm gegenüber am Tisch nieder.

»Guten Morgen, Blomquist.«

Ulf versuchte, Freude über den Anblick seines Kollegen in seine Stimme zu legen. Er hatte seine Ruhe haben wollen – ein wenig Zeit, um die Zeitung zu lesen und bei einem dampfenden Latte nachzudenken; das war nun ausgeschlossen.

Blomquist stürzte sich sofort in einen Bericht über seine Tante. »Vielleicht erinnern Sie sich, ich habe Ihnen schon von meiner Tante erzählt. Von der, die so oft nach Florida fliegt.«

Ulf nickte. »Ich glaube schon.«

Er überlegte, was für ein Problem Blomquists Tante noch gleich hatte: War es ein zu hoher Blutzuckerwert oder eine Nagelpilzinfektion – oder war es Blomquist, der darunter litt?

»Tja, sie hat ein Haus da drüben. In einem Ort namens Clearwater. Wissen Sie, wo das liegt?«

Ulf führte sich die Landkarte von Florida vor Augen. »An der linken Seite?«

»Genau. Da ist ein Ort namens Naples, und Clearwater. Ich war da noch nie, obwohl sie mich eingeladen hat. Irgendwann muss ich mal hin, aber dann vielleicht ohne meine Frau. Sie hasst das Fliegen. Bei manchen Menschen ist das so, wissen Sie. Sie erstarren. Es fällt ihnen schon schwer, auch nur die Treppe ins Flugzeug raufzusteigen.«

»Das ist schade«, sagte Ulf. »Ihrer Frau würde es da drüben bestimmt gefallen.«

»Ja. Aber sie könnte den Urlaub nicht genießen, weil sie sich schon Sorgen wegen des Rückflugs machen würde.«

»Nein, das könnte sie dann wohl nicht.«

Ulf fragte sich, wohin diese Unterhaltung führte. Bei Blomquist war das schwer zu sagen, und es bestand immer die Möglichkeit, dass sie nirgendwohin führte. Ulf warf noch einen Blick auf die Zeitung und dachte an die Menschen in dem Barrio, in dem sich unvermittelt das Erdloch aufgetan hatte.

Blomquist folgte seinem Blick. »Davon habe ich im Radio gehört. Das ist eine Doline.«

Ulf blickte hoch. »Mir tun diese armen Menschen leid.«

»Ja. Die Ursache ist wahrscheinlich illegaler Bergbau.«

»Tatsächlich?«

»Ja. Die Leute schürfen da nach Gold, haben sie gesagt. Das sollen sie nicht, aber sie tun es trotzdem.«

Weil sie nichts haben, dachte Ulf. Wenn man nichts hat und auch nur die geringste Möglichkeit besteht, Gold zu finden, dann würde man sicher alles dafür tun. Das jedenfalls würde er an ihrer Stelle tun – davon war er überzeugt.

Blomquist war wieder in Florida. »Diese Tante von mir – ich habe am Wochenende eine lange E-Mail von ihr bekommen. Sie hat herausgefunden, wie sie direkt in ihr E-Mail-Programm diktieren kann, und jetzt schreibt sie mir ziemlich lange Nachrichten.«

»Ach ja?«

»Ja. Und dieses Wochenende hat sie mir von ihrem Nachbarn da drüben erzählt. Anscheinend ist er aus Chicago, aber er fährt gern runter nach Florida, sogar im Sommer. Manchen Menschen macht die Hitze nichts aus. Mir natürlich schon, aber viele Leute sagen, je heißer, desto besser.«

»Ich nicht«, sagte Ulf. »Hitze habe ich nie gemocht.«

»Ich auch nicht, davon bekomme ich Hitzepickel. Kennen Sie das?«

Ulf wandte den Blick ab.

»Eigentlich ist es ein Pilzbefall. Pilze mögen verschwitzte Hautfalten. Man behandelt das mit einer Fungizid-Creme, allerdings sollte man die betroffene Stelle zuerst waschen und abtrocknen. Das muss man unbedingt.«

»Bitte, Blomquist!«, protestierte Ulf.

»Nein, vielleicht sollten wir nicht davon reden. Jedenfalls, dieser Nachbar von meiner Tante – der in Florida – wurde offenbar von einem Alligator angegriffen. Er ging gern tauchen, und ein Alligator hat ihn sich geholt. Sie haben eine seiner Taucherflossen gefunden, ein großes Stück davon hat gefehlt.«

»Das tut mir leid.«

»Meine Tante war sehr bestürzt.«

»Das wundert mich nicht.«

»Sie hat gesagt, man rechnet doch nicht damit, dass Menschen, die man kennt, von Alligatoren gefressen werden.«

Das war wohl so, dachte Ulf. Von einem Alligator gefressen zu werden war definitiv ein Schicksal, das nur anderen widerfuhr – besonders, wenn man Schwede war. Er sah auf die Uhr.

»Hören Sie, Blomquist, ich muss die Zeit im Auge behalten. Ich höre gern von Ihrer Tante, aber es gibt Arbeit zu erledigen.«

»Natürlich«, sagte Blomquist rasch. »Aber ich habe eine Information für Sie. Ich habe mit der Kellnerin gesprochen – nicht mit der von neulich, sondern mit der anderen – mit der, die den Arzt und seine Freundin kennt.«

Ulf wartete. Blomquist redete wirklich wie ein Wasserfall, aber trotz allem war er im Grunde ein sehr effektiver, methodischer Polizist.

»Ja«, soufflierte Ulf. »Und?«

»Diese andere Kellnerin heißt Kristina. Sie stammt ursprünglich aus Stockholm, aber ihre Mutter ist Norwegerin. Kristina möchte Model werden. Die Arbeit in diesem Lokal ist nur ihr Brotjob. Anscheinend ist es nicht leicht, als Model Fuß zu fassen.«

Ulf sagte, das überrasche ihn nicht. »Aber …« Er wollte die Unterhaltung wieder auf Jo und die junge Frau bringen, doch Blomquist hatte noch mehr über das Modeln zu sagen.

»Es ist das Castingcouch-Problem, wissen Sie. Die Agenten sind in einer ziemlich machtvollen Position, wenn es darum geht zu entscheiden, wer ein Shooting bekommt. Und sie können schmierig sein, wissen Sie?«

»Das möchte ich wetten.«

Ulf kam zu dem Schluss, dass es am besten war, Blomquist erzählen zu lassen, was er erzählen wollte, und das Gespräch danach sanft in produktivere Bahnen zu lenken.

»Meine Cousine kennt da ein Mädchen – wirklich noch ein ganz junges Mädchen. Siebzehn, achtzehn … und die ist zu einem Vorstellungstermin gegangen, und dieser Widerling mit Toupet sagte, er gibt ihr den Job, wenn sie bei ihm zu Hause mit ihm zu Abend isst.«

Ulf seufzte. Er hatte einmal vier Monate bei der Sitte verbracht, und das hatte ihm gar nicht gefallen. Das Laster war allgegenwärtig, heimtückisch und unendlich deprimierend. Sex war ein Juckreiz, ein permanenter, ablenkender Juckreiz, der alles kompliziert machte. Und doch war er, so fürchtete Ulf, das, was die Menschen antrieb.

»Wissen Sie, was sie getan hat? Dieses Mädchen hat zu ihm gesagt: ›Geben Sie mir zuerst den Auftrag, und nach dem Fotoshooting können wir dann zusammen essen.‹ Dem

Widerling gefiel das zwar nicht, aber er hat eingewilligt, weil sie ihm zugezwinkert hat, als sie das sagte, und das hat er als eindeutiges Zeichen aufgefasst. Also hat er sie unter Vertrag genommen, und sie hat das Shooting gemacht – eine Modenschau für irgendein großes Label.«

»Und das Abendessen?«, fragte Ulf.

Blomquist lächelte. »Da ist sie hingegangen, aber mit ihrer Mutter. Sie hat gesagt, sie hätte gedacht, dass er nichts dagegen hat.«

Ulf lachte in sich hinein. »Die wird es weit bringen, dieses Mädchen.«

»Ja, hat sie schon. Anscheinend hat sie danach jede Menge Aufträge bekommen – keinen vom Widerling selbst, aber das war egal, weil ihre Karriere gestartet war.«

»Nette Geschichte. Aber was ist mit …«

»Kristina? Tja, die hofft immer noch, dass sich irgendwas ergibt.«

»Haben Sie mit ihr über den Arzt gesprochen?«

Blomquist zog ein kleines Notizbuch aus der Tasche. »Kennen Sie diese Büchlein? Sie heißen Moleskine. Komische Bezeichnung, aber sie haben dieses Gummiband, verstehen Sie, das den Einband zusammenhält. Sehen Sie? Ich verwende die jetzt schon eine ganze Weile; ich mag sie sehr.«

»Ja, ja«, sagte Ulf.

Blomquist klappte sein Büchlein auf. »Ja, hier ist es. Lovisa Andersen. So heißt sie. Sie ist Reisekauffrau.«

»Und haben Sie sonst noch etwas herausgefunden?«

Blomquist warf einen Blick in seine Notizen. »Ich habe herausgefunden, wo sie arbeitet. Und …« Er machte eine Pause. »Ich habe herausgefunden, dass sie und Jo eine Affäre haben. Kristina hat einen sehr ordinären Ausdruck verwendet, um zu beschreiben, was da vor sich ging.«

»Solche Ausdrücke habe ich durchaus schon gehört«, versetzte Ulf trocken.

»Mag sein, aber ich mag so etwas nicht. Das ist nicht schwedisch.«

Ulf starrte Blomquist an. Er war sich nicht sicher, ob das ein Witz sein sollte. Schweden fluchten wie alle anderen auch. Doch Blomquist lächelte nicht.

»Früher haben wir uns gegenseitig anständig behandelt in diesem Land. Wissen Sie noch?«

Ulf neigte den Kopf. Blomquist hatte recht. Der Umgangston in Schweden hatte sich verändert.

»Ich weiß, was Sie meinen.«

»Fluchen ist ein Akt der Unhöflichkeit«, sagte Blomquist. »Es ist aggressiv. Und Schweden hat nichts mit Aggression zu tun.«

Ulf nickte. »Sie haben recht, Blomquist. Mir gefällt das auch nicht. Hat mir nie gefallen.«

»Aber die meisten unserer Kollegen fluchen. Sogar der Polizeipräsident. Ich habe ihn mal gehört. Nicht sehr laut – ganz leise sogar, aber er hat geflucht.«

»Er steht bestimmt sehr unter Druck«, sagte Ulf. »Als Polizeipräsident hat man es bestimmt nicht leicht.« Doch dann dachte er: Hat es irgendjemand leicht? Somit war das allein noch keine Rechtfertigung für zügellosen Sprachgebrauch. Doch darum ging es hier nicht. Entscheidend war, dass Kristina ihre Vermutung bestätigt hatte, und dass sie ihnen Informationen gegeben hatte, die sie in die Lage versetzten, weitere Beweise zu beschaffen, sollte das nötig sein.

Er fragte sich, ob er Lovisa einen Besuch abstatten sollte. Welchen Sinn hätte das? Ihm kam der Gedanke, dass er sich so vielleicht ein Bild von Jos Absichten machen konnte. Das war etwas, von dem er sich vorstellen konnte, dass es Anna gern würde wissen wollten. Vielleicht wollte Anna die ganze traurige Geschichte in allen Einzelheiten erfahren: wo sich ihr Liebesnest befand, wie häufig sie sich getroffen hatten und so weiter. Ulf wollte es ja selbst herausfinden. Er wollte das ganze Ausmaß von Jos Untreue kennen, denn Jo war sein Rivale, und je mehr er über dessen Untreue in Erfahrung brachte, desto weniger Schuldgefühle hätte er wegen seiner bis dato unzulässigen Gefühle für Anna. Er musste es wissen.

Allerdings würde er Lovisa allein aufsuchen. Ulf war Blomquist dankbar für seine Hilfe, doch es gab Situationen, die so heikel waren, dass die Anwesenheit von jemandem wie Blomquist nur stören würde. Sogleich hatte er ein schlechtes Gewissen. Blomquist war ein guter Mensch – ein wenig anstrengend vielleicht, aber im Grunde meinte er es nur gut. Ihn außen vor zu lassen wäre, als würde man einem Cousin, der ein Bauerntrampel war, die kalte Schulter zeigen, weil man sich darum sorgte, was die kultivierten urbanen Freunde von der Verwandtschaft mit einem solchen Menschen halten könnten. Es wäre illoyal.

Ulf wandte sich Blomquist zu. »Ich glaube, wir sollten dieser jungen Frau einen Besuch abstatten.«

Sein Vorschlag wurde gut aufgenommen. »Wann immer es Ihnen passt.«

Das Reisebüro, in dem Lovisa Andersen arbeitete, befand sich zwischen einer Bank und einem Geschäft, das Vitamine und andere Gesundheitsprodukte verkaufte. Es lag in einer ruhigen Straße, und Ulf konnte den Saab mehr oder weniger direkt vor dem Fenster des Reisebüros parken, auf dem der Schriftzug prangte: »Reisefluchten: Ihr Weg in die Sonne.«

»Den Laden kenne ich.« Blomquist deutete auf das Gesundheitsproduktegeschäft. »Ich war erst letzte Woche dort.«

Ulf schaltete den Motor aus. »Ach ja? Sie besorgen sich wohl Ihr Vitamin D dort?«

»Nein. Mein Vitamin D kaufe ich en gros, per Postversand. In Deutschland gibt es einen Laden, der es viel billiger anbietet, wissen Sie?« Blomquist hielt inne. »Ich kann Ihnen die Adresse geben, Varg.«

Ulf dankte ihm. »Vielleicht später.«

»Ich kaufe da mein Coenzym Q10. Und ein neues Sägepalmen-Kombipräparat. Darüber wird in letzter Zeit viel gesprochen.«

Ulf unterdrückte einen stillen Seufzer. »Sägepalme?«

»Für die Prostata. Sie wissen schon. Prostataprobleme.«

Diesmal seufzte Ulf hörbar. Das trug ihm einen besorgten Blick von Blomquist ein. »Haben Sie Prostataprobleme?«

Ulf schüttelte den Kopf. »Noch nicht. Toi, toi, toi.«

»Weil so viele Männer früher oder später Probleme damit bekommen«, fuhr Blomquist fort. »Normalerweise passiert das ein bisschen später – mit Mitte fünfzig oder über sechzig. Aber manche Männer bekommen sie früher. Mein Cousin zum Beispiel. Er hatte mit einunddreißig Ärger mit der Prostata.«

»Das tut mir leid.«

»Ja. Mein Cousin ist Linienpilot, und es war ziemlich lästig. Er konnte ja schlecht während des Starts auf die Toilette rennen, oder?«

»Nein, vermutlich nicht.«

»Ich habe ihm von der Sägepalme erzählt. Und ihm was davon gekauft.«

Ulf wartete. Das Problem mit Blomquists Geschichten war, dass man hören wollte, wie sie weitergingen, egal, wie irrelevant oder weitschweifig sie waren. Dieser Pilotencousin zum Beispiel: Würde er sich einen anderen Job suchen müssen? Konnte der Co-Pilot mitten in Start oder Landung übernehmen?

»Gibt es immer einen Co-Piloten?«, fragte Ulf. »Wenn Ihr Cousin mal muss, kann er dann einfach an den Co-Piloten übergeben?«

Blomquist erklärte, dass das vom Flugzeugtyp abhinge. Ein kleines Flugzeug – beispielsweise ein Zwölfsitzer – konnte allein geflogen werden; größere Maschinen erforderten wohl einen Co-Piloten.

»Die Sägepalme hat ihm wirklich geholfen«, sagte Blomquist. »Zuerst war er skeptisch, aber dann hat er mir erzählt, dass er nach zwei Wochen wieder einen ganzen Flug absolvieren konnte, ohne zu müssen.«

Ulf sagte nichts.

»Ich selbst habe keine Prostataprobleme«, erzählte Blomquist weiter. »Wissen Sie, ich hatte eine Untersuchung, bei der der Arzt …«

Ulf unterbrach ihn. »Ja, ja, Blomquist. Ich weiß alles über diese Dinge. Das müssen Sie mir nicht erzählen.«

Blomquist lachte. »Sie sind doch nicht zimperlich, oder?«

Ulf spürte, wie sein Nacken heiß wurde. »Nein, ich bin nicht zimperlich. Ich finde bloß, dass es Dinge gibt, die wir hören wollen, und andere … na ja, es gibt Dinge, die privat sind.«

Blomquist wirkte gekränkt. »Ich weiß, wo die Grenzen sind, Varg …«

»Wirklich? Manchmal frage ich mich das, Blomquist.« Ulf hielt inne. Er würde es Blomquist explizit sagen müssen – es war ehrlicher so.

»Sehen Sie, Blomquist, Vitamin-D-Mangel ist eines, aber Prostataprobleme sind etwas völlig anderes.«

»Es besteht ein Zusammenhang zwischen Vitamin D und einer gesunden Prostata«, wandte Blomquist ein. »Ich habe darüber gelesen. Es gibt Belege dafür.«

Ulf blieb hart. »Blomquist, die Menschen wollen nichts über den Darm anderer hören.«

»Die Prostata hat nichts mit dem Darm zu tun.«

»Das habe ich auch nicht behauptet. Es ist nur so, dass alles, was da unten ist, eher privat ist. So ist es einfach.«

Blomquist rechtfertigte sich. »Aber das ist das Problem, oder? Wenn Männer nicht über diese Themen sprechen, dann suchen sie auch keinen ärztlichen Rat, oder? Und dann werden die Symptome nicht untersucht.«

Ulf legte die Hand auf den Türgriff. »Wir sollten hineingehen. Ich denke, wir sollten nicht hier draußen sitzen und über die Prostata reden.«

»Sie haben das Thema angeschnitten.«

Ulf wurde lauter. »Nein, habe ich nicht. Das waren Sie, Blomquist. Sie haben von der Sägepalme angefangen.«

»Ich habe Ihnen bloß davon erzählt – mehr nicht. Sie müssen meinen Rat nicht annehmen, wenn Sie nicht wollen. Aber es schadet doch nicht, Ihnen diesen Rat zu geben.«

Ulf versuchte, ihren Wortwechsel zu entschärfen. »Tut mir leid. Vergessen wir es. Wir müssen jetzt hineingehen und mit dieser Lovisa Andersen reden.«

»Wollen wir einfach da reinschlendern und sie befragen? Wird das nicht ein bisschen befremdlich wirken?«

Ulf deutete auf das bemalte Fenster. »Reisefluchten: Ihr Weg in die Sonne. Wir sind potenzielle Kunden.« Er lächelte. »Natürlich sollten wir Ikarus im Hinterkopf behalten.«

Blomquist runzelte die Stirn. »Ikarus?«

»Er ist zu nahe an die Sonne herangeflogen. Die Federn seiner Flügel waren mit Wachs befestigt, und das ist geschmolzen.« Ulf blickte entschuldigend. »Ich habe nur laut gedacht.«

»Von dem habe ich schon gehört«, sagte Blomquist.

Ulf schämte sich. Man gab nicht mit seinem Wissen an.

»Ich musste bloß gerade an ihn denken«, erklärte er. »Deshalb habe ich ihn erwähnt.«

Blomquist nickte. Er wirkte verlegen. »Was werden Sie sagen?«

Ulf zuckte die Achseln. »Ich lasse mir etwas einfallen.«

Sie betraten das Reisebüro, in dem zwei Schreibtische standen. An einem saß ein junger Mann mit einer großen Hornbrille, am anderen Lovisa. Ulf erkannte sie sofort.

Sie sah hoch und lächelte. »Guten Tag!«

Ulf erwiderte die Begrüßung und deutete auf die Stühle vor ihrem Schreibtisch. »Dürfen wir?«

»Natürlich.«

Sie wartete, bis beide saßen. Dann fragte sie lächelnd: »Also, wie kann ich Ihnen helfen?«

»Ich möchte wegfahren«, sagte Ulf. »Irgendwohin, wo es warm ist.«

Lovisa sah Blomquist an. Ulf begriff, dass sie überlegte, in welcher Beziehung sie zueinander standen. »Nur ich«, präzisierte er. »Mein Freund nicht.«

»Ich bleibe hier«, meldete Blomquist sich zu Wort. »Ich fahre nie weg.«

Lovisa schien unsicher, wie sie darauf reagieren sollte. Sollte das ein Witz sein? Oder meinte er das ernst? Sie lächelte matt.

»Wenn alle wären wie Sie, dann wäre ich meinen Job los.« Sie wandte sich Ulf zu. »Und wohin genau? Haben Sie schon irgendwelche Vorstellungen?«

Ulf zuckte die Achseln. »Ich liebe Italien. Sizilien vielleicht.« Er hielt inne. »Sind wir uns nicht schon einmal begegnet?«

Lovisa runzelte die Stirn. »Ja? Tut mir leid, ich …«

Ulf ließ sie nicht zu Ende reden. »Mit Jo? War das mit Jo?«

Das hatte eine unmittelbare Wirkung auf Lovisa. Sie hatte einen Kugelschreiber in der Hand, und den legte sie nun unsanft auf den Schreibtisch. Zudem sah Ulf sie erröten.

»Ich bin mir nicht sicher«, stammelte sie. »Möglicherweise …«

»Ich glaube, so war es«, fuhr Ulf fort. »Ich habe ihn schon ein paar Wochen nicht mehr gesehen. Wie geht es ihm?«

Lovisa sah zu ihrem Kollegen. Der junge Mann erwiderte ihren Blick und wandte sich dann Ulf zu. Seine Miene war missbilligend. Ulf entging das nicht; es ärgerte ihn.

»Er …«, begann Lovisa, und dann versagte ihr die Stimme. »Er …«

»Er ist doch nicht etwa krank?«, fragte Ulf.

Diese Frage wurde schweigend aufgenommen.

Ulf zog den Ohrring, den Anna ihm gegeben hatte, aus der Tasche und hielt ihn sachte zwischen Daumen und Zeigefinger. Lovisas Blick glitt zum Ohrring und blieb dort hängen. Dann stand sie unvermittelt auf. Sie wirkte aufgewühlt.

»Bitte entschuldigen Sie mich«, stammelte sie.

Ulf hob besorgt die Hände. »Tut mir leid. Entschuldigen Sie, falls ich Sie aufgeregt habe. Es tut mir schrecklich leid.«

Lovisa sagte nichts, sondern rauschte an Ulf und Blomquist vorbei zu einer Tür an der Seite des Raums. Sie kämpfte kurz mit dem Türgriff, dann zog sie sich in ein Hinterzimmer zurück. Die Tür schlug hinter ihr zu.

Der junge Mann am anderen Schreibtisch war unterdessen aufgestanden. Er tat einige Schritte auf die Tür zu, durch die Lovisa verschwunden war, dann schien er es sich anders zu überlegen und wandte sich zu Ulf.

»Das hat sie sehr aufgeregt«, sagte er zutiefst vorwurfsvoll.

Ulf hatte den Eindruck, ihm werde unsensibles Verhalten vorgeworfen. Seine Verärgerung über den jungen Mann wuchs. Er beteuerte seine Unschuld.

»Hören Sie«, sagte er mit erhobener Stimme. »Ich habe mich nur nach ihrem Freund erkundigt. Das ist alles. Offensichtlich ist da etwas …«

Der junge Mann seufzte. »Sie haben sich getrennt«, erzählte er und fügte ein rhetorisches »Oder?« hinzu.

Ulf fragte unwirsch zurück: »Woher sollte ich das wissen?«

Vorwurfsvoll fuhr der junge Mann fort: »Es ist vorbei mit Jo. Das nimmt sie sehr mit. Alle wissen das.«

Blomquist mischte sich ein. »Er hat die Sache beendet? Seine Frau hat es herausgefunden?«

Mit kaum verhüllter Ungeduld warf der junge Mann Blomquist einen kurzen Blick zu. »Ja, er hat Schluss gemacht. Offensichtlich.«

»Nicht offensichtlich«, warf Ulf ein.

Lovisas Kollege wandte den Blick ab. »Über seine Frau weiß ich nichts. Aber er hat Schluss gemacht – und deshalb ist sie so außer sich. Was kann man da erwarten?«

Ulf stand auf. »Ich glaube, wir sollten gehen.«

Blomquist erhob sich ebenfalls.

»Vielleicht kommt sie gleich zurück«, sagte der junge Mann. »Ich sehe mal nach ihr.«

»Nein«, widersprach Ulf. »Ich komme ein andermal wieder. Sagen Sie ihr, es tut mir sehr leid.«

»Ja«, warf Blomquist ein. »Mir auch.«

Er warf dem jungen Mann einen, wie es aussah, warnenden Blick zu.

Draußen gingen sie schweigend zurück zum Saab. Als Ulf den Wagen anließ, bemerkte er: »Das ändert eigentlich nichts.«

»Eine Nervensäge, dieser Bursche«, murmelte Blomquist.

»Er ist noch jung. Er wird dazulernen.«

Dann dachte Ulf: Ich war genauso.

»Mit dieser bescheuerten Brille«, fuhr Blomquist fort. »Sitzt da. Selbstzufrieden.« Er hustete. »Ich bekomme eine Kehlkopfentzündung. Das spüre ich. Ich werde Aloe vera nehmen müssen. Mein Immunsystem …«

»Schonen Sie Ihren Hals. Sprechen Sie eine Weile nicht.«

Blomquist ignorierte diesen Rat. »Aber das bestätigt, dass sie eine Affäre hatten.«

Ulf stimmte ihm zu. »Ja. Das hat jeden Zweifel ausgeräumt, würde ich sagen.«

Blomquist blickte nachdenklich. »Und was werden Sie jetzt tun?«

»Es ihr sagen, denke ich.«

Blomquist schüttelte den Kopf. »Warum machen sich die

Menschen das Leben so schwer – vor allem, wenn es um Sex geht?«

Ulf lenkte den Saab auf die Straße und fragte sich, was er Blomquist auf seine Frage antworten sollte. Der Prämisse, von der sein Kollege ausging, würde er nicht widersprechen. Die Menschen machten sich tatsächlich das Leben schwer, und ja, das hatte häufig mit Sex zu tun; doch warum es so vielen Menschen schwerfiel, solche Verwicklungen zu vermeiden, da war er sich nicht sicher. Vielleicht war es Schwäche – wir waren schwach, und angesichts der dunklen, anarchischen Kraft der Sexualität wurde diese Schwäche zu Machtlosigkeit.

Da braucht man bloß mich anzusehen, dachte Ulf. Ich verliebe mich genau wie alle anderen auch, aber meine Liebe läuft ins Leere. Das betraf nicht nur seine Gefühle für Anna, sondern auch die anderen Frauen, für die er von Zeit zu Zeit etwas empfand und die in der Regel genauso unerreichbar waren.

Im Nachhinein fühlte er sich mies, weil er Lovisa den Ohrring gezeigt hatte. Das war grausam und unnötig gewesen; er fühlte sich beschmutzt von dieser Handlung, die ihm nun als Schikane erschien. Und dennoch hatte sich dabei bestätigt, was bestätigt werden musste, und er rief sich in Erinnerung, dass Lovisa eine Beziehung mit einem verheirateten Mann eingegangen war.

Sie hatte gewusst, dass er Frau und Kinder hatte, aber mutmaßlich nichts darauf gegeben. Unter diesen Umständen hatte sie gewiss kein Recht, sich zu beklagen, wenn ihre Gefühle verletzt wurden, weil sie mit dem Beweis für ihr Fehlverhalten konfrontiert wurde. Ulf versuchte, seine Schuldgefühle zu unterdrücken, doch das fiel ihm schwer. Vielleicht, dachte Ulf, bin ich zu sensibel für die heiklen Fälle meines Dezernats.

KAPITEL ZWÖLF

Mit Wölfen verwandt

Um kurz nach elf war Ulf wieder im Büro, und zwar allein, denn Erik war bei einer Weiterbildungsveranstaltung, und sowohl Anna als auch Carl nahmen an einem ganztägigen dezernatsübergreifenden Meeting teil. Auf seinem Schreibtisch lagen mehrere neue Akten, von Erik dort deponiert, dessen Aufgabe es war, eingegangene Meldungen in Empfang zu nehmen, ins System einzugeben und die Akten dann gemäß seiner Dringlichkeitseinschätzung auf Ulfs Schreibtisch zu legen.

Ulf warf einen Blick auf das, was Erik vorn auf den Akten vermerkt hatte: »Ungewöhnliche Körperverletzung (Angehöriger des Bunds für schwedisch-amerikanische Freundschaft hat Mitarbeiter des amerikanischen Konsulats ins Ohr gebissen); Diebstahl von kulturell sensiblem Eigentum eines Universitätsfachbereichs; Steine in Windsack eines Regionalflughafens.«

Bei der letzten Akte hob Ulf eine Augenbraue; Erik hatte sie ganz unten hingelegt, weil er sie für am wenigsten dringlich gehalten hatte, doch Ulf fragte sich, ob ihm die Schwere dieser Tat klar war. Wenn man einen Windsack derart manipulierte, hatte das zur Folge, dass ein landender Pilot glaubte, es sei windstill. Dies war potenziell ein terroristischer Anschlag, und so etwas hatte in den Augen des Polizeipräsidenten Vorrang vor allem anderen.

Ganz oben auf den neuen Akten lag jedoch eine zusammengefaltete Zeitungsseite mit mehreren roten Anstreichungen am Rand. Die dazugehörige Notiz in Eriks Handschrift lautete: »Ich habe dich über Cederström reden hören – hast du das gesehen?«

Ulf betrachtete die Zeitungsseite, auf der ein großes Foto von Nils Cederström prangte. Er saß an einer Bar, vor sich ein Glas Martini, ihm gegenüber ein Mann mit einem langen zotteligen Bart, der ihm etwas zu erklären schien. Die Überschrift verkündete in großen Lettern: »Cederström: die Wahrheit hinter dem Image.« Ulf las weiter.

»Seit er vor zehn Jahren in die schwedische Literaturszene geplatzt ist, beeindruckt der trinkfeste Autor Nils Cederström seine Leser mit seinen legendären Eskapaden. Kürzlich kehrte Cederström von einem Trip nach Kenia zurück, wo er aus dem Muthaiga Country Club, einem exklusiven Etablissement und einst Hauptquartier der Happy-Valley-Clique, rausgeflogen sein soll. Cederström wurde die Tür gewiesen, weil er sich zu sehr für die Ehefrau eines Vorstandsmitglieds, eines bekannten Safariveranstalters, erwärmt hatte. Beide verbaten sich die Avancen, und von Cederströms Seite kam jedenfalls wenig Reue. ›Leugne ich irgendein Fehlverhalten?‹, fragte Nils bei einem Interview mit der Lokalzeitung. ›Sicher nicht. Es geht nichts über ein gutes Fehlverhalten!‹ Unsere Leser dürfen sich auf eine freimütige, explosive Enthüllung der Wahrheit hinter dem schillernden Lebensstil dieses literarischen Rebellen freuen. Nächste Woche in dieser Zeitung! Bestellen Sie schon jetzt ein Exemplar vor!«

Ulf las den Artikel ein zweites Mal, vor allem die atemlosen letzten Sätze. Was, so fragte er sich, war mit »eine freimütige, explosive Enthüllung« gemeint? Würden dabei bislang unbekannte Eskapaden – noch mehr Raufereien, Streits und Saufgelage – zutage kommen, oder würde es etwas grundlegend Neues sein? Und was könnte das sein? Er überlegte. Etwas Neues über Cederström müsste etwas Unerwartetes sein. Und was würde man von diesem scheinbar rüpelhaften Autor nicht erwarten? Gutes Benehmen? Das wäre auf jeden Fall eine Überraschung für die Leser dieser Zeitung. Schließlich wurde man nicht aus dem Muthaiga Country Club hinausgeworfen, weil man sich gut benommen hatte. Oder verfügte der Autor dieses Artikels über irgendeine besonders schockierende Information – etwas, was über die gewohnte Litanei der Provokationen hinausging, die anscheinend die Hintergrundmusik von Cederströms Leben bildeten?

Ulf dachte nach. Es war sicher etwas mit Sex, dachte er; so musste es sein. Alles darunter wäre einfach zu zahm, um die Bezeichnung »explosiv« zu verdienen. Oder etwas Politisches natürlich. Was, wenn Cederström den Moderaten Extremisten beigetreten wäre, oder sogar den Extremen Moderaten, einer Partei, die trotz ihres irreführenden Namens für ihre extremistische Hetze bekannt war? Er erwog diese Möglichkeit, ließ die Idee aber rasch fallen. Nein, es war gewiss etwas Schlüpfrigeres; eine Geschichte über Untreue, Charakterschwäche oder etwas ausgemacht Schmutziges.

Das ist es, was die Leute lesen wollen, und das ist im Grunde das, was Prominente ihnen pflichtschuldigst lieferten. Nemesis musste diese Menschen lieben, dachte er. Sie beobachtete alles, hatte sie alle auf dem Schirm, die gewöhnlichen menschlichen Schwächen wie auch die Fälle von extremer Hybris. Und das war es, was hier geschehen war; dessen war er sich sicher.

Er ließ die Zeitungsseite sinken und wollte sie schon in den Papierkorb werfen, doch dann stutzte er. Falls er den

Journalisten, der den Artikel geschrieben hatte, dazu bringen konnte, ihm zu erzählen, was er herausgefunden hatte … Wieder überflog er die Spalte und fand den Namen: Åke Holmberg. Ein Mann also; wobei man sich heutzutage sehr in Acht nehmen musste, um nicht etwa jemandem ein falsches Geschlecht zuzuordnen oder allgemeine Aussagen mit männlichen Pronomen zu treffen – Ulf hatte an einem Workshop zu Gendersensibilisierung teilnehmen müssen, in dem dieses delikate Thema erläutert worden war.

Natürlich waren Journalisten nicht gern zu informellen Unterhaltungen mit Polizisten bereit, und selbst wenn es Ulf gelänge, herauszufinden, worin die Vorwürfe gegen Nils bestanden, würde der Journalist seine Quellen nicht preisgeben, das war Ulf klar. Aber das war nicht schlimm: Wenn er Nils' Schwachpunkt in Erfahrung brachte, wäre es leichter, herauszufinden, wer ihn damit erpresste.

Ulf griff zum Telefon und rief in der Zentrale der Zeitung an. Ja, ein Åke Holmberg arbeite bei ihnen. Ja, er sei irgendwo im Haus, gehe aber nicht an den Apparat.

»Er ist doch nicht in Schwierigkeiten?«, fragte die Rezeptionistin; Ulf hatte ihr gesagt, dass er von der Polizei war. »Åke ist im Moment ein bisschen angeschlagen, und wir würden nicht wollen, dass er noch mehr unter Druck gerät, denke ich. Heutzutage haben Journalisten es schwer genug, auch ohne zusätzliche Belastungen.«

»Kann ich mir vorstellen«, erwiderte Ulf. »Aber nein, Åke ist nicht in Schwierigkeiten.«

Die Rezeptionistin klang erleichtert. »Gut, weil ich ihm nämlich gesagt habe, wissen Sie, dass er ziemlich hart am Wind segelt. Ich weiß, er braucht das Geld, aber …« Sie brach ab.

Offensichtlich wurde ihr klar, dass sie bereits zu viel gesagt hatte. Manche Menschen waren so, dachte Ulf: Sie platzten mit allem heraus, was ihnen gerade durch den Kopf ging, ohne an die Folgen zu denken. Er mochte die Bezeichnung »Revolverschnauze« nicht, doch irgendwie traf sie die Sache ziemlich genau.

Ulf merkte sich diese unerwartete Enthüllung. Was führte Åke Holmberg im Schilde, fragte er sich. Er hatte zunehmend den Eindruck, dass jeder ein wenig hart am Wind segelte. Das Schweden seiner Jugend war ein rechtschaffenes Land gewesen, vom protestantischen Verhaltenskodex dazu angehalten, Haltung zu bewahren, der Vision einer egalitären, fördernden Gesellschaft fest verpflichtet. Damit war etwas passiert, und heute konnte man den Menschen nicht mehr ganz selbstverständlich bestimmte Werte unterstellen. Tja, deren Gültigkeit hatte sich fast erschöpft, und man brauchte nur an einem Baum zu rütteln, dann fiel alles Mögliche herab, einschließlich missglückter Metaphern.

Er beschloss, zu versuchen, mehr über diesen Journalisten in Erfahrung zu bringen.

»Guter alter Åke«, sagte er und lachte, »der alte Schnorrer.«

»Na ja, so würde ich ihn nicht nennen«, erwiderte seine Gesprächspartnerin. »Vergessen Sie nicht, er hat die Schulden nicht selbst gemacht.«

»Natürlich nicht.« Dann fügte er – sehr aufs Geratewohl – hinzu: »Wie hieß sie noch gleich?«

»Frieda. Das ist natürlich die Neue. Åkes Frau hieß ... Das habe ich ehrlich gesagt vergessen. Das ist so lange her.«

»Ich habe sie nie kennengelernt«, bekannte Ulf wahrheitsgemäß. Er dachte: Diese Frau kann der Versuchung, zu tratschen, einfach nicht widerstehen. Sie ist ein Geschenk – ein echtes Geschenk.

»Eine richtige Hexe. Nörgel, nörgel, nörgel.«

Åke tat Ulf leid.

»Er hat viel mitgemacht, wie ich höre.«

»Ja. Das war wirklich schlimm. Wissen Sie, was? Es gibt Leute – und ich gehöre nicht dazu, das kann ich Ihnen sagen –, aber manche denken, er wäre … wie soll ich sagen? Nicht ganz unschuldig an dem Unfall gewesen.«

Es entstand eine Pause, in der Ulf sich vor Augen führte, dass die Frau am anderen Ende der Leitung eine Wildfremde war. Sie waren einander noch nie begegnet, sie hatte keine Ahnung, wer er war, und dennoch vertraute sie ihm hier diffamierenden Tratsch der übelsten Sorte an. Es sei denn natürlich, das alles wäre wahr, was auch möglich war.

»Davon hatte ich nichts gehört«, erwiderte er schließlich. »Und die Leute sagen manchmal die seltsamsten Sachen. Der Unfall ist doch sicher ziemlich gründlich untersucht worden – das ist doch immer so, oder?«

Die Antwort kam schnell. »Nicht in diesem Fall. Ich hätte mir das Stromkabel angesehen.«

Ulf dachte angestrengt nach. Stromkabel?

»Kein schöner Tod«, sagte er dann.

»Grauenvoll. Ehrlich gesagt, ich kann mir nichts Schlimmeres vorstellen.«

Er überlegte sich gut, was er als Nächstes sagen wollte. »Das Gerät selbst …«, begann er.

»Der Mixer?«

Darauf wäre ich nie gekommen, sagte er sich und lächelte. Eine Unterhaltung zwischen zwei Menschen konnte anscheinend ziemlich lange geführt werden, bis die eine Gesprächspartnerin merkte, dass der andere nichts über das, worüber man sprach, wusste. Doch dann erlosch Ulfs Lächeln: Es musste eine sehr unerfreuliche Angelegenheit gewesen sein.

»Ja, der Mixer«, sagte Ulf und fragte sich, ob er richtig gehört hatte. »Allein der Gedanke lässt mir das Blut in den Adern gefrieren.«

»Mir auch«, erwiderte die Rezeptionistin. Und dann: »Hören Sie, da kommt ein anderer Anruf rein. Wollen Sie Åke eine Nachricht hinterlassen?«

»Nein, ich komme vorbei. Wird er in den nächsten zwei Stunden im Haus sein?«

Das bestätigte sie, und Ulf traf seine Entscheidung. Dies war bislang die vielversprechendste Spur, und er würde das Beste daraus machen. Die Büros der Zeitung lagen nicht weit entfernt, gut zu Fuß zu erreichen, und es war ein wunderbarer Tag für einen Spaziergang.

Er traf Åke Holmberg am Empfang der Zeitung. Der Journalist ließ Ulf nur wenige Minuten warten, und in dieser Zeit las Ulf in der neuesten Ausgabe der Zeitung, deren einzelne Seiten an einem großen Anschlagbrett aushingen.

»Altmodisch, was?«, sagte jemand hinter Ulf.

Er drehte sich um und erblickte einen Mann von Mitte dreißig, dessen Haar an den Schläfen bereits ergraute. Seine Gesichtszüge waren regelmäßig, wenn auch vielleicht ein wenig knochig, was ihm ein etwas asketisches Aussehen verlieh. Seine zweckmäßige Kleidung beschrieb man wohl am besten mit dem »Smart Casual« in Einladungen: schwarze Jeans mit schmalen Aufschlägen und ein blassgrün kariertes Hemd mit Button-down-Kragen. Ein marineblaues Leinensakko vervollständigte Holmbergs Aufmachung, die auch einem aufstrebenden Architekten oder Designer keine Schande gemacht hätte, aber für einen beliebten Kolumnisten ebenso passend schien.

Ulf stellte sich vor und deutete auf die ausgehängte Zeitung: »Altmodisch, weil es noch eine Printausgabe ist?«

Åke nickte. »Es ist ein eigentümlicher Gedanke, dass es noch immer Menschen gibt, die physische Medien wollen. Die meisten lesen ihre Nachrichten heutzutage online, aber irgendwie überleben Zeitungen wie diese.«

»Wofür ich jedenfalls dankbar bin«, sagte Ulf. »Aber andererseits bin ich vielleicht selbst altmodisch.«

Er bemerkte, dass Åkes Blick über seine Kleidung wanderte.

»Nicht unbedingt«, gab Åke zurück. »Ich kenne ein paar sehr radikale Geister, die immer noch unbedingt die papierene Zeitung lesen wollen. Offen gesagt, eine ganze Menge. Es hat etwas mit dem taktilen Erlebnis zu tun.«

Ulf deutete auf einen Artikel, den er gelesen hatte und bei dem als Verfasser Åke Holmberg angegeben war. Das Thema war das rasche Wachstum eines neuen Biotechnologieunternehmens.

»Sie haben ein breites Themenspektrum. Biotechnologie, Kultur, Finanzen … Wie machen Sie das?«

Åke zuckte die Achseln. »Man besorgt sich die Fakten. Man eignet sich Grundkenntnisse in der Thematik an. Dann schreibt man.«

»Und das ist alles?«

»Mehr oder weniger. Es ist ein bisschen wie Tanken. Die Fakten sind das Benzin. Man füllt den Tank, und dann verwendet man das Benzin, um den Artikel zu schreiben. Danach ist es weg, und man tankt andere Fakten. Das meiste von dem, was man dabei lernt, vergisst man wieder.«

Während sie sich unterhielten, fiel Ulf auf, dass Åke ihn kaum verhohlen musterte. Das machte ihn ein bisschen verlegen, wie immer, wenn er den Eindruck hatte, dass ihn jemand taxierte. Welcher Art war Åkes Interesse? Das war schwer zu sagen.

»Mir gefällt Ihr Sakko.«

Åkes Kompliment kam unerwartet. Die meisten Männer machten einander nicht wenige Minuten, nachdem sie sich kennengelernt hatten, Komplimente zu ihrer Kleidung, es sei denn, es gab einen Grund dafür.

Dann sagte Åke: »Ich habe genau das gleiche.«

Deshalb also. »Gute Wahl«, kommentierte Ulf.

Åke lächelte. »Nicht meine. Meine Frau hat es ausgesucht.«

Ulf fragte vorsichtig: »Ihre Frau? Ich habe gehört, Sie hätten Ihre Frau verloren. Das tut mir sehr leid. Die Rezeptionistin hat es mir erzählt.«

Åke sah ihn scharf an. »Elena? Sie hat Ihnen das erzählt?«

»Ja.«

»Sie redet ohne Punkt und Komma, diese Frau.«

Ulf lachte. »Sie war ziemlich redselig, das stimmt.«

»Ja, ich habe meine Frau verloren. Sie bekam einen tödlichen Stromschlag.«

Ulf zuckte zusammen. »Das tut mir sehr leid.«

»Danke. Es war ein defekter Wasserkessel.«

Ulf sagte nichts. Er konnte das sowieso überprüfen; sicher gab es einen Polizeibericht, zu dem er Zugang hatte. Doch er glaubte nicht, dass Åke sich da etwas ausgedacht hatte. Offensichtlich war Elena falsch informiert.

Nun sagte Åke: »Übrigens, Ihr Name: habe ich den richtig verstanden? Ulf Varg?«

Ulf nickte. »Ja, ich weiß.« Er seufzte gekünstelt.

Da musste Åke lächeln. »Wie kommen Sie zu diesem Namen? Das heißt ja: Wolf Wolf. Ein bisschen ungewöhnlich, das müssen Sie zugeben.«

»Wie kommt man zu seinem Namen?«, fragte Ulf zurück und gab selbst die Antwort. »Als kleiner Junge wurde mein Vater immer damit aufgezogen, dass er Varg heißt – oder jedenfalls hat er das immer gesagt. Später habe er sich daran gewöhnt, hat er gesagt, und am Ende mochte er den Namen sogar. Er hat immer zu mir gesagt: ›Wir sind mit einem Wolfsrudel verwandt, weißt du?‹«

»Ha!«

»Und«, fuhr Ulf fort, »ich erinnere mich, das geglaubt zu haben. Als ich ein kleiner Junge war, habe ich wirklich geglaubt, mein Urgroßvater wäre ein Wolf gewesen.«

Åke lachte. »Wie eigenartig.«

»Ja, das stimmt. Aber Kinder glauben alle möglichen eigenartigen Sachen, nicht wahr?«

»O ja.« Åke sah auf die Uhr. »Hören Sie, ich wollte gerade zum Mittagessen gehen. Wegen einer Redaktionskonferenz muss ich um halb drei wieder hier sein, aber es gibt da ein Lokal in der Nähe, wo wir uns ein Sandwich oder einen Salat bestellen können. Irgendwas Leichtes. Hätten Sie Lust?«

Ulf bejahte, und sie verließen gemeinsam das Gebäude der Zeitung.

Unterwegs setzte Ulf die Unterhaltung fort. »Ja, ich habe wirklich geglaubt, dass wir irgendwo Wölfe in der Familie hatten. Vermutlich hatte ich etwas darüber gelesen oder ich hatte die üblichen Märchen gehört. ›Rotkäppchen‹ zum Beispiel.«

»›Peter und der Wolf‹ natürlich. Oder ›Romulus und Remus‹«, sagte Åke. »Ich weiß noch, diese Geschichte hatte ich in einem Buch gelesen, das ich geliebt habe, da muss ich etwa sechs gewesen sein. Ich habe geglaubt, dass es sie wirklich gab.«

»Diese Skulptur ... Gibt es da nicht irgendwo eine berühmte Skulptur? Vom Wolf und den beiden kleinen Kindern?«

»Ja«, bestätigte Åke. »Und ich kann Ihnen auch sagen, wie sie heißt. Die Kapitolinische Wölfin. Es ist eine große Bronzefigur. Etruskisch. Die Wölfin selbst ist ziemlich alt; die Figuren der beiden Jungen wurden später ergänzt.« Er winkte selbstironisch ab. »Das musste ich neulich nachschlagen. Wir haben eine Kolumne, in der wir Leserfragen beantworten. Meine Kollegen und ich schreiben sie abwechselnd. Ich war letzte Woche dran und musste diese Frage – die über die Skulptur – beantworten, daher weiß ich das mit der späteren Ergänzung der beiden Kinder.«

»Man sollte meinen, die Leute könnten das einfach online nachschlagen«, sagte Ulf. »Es steht doch bestimmt irgendwo im Netz.«

»Das könnten sie. Aber ich vermute, sie möchten ihren Namen gedruckt sehen. Oder sie müssen sich beschäftigen ... Es gibt schrecklich viele Leute, Ulf ...« Er sprach den Namen so zögerlich aus, als befürchtete er, es wäre eine Sprengfalle darin versteckt. »Es gibt schrecklich viele Leute, die an etwas glauben, was Sie und ich einfach unvorstellbar finden. Sie glauben auch dann daran, wenn es keine Beweise dafür gibt – oder, schlimmer noch, wenn es gegenteilige Beweise gibt.«

Er hielt inne. Sie waren an einer Kreuzung angelangt, und diagonal gegenüber befand sich ein Restaurant mit einer leuchtend roten Markise über dem Eingang.

»Das ist das Lokal. Rue des …« Die Buchstaben des Namens auf der Markise waren verblasst und unleserlich geworden. »Man nennt es einfach das Rue – alle tun das.«

Sie gingen über die Straße auf das Restaurant zu.

»Glauben Sie an Astrologie, Ulf?«

Diese Frage kam aus heiterem Himmel, und Ulf musste zunächst seine Gedanken ordnen. »An Astrologie? Natürlich nicht. Wer täte das?«

»Tja, ich schreibe die Astrologie-Kolumne für unsere Zeitung«, erzählte Åke. »Ja, ich weiß, jetzt halten Sie mich für bescheuert, aber ich tu's. Natürlich glaube ich nicht daran, aber andererseits müssen wir Journalisten heute alles Mögliche schreiben, woran wir nicht glauben.«

»Zum Beispiel?«

»Leitartikel, in denen wir etwas loben, was wir selbst womöglich verabscheuen, weil es die Unternehmenspolitik ist, es zu unterstützen. Glauben Sie nicht alles, was man über redaktionelle Unabhängigkeit liest.« Åke lachte. »Genauer gesagt: Seien Sie heutzutage besser ganz allgemein nicht zu leichtgläubig.«

Ulf fühlte sich verpflichtet, etwas einzuwenden. »Aber ist das nicht genau das, was die Demagogen von Ihnen wollen? Wenn man die Leute davon überzeugen kann, dass die Nachrichten, die sie lesen, reine Erfindung sind, dann haben die Sie da, wo sie Sie haben wollen.«

»Ja, natürlich. Vielleicht sollte ich es so formulieren: Seien Sie nicht überrascht über die Unaufrichtigkeit.«

Nun standen sie vor dem Restaurant. Über ihren Köpfen bewegte sich die Markise sanft im Wind, der jetzt vom Meer her wehte und irgendeinen Geruch herbeitrug – nach etwas Verbranntem, dachte Ulf, doch er konnte es nicht einordnen.

Die Frau an der Tür kannte Åke und fand rasch einen Tisch für sie. Sie gab ihnen die Speisekarte und ging.

»Diese Frau«, erklärte Åke leise, »ist mit einem Mann verheiratet, der die Hälfte der Drogenrouten, die in diese Stadt führen, kontrolliert. Er hat ihr dieses Restaurant zum Geburtstag geschenkt.«

Ulf hatte zwar schon davon gehört, ließ sich sein Wissen jedoch nicht anmerken. Er hoffte, Åke würde nicht weiter ins Detail gehen, denn dann würde Ulf dem nachgehen müssen.

Daher sagte er: »Glaubt irgendjemand von denen, die Ihre Horoskope lesen, wirklich daran?«

Åke fing den Blick des Kellners auf. Als der Mann auf ihren Tisch zukam, gab Åke ihm ein Zeichen, und er ging in die Küche.

»Ich habe Mineralwasser bestellt«, sagte Åke. »Ist Ihnen das recht? Ich zahle übrigens.«

Ulf schüttelte den Kopf. »Leider nicht erlaubt. Ich bin im Dienst. Wenn Sie zahlen, muss ich Ihr Geschenk angeben, und dafür müsste ich Formulare ausfüllen und so weiter.«

Åke akzeptierte das gutmütig. »Sollen wir dann einfach teilen?«

»So ist es besser.«

Das Wasser kam, und Åke schenkte ihnen ein, während er ihre Bestellung aufgab. »Sie haben mir gar nicht gesagt, warum Sie mich sprechen wollen«, sagte er dann. »Vorhin am Empfang, als Sie mir Ihre Karte gezeigt haben, da haben Sie nicht gesagt, worum es geht.«

»Nicht?« Ulf fiel etwas ein. »Aber wenn Sie die Horoskope schreiben, müssten Sie es dann nicht schon gewusst haben?«

Åke grinste. »Ah, diese Nummer. Sie kennen bestimmt die Geschichte von dem Chefredakteur, der dem Astrologen der Zeitung schreibt: ›Wie Sie bereits wissen, sind Sie gefeuert.‹« Er hielt inne. »Natürlich hatte man ihm noch gar nichts von seiner Entlassung erzählt …«

»Ja, ich habe den Witz verstanden.«

»Jedenfalls, Sie wollten mir gerade sagen, worüber Sie mit mir sprechen möchten. Ich muss Ihnen sicher nicht unsere Haltung zu unseren Quellen erklären. Das wissen Sie bestimmt. Wir geben sie nicht preis.«

Ulf versicherte Åke, dass ihm das klar sei. »Das ist nicht der Grund meines Besuchs.«

»Gut, ich würde es nämlich nicht tun.«

Ulf wartete kurz, dann sagte er: »Nils Cederström.«

Åke öffnete den Mund und schloss ihn wieder. Ulf runzelte die Stirn. Er nahm es als Zeichen dafür, dass jede Bitte um weitere Informationen auf Ablehnung stoßen würde. Damit hatte er natürlich gerechnet: Eine Exklusivmeldung war schließlich eine Exklusivmeldung, und ebenso, wie es eine Unternehmenspolitik hinsichtlich der Geheimhaltung der Quellen gab, gab es garantiert auch eine betreffend die Einhaltung von Sperrfristen.

Doch da fragte Åke zurück: »Nils wer?«

»Cederström, der Schriftsteller.«

Åke zögerte, als wüsste er nicht recht, wie er reagieren sollte. Schließlich sagte er: »Oh, der. Natürlich.«

Ulf fand das merkwürdig. Åke bereitete eine größere Enthüllung über Cederström vor, da musste er sich doch gedanklich mit diesem Autor beschäftigen. Doch jetzt schien er nur eine unklare Vorstellung von ihm zu haben, so unklar, dass man ihn daran erinnern musste, um welchen Cederström es ging.

»Ich habe Ihren Artikel gelesen«, sagte Ulf.

Åke nickte, schwieg aber.

»Interessant, was man da erfährt.« Ulf hielt inne. »Was natürlich nicht sehr viel war.«

Åke sah ihn bloß an.

»Ich rede von dem Teil, wo Sie uns auf die Folter spannen«, fuhr Ulf fort. »Sie kündigen an, dass Sie nächste Woche etwas Bedeutsames über Nils enthüllen wollen. Das ist es, was mich interessiert, und ich frage mich, ob wir darüber sprechen können.«

Unvermittelt schien Åke sich zu entspannen. »Ach, das. Tja, tut mir leid, Sie zu enttäuschen, aber ich fürchte, wir bringen das doch nicht.«

Ulf war verdutzt. »Aber Sie haben geschrieben …«

Åke unterbrach ihn. »Von Zeit zu Zeit müssen wir das Interesse der Leser wecken. Das machen alle. Aber wir können so ein Versprechen nicht immer einlösen, also denken wir uns irgendwas anderes über diesen oder jenen aus. Wir werfen den Leuten einen Knochen hin.«

»Also lassen Sie Nils vom Haken?«

Diese Metapher schien Åke zu verstören. Er wich Ulfs Blick aus. »Da sind Entscheidungen zu treffen«, sagte er bloß. »Redaktionelle Entscheidungen.«

»Sie werden mir nicht sagen, was Sie enthüllen wollten?«

Åkes Verhalten wandelte sich um hundertachtzig Grad. Nun war er der mit allen Wassern gewaschene Journalist, der gegenüber der schnüffelnden Staatsmacht unnachgiebig blieb.

»Tut mir leid, das kann ich nicht. Aber was ich Ihnen sagen kann: Wir hatten keine Beweise für unsere Behauptungen, deshalb hat die Chefredakteurin den Artikel kassiert. So was kommt vor, und ich bin ihrer Meinung. Sie hat gesagt, er ist zu schwach.«

»Welche Behauptungen?«, fragte Ulf.

»Ich habe es Ihnen doch erklärt: Darüber darf ich Ihnen nichts sagen.«

Ulf versuchte es anders. »Was halten Sie selbst von Nils? Persönlich?«

Åke hatte das Gespräch jetzt wieder unter Kontrolle. Er begegnete der Frage mit einem schmalen Lächeln. »Ich kenne ihn nicht.«

»Überhaupt nicht? Aber Sie haben über ihn geschrieben.«

Das saß, und Åke ging in die Defensive. »Ich glaube, ich bin ihm einmal begegnet. Aber das ist nicht dasselbe, wie jemanden zu kennen.«

»Trotzdem müssen Sie sich doch ein Bild von ihm gemacht haben. Sie stehen ihm doch bestimmt nicht gleichgültig gegenüber.«

Åke wirkte nachdenklich. »Ja, ich habe mir ein Bild von ihm gemacht. Ich würde sagen, er ist so, wie man ihn sich vorstellt. Der lässt nichts anbrennen.«

»Das ist alles? Jemand, der nichts anbrennen lässt?«

Åke nickte. »Die Leute nennen ihn in einem Atemzug mit Hemingway, obwohl die meisten vergessen haben, wer Hemingway war. Aber der Vergleich passt, würde ich sagen. Er ist unser schwedischer Hemingway.«

»Ein Oxymoron?«

Der Journalist dachte nach. »Möglich. Aber ich weiß nicht, ob ich mich der Meinung von der schwedischen Ausnahme anschließe. Wir sind schließlich Menschen, und Menschen sind überall auf der Welt mehr oder weniger gleich. Unperfekt. Egoistisch. Non angeli sed suecici … Erinnern Sie sich an die Geschichte von Papst Gregor und den englischen Jungen? Non angli sed angeli?«

Ulf schüttelte den Kopf.

»Na ja«, sagte Åke. »Das ist lange her. Ich will sagen, wir sind keine Engel, sondern Schweden ...«

Der Kellner kehrte mit den beiden Salaten zurück, die sie bestellt hatten. Åke goss zusätzlich reichlich Olivenöl über seinen Salat und reichte die Flasche an Ulf weiter.

»Gutem Olivenöl kann ich nicht widerstehen«, sagte er.

»Es ist gesund«, pflichtete Ulf ihm bei. »Angeblich hilft es bei ...« Er brach ab. Ich klinge schon wie Blomquist, dachte er. Ich darf nicht zu Blomquist werden.

Er träufelte Olivenöl über seinen Salat. Dann brach er ein Brötchen auf und gab auch darauf etwas Olivenöl, sodass es sich grün färbte.

Åke beobachtete ihn. »Das war ein Wendepunkt«, sagte er. »Als die Leute anfingen, Olivenöl statt Butter aufs Brot zu geben. Man könnte da eine neue Zeitrechnung beginnen lassen. Das Jahr drei NEÖ – nach der Einführung des Olivenöls.«

Ulf lachte. »Wie die französischen Revolutionäre und ihr neuer Kalender.«

»Genau. Nur dass das nie funktioniert. Die Menschen behalten ihre alte Zeitrechnung bei, nicht wahr?«

Ulf wies ihn darauf hin, dass v. Chr. und n. Chr. weitgehend ungebräuchlich geworden seien, was gut zu funktionieren scheine. Er trank einen Schluck Mineralwasser.

»Astrologie«, sagte er. »Sind Sie da wirklich so zynisch?«

Åke blickte überrascht. »Warum werfen Sie mir Zynismus vor?«

»Weil Sie über diesen Hokuspokus schreiben und selbst offensichtlich nicht daran glauben.«

Åke hob eine Augenbraue. »Vielleicht sage ich das nur.«

Ulf hob die Hände. »Man kann doch unmöglich glauben, dass das, was die Sterne da oben in ihren Umlaufbahnen treiben, auch nur die geringste Auswirkung auf unser Leben hier unten hat.«

Åke lachte. »Ist Ihnen schon mal in den Sinn gekommen, dass Sie sich irren könnten?«

»Bei diesem Thema ehrlich gesagt nicht.«

»Und die, die Kopernikus nicht geglaubt haben«, sagt Åke. »Was ist mit denen? Ist denen etwa in den Sinn gekommen, dass ihre Ansichten haltlos sein könnten?«

Das war etwas anderes, fand Ulf. Die waren eindeutig im Unrecht gewesen, wohingegen er eindeutig im Recht war. Aber irgendwie lag Åke auch nicht völlig daneben, gestand er sich ein: Man kann sich seiner Überzeugungen nie ganz sicher sein, denn das zugrunde liegende Paradigma könnte sich als falsch erweisen, und damit würde etwas, was zuvor auf der Hand zu liegen schien, als Trugschluss entlarvt. Das war durchaus möglich.

»Nein«, antwortete er.

»Tja, da haben wir's.«

»Ja. Da haben wir's. Vielleicht entdecken wir ja mit einem Mal, dass die Astrologen schon immer richtig lagen, aber ich bezweifle es. Das ist also meine Haltung: eine skeptische. Wären Sie damit zufrieden?«

»Absolut«, sagte Åke. Er griff nach einer Papierserviette. »Nennen Sie mir Ihr Geburtsdatum.«

Ulf sah ihn verständnislos an.

»Doch, sagen Sie schon.« Åke holte einen Stift aus der Tasche und zog ein paar Linien auf der Serviette. »Ich mache Ihnen eine schnelle astrologische Vorhersage.«

»Der vierundzwanzigste August.«

»Uhrzeit?«

Ulf zuckte die Achseln. »Tagsüber – glaube ich.«

Åke kritzelte ein paar Worte auf die Serviette, dazu Linien und mehrere Pfeile. Dann zeichnete er einen Kasten und schrieb etwas hinein, ehe er Ulf die Serviette reichte.

Ulf las, was in dem Kasten stand. »Seien Sie sehr vorsichtig: Sie sind Jungfrau, aber Mars und Venus stehen in einer schwierigen Position zueinander. Nehmen Sie sich in Acht.«

Ulf sah Åke an. »Was soll das heißen?«

»Das, was da steht. Aber wenn Sie Astrologie für Quatsch halten, wie Sie sagen, dann ist auch das Quatsch, und Sie müssen nichts darauf geben.«

Ulf faltete die Serviette zusammen und steckte sie ein. »Man kann nie wissen.«

Er lachte, und die Spannung, die sich unvermittelt aufgebaut hatte, verflüchtigte sich.

Sie aßen ihre Salate auf. Von Nils Cederström, Astrologie oder irgendetwas Bedeutungsvollem wurde nicht mehr gesprochen. Stattdessen redeten sie kurz über Fußball und die Leistung einer Mannschaft, die keiner von ihnen mochte. Besagte Mannschaft hatte nicht gut gespielt – sie hatte sich sogar regelrecht deklassieren lassen –, und einen kurzen Augenblick lang genossen sie gemeinsam ihre Schadenfreude.

Nach dem Mittagessen gingen sie beide ihrer Wege – Åke zurück zum Zeitungshaus und Ulf zum Dezernat für heikle Fälle. Dort fand er bei den Akten, die Erik ihm hingelegt hatte, eine Nachricht von seinem unmittelbaren Vorgesetzten bei der Kriminalpolizei. Sie lautete: »Ich habe mir die Aufzeichnungen in der Materialbeschaffung angesehen und bemerkt, dass Sie eine Hundeleine bestellt haben. Nach Aussage der Personalabteilung (und die gilt in diesem Fall auch für hündisches Personal) haben Sie in Ihrem Dezernat keinen Hund. Bitte erklären Sie das baldigst.«

Das Wort »baldigst« klang ominös. Zwar wurde es durchaus in internen Mitteilungen verwendet, doch nur sparsam und bloß dann, wenn die angesprochene Person entweder bereits in Ungnade gefallen war oder ihr dieses Schicksal drohte. Ulf vergrub den Kopf in den Händen.

Erik, der früher zurückgekehrt war, als Ulf erwartet hatte, saß am anderen Ende ihres Büros und beobachtete ihn besorgt.

»Das Memo wegen der Leine?«, fragte er.

»Ja.«

»Schick sie zurück. Ich nehme das auf meine Kappe.«

Ulf musterte seinen Kollegen. Der liebe Erik, dachte er; der gute alte, loyale Erik mit seinen Angelzeitschriften und seinen endlosen Berichten über kleine Geplänkel mit Fischen; der gute alte Erik, der jetzt bereit ist, etwas zu tun, was nicht den Vorschriften entspricht, um meine Haut zu retten.

»Was willst du denn tun, Erik?«

»Ich sage, ich hätte sie aus Versehen bestellt und dann vergessen, sie zurückzuschicken. Er wird mir einen Vortrag halten, dass man ungewünschte Artikel zeitnah zurückgeben muss, aber davon geht die Welt nicht unter.«

Ulf schüttelte den Kopf. »Danke, aber das muss ich selbst tun.« Er hielt inne. »Vermutlich könnte ich sagen, ich hätte sie bestellt, weil ich Martin in einem Fall einsetzen wollte und sie dafür brauchte. Das könnte ich sagen.«

»Aber dann könnte er fragen, in welchem Fall«, wandte Erik ein.

»Das könnte er. Und es gibt einen weiteren Grund, das nicht zu tun. Es wäre gelogen, und ich lüge nicht gern. Das war schon immer so.«

Erik sah ihn bewundernd an. »Das weiß ich, Ulf. Wir alle wissen das. Und darum haben wir alle so eine Hochachtung vor dir.«

Verlegen wandte Ulf den Blick ab.

»Nein«, sagte Erik. »Ich meine es ernst.«

Ulf lächelte ihn an. »Das weiß ich wirklich zu schätzen, Erik. Wirklich.«

»Und ich meine uns alle«, fügte Erik hinzu. »Auch Anna.«

Es wurde ganz still im Raum. Schließlich fragte Ulf: »Meinst du wirklich?«

Erik nahm ein Blatt und faltete es zu einem kleinen Papierflieger. Das, war Ulf aufgefallen, tat er immer, wenn er gründlich über etwas nachdachte.

Dann ließ er den Flieger zu Boden fallen und sagte: »Was wirst du deswegen unternehmen, Ulf?«

»Weswegen?«

»Wegen Anna?«

Ulf schwieg. Er hätte nicht gedacht, dass ausgerechnet Erik von seinen Gefühlen für Anna wusste.

»Nichts«, antwortete er. »Denn Anna und ich sind Kollegen – mehr nicht.«

Dann dachte er: Ist das gelogen? Doch gleich darauf gab er sich selbst die Antwort. Es hatte sich nicht zu irgendeiner Form von Affäre entwickelt, das hatte er nicht zugelassen. Er hatte nichts Unrechtes getan – absolut nicht. Und so blieben Anna und er Kollegen, sonst nichts. Ulf hatte sich nichts vorzuwerfen, auch wenn sein Herz sich insgeheim nach ihr sehnte.

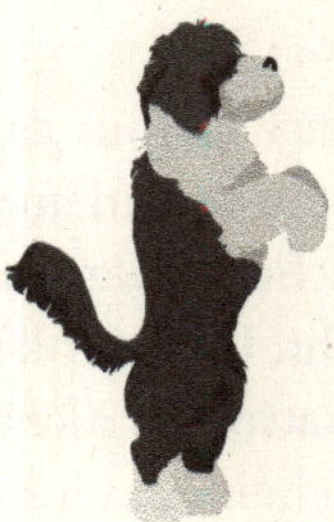

KAPITEL DREIZEHN

Van Dog

Abends auf der Heimfahrt dachte Ulf über die Cederström-Angelegenheit nach. Er hatte es schon immer hilfreich gefunden, sich beim Überdenken seiner Fälle vor Augen zu führen, was er wusste und was er noch herausfinden musste. In diesem Fall war die Liste dessen, was er wusste, zwar angewachsen, seit er mit der Ermittlung begonnen hatte, aber nicht sehr stark. Er hatte einiges über Cederströms Charakter in Erfahrung gebracht: Wer ihn kannte, fand ihn liebenswürdig, charmant und ganz anders als das Bild, das er der Öffentlichkeit präsentierte. Außerdem hatte Ulf festgestellt, dass Cederström heimlich in erheblichem Maß Gutes tat; so unterstützte er eine beträchtliche Anzahl von Kindern in Indien.

Diese Information machte Ulf neugierig, doch er wusste noch nicht recht, wie er sie sich zunutze machen konnte. Um einen Erpresser zu finden, musste man idealerweise die Art der Drohung kennen. Erst dann konnte man herausfinden, wer diese Information wahrscheinlich hatte und daher der Erpresser sein könnte. Doch Ulf tappte noch immer im Dunkeln, was die Enthüllungen betraf, mit denen Nils gedroht wurde. Åke wusste natürlich etwas, was Ulf unter Umständen helfen würde, doch ihm war klar, dass er den Journalisten niemals dazu bringen würde, seine Informationen preiszugeben, also kam er in dieser Richtung nicht weiter.

Als er den Saab vor seinem Haus abstellte, spielte er mit dem Gedanken, diesen Fall als unaufklärbar zu den Akten zu legen. Ulf fand es unerträglich, wenn eine Ermittlung dieses Ende nahm, besonders wenn es sich um ein so verabscheuungswürdiges Verbrechen wie Erpressung handelte, doch was wollte man machen, wenn das Opfer sich weigerte, zu kooperieren?

Ihm fiel ein besonders bedauerlicher Fall ein, in dem genau das dazu geführt hatte, dass ein richtig übler Kerl ungeschoren davongekommen war. Der fragliche üble Kerl war Barkeeper in einer schmierigen Bar gewesen, die bei Männern auf der Suche nach einer leichten Eroberung beliebt war. Er hatte einen kleinen Stall mit Mädchen gehabt, die er für Geld an die Gäste seiner Bar vermittelte. Das war Zuhälterei, und Ulf empfand eine besondere Abneigung gegen Zuhälter und Menschenhändler.

Er hatte einem Kollegen im Sittendezernat bei dieser Ermittlung geholfen, weil bei der Sitte damals Personalknappheit geherrscht hatte, und sie hätten den Mann auch um ein Haar festnehmen können. Doch eine der Frauen verliebte sich in den Barkeeper und zog ihre Aussage zurück. Das allein wäre noch nicht verhängnisvoll für ihren Fall gewesen, wenn die anderen beiden bei ihren Aussagen geblieben wären. Dann jedoch stellte sich heraus, dass eine dieser beiden Frauen sich in die verliebt hatte, die in den Barkeeper verliebt war, und diese – die in den Barkeeper Verliebte – übte Druck auf die in sie verliebte Frau aus, damit sie nicht aussagte. Sie verschwieg der anderen ihre Liebe zum Barkeeper und gab vor, ihre Gefühle zu erwidern, um sich ihre Kooperation zu sichern.

Damit blieb eine letzte Zeugin, doch auch die zog ihre Aussage zurück, nachdem der Barkeeper ihr erzählt hatte, er sei in sie verliebt. Diese dritte Frau hatte einen Lebensgefährten, aber schon immer eine Schwäche für jeden gehabt, der sagte, er sei in sie verliebt, und so fiel auch sie als Zeugin aus. Sobald die Anklage fallen gelassen worden war, verließ der Barkeeper Schweden mit einer Amerikanerin, die gut fünfzehn Jahre älter als er war. Sie war Eigentümerin einer Agentur für Sportfischen auf den Florida Keys. Zwei Jahre später, so erfuhr Ulf von seinem Kollegen bei der Sitte, fiel die Amerikanerin aus einem Rennboot und ertrank. Die einzige andere Person im Boot war der Barkeeper, der daraufhin ihre Agentur und die dazugehörige Bar erbte. Der Kollege von der Sitte hatte die Achseln gezuckt.

»Es gibt Gründe, an Gott zu glauben«, sagte er. »Selbst wenn man nicht an ihn glaubt, gibt es Gründe, es zu tun. Sonst …«

»Sonst?«, fragte Ulf nach.

»Sonst kommen die mit so was durch. Sonst gibt es niemanden, der diesen Barkeeper bestraft. Der sitzt da jetzt in der Sonne und trinkt Bier. Fängt wahrscheinlich irgendeine neue Gaunerei an. Drogen vielleicht – die er aus Mittelamerika einschmuggelt –, so was in der Art. Und ohne Gott kann er einfach da drüben sitzen und sich ins Fäustchen lachen.«

Während Ulf den Saab abschloss, dachte er über diesen Barkeeper nach, und über Gott. Unwillkürlich ging ihm die abstruse Frage durch den Kopf, welches Auto Gott fahren würde – falls es ihn denn gäbe. Einen dieser schnittigen Bentleys? Einen alten Cadillac vielleicht mit viel Chrom und diesen charakteristischen Heckflossen? Oder wäre er bescheiden und würde einen qualmenden ostdeutschen Trabi fahren, einfach, um ein Zeichen zu setzen?

Der Teufel würde natürlich zu einem schnittigen schwarzen Modell greifen, wahrscheinlich zu einer dieser alten sowjetischen ZiL-Limousinen, die Angehörige der sowjetischen Führungsspitze gefahren hatten – oder in denen sie gefahren worden waren, denn die Halter von ZiL-Limousinen saßen niemals selbst hinterm Steuer. Ein Auto wie dieses würde zum Teufel passen. Er säße hinter den getönten Scheiben, sodass niemand ihn sehen konnte, wenn er vorbeisauste, um seinen finsteren Geschäften nachzugehen.

Ulf lächelte. Es war ein absurder Gedanke, doch er heiterte ihn vorübergehend auf und versetzte ihn in die Lage, den Fall Cederström mit ein wenig Abstand zu betrachten. Niemand war körperlich zu Schaden gekommen. Ein guter Mensch war psychischem Druck ausgesetzt, schien jedoch fähig, das zu ertragen. Ein widerlicher Erpresser konnte sich bereichern, ohne auch nur einen Handschlag dafür zu tun.

Doch es gab Schlimmeres – viel Schlimmeres –, und falls er seine Ermittlungen in diesem Fall einstellte, würde die Welt sich trotzdem weiterdrehen: Blomquist würde weiter über dieses und jenes schwadronieren; Erik würde weiter seine Angelei genießen; Anna würde weiter ihre Mädchen zu Schwimmgalas fahren; sein Bruder Björn würde weiterhin die Moderaten Extremisten anführen; und Martin würde weiter im Traum Eichhörnchen jagen. Nichts würde sich ändern.

Ulf sah auf die Uhr. Er war unwesentlich zu spät dran: Normalerweise war er gern bis sechs zu Hause, um mit Martin Gassi zu gehen, wenn Frau Högfors ihn zurück in seine Wohnung gebracht hatte, oder ihn bei ihr abzuholen, falls er noch dort war. Manchmal behielt sie ihn länger bei sich, wenn Ulf aufgehalten wurde und erst um neun oder zehn nach Hause kam. Dann durfte Martin bei ihr übernachten, was er, wie Frau Högfors behauptete, besonders genoss.

»Ich lasse ihn auf dem Sofa schlafen«, hatte sie erläutert. »Welcher Hund könnte da schon widerstehen? Eine ganze Nacht auf dem Sofa eines Menschen. Der Hundehimmel, Herr Varg, meinen Sie nicht auch?«

Ulf beschloss, zuerst bei ihr zu klopfen, und erkannte an Martins Gebell im Flur, dass er noch dort war. Als die Tür geöffnet wurde, stürmte Martin heraus und leckte Ulf freudig die Hände ab. Ulf sah ihn an und lächelte.

»Er freut sich, Sie zu sehen«, sagte Frau Högfors. »Martin hatte heute einen sehr guten Tag. Er hätte fast ein Eichhörnchen gefangen – es war sehr knapp. Und er hat im Park eine halb gegessene Fleischpastete gefunden. Sie lag auf einer Bank. Leider hatte er sie schon aufgefressen, bevor ich sie ihm wegnehmen konnte, aber sie ist ihm gut bekommen.«

»Wer um alles auf der Welt lässt denn eine halb gegessene Fleischpastete auf einer Parkbank liegen?«, fragte Ulf versonnen.

Frau Högfors lachte. »Ist das eine rhetorische Frage?«

»Vermutlich. Es kommt mir einfach sonderbar vor. Ich meine: auf einer Parkbank? Würde nicht jeder vernünftige Mensch eine Pastete, die er nicht aufessen kann, in einen Mülleimer werfen? Aber wahrscheinlich kümmert die Leute das nicht mehr – heutzutage.«

»Aber falls Ihre Frage nicht rhetorisch war«, fuhr Frau Högfors fort, »falls Sie wirklich eine Antwort wollen …«

Ulf lächelte. »Sie haben den Täter gesehen? Und haben nicht Gebrauch von Ihrem Jedermann-Festnahme-Recht gemacht?«

»Das darf man?«, fragte sie.

»Bei ausreichend schweren Verbrechen – denke ich. Ich bezweifle, dass man jemanden festnehmen darf, der nur etwas Unschwedisches getan hat.«

In gespieltem Bedauern schüttelte Frau Högfors den Kopf. »Wie schade … Aber trotzdem, zufälligerweise kann ich Ihre Frage beantworten. Ich habe sie gesehen.«

»Sie?«

»Ja – die beiden Männer, die auf der Bank saßen. Einer von ihnen hat die Pastete gegessen. Sie haben sich unterhalten, und dann sind sie aufgestanden, und der, der die Pastete aß, hat die Hälfte davon auf der Bank liegen gelassen. Ich habe gesehen, wie er die Pastete ansah und offensichtlich überlegte, ob er einen Mülleimer suchen soll. Da war natürlich auch einer, aber er war ein Stückchen weiter weg, und da hat er wohl beschlossen, sich die Mühe zu sparen.« Sie schüttelte den Kopf. »Typisch.«

Ulf lachte. »Wenn es uns irgendwie gelänge, ihn einzukassieren und eine Gegenüberstellung vorzunehmen, könnten Sie ihn identifizieren?«

»Natürlich. Ich habe ihn nämlich sowieso erkannt. Und den anderen auch. Ich weiß, wer die beiden waren.«

»Ah! Dieser Mann aus dem Zeitschriftenladen? Der, den Sie nicht mögen? Und sein aggressiver Schwager?«

Frau Högfors hatte des Öfteren über diese beiden gesprochen und von irgendeiner – realen oder eingebildeten – Kränkung berichtet, die einer ihrer Freundinnen aus dem Pilateskurs, an dem sie teilnahm, von dem einen oder dem anderen oder beiden zugefügt worden war.

Sie schüttelte den Kopf. »Nein, die nicht, wobei ich mir vorstellen kann, dass die genau so etwas tun. Nein, es waren dieser Journalist und dieser Schriftstellerbursche. Der, der neulich abends im Fernsehen war und darüber gesprochen hat, dass sie seinen neuen Roman verfilmen wollen. Haben Sie ihn gesehen? Er war in derselben Sendung wie Ihr Bruder.«

Ulf brauchte einen Augenblick, bis die Bedeutung dessen, was seine Nachbarin gerade gesagt hatte, zu ihm durchdrang. Doch dann dämmerte es ihm.

»Nils Cederström?«

»Das ist er. Der, von dem man sagt, dass er so viel trinkt. Und schreit. Genau der.«

»So sagt man«, murmelte Ulf. Der angebliche schwedische Hemingway. »Sind Sie sicher?« Und als er sie nachdrücklich nicken sah, hakte er nach: »Und wer war bei ihm? Sie sagen, der andere war Journalist. War es ...«

Ohne das Ende seiner Frage abzuwarten, gab Frau Högfors ihm die Antwort. Und zwar genau die, die er erwartete. »Ja, es war dieser Åke Holmberg – der, der diese Artikel schreibt. Und wissen Sie, was? Ich habe von einer Freundin, deren Tochter bei seiner Zeitung arbeitet, gehört, dass er auch das Horoskop schreibt. Das macht er offenbar sehr gut. Ich jedenfalls fand es zutreffend.«

»Ach, jetzt kommen Sie aber, Frau Högfors ...«

»Nein – Sie mögen darüber spotten, Herr Varg. Sie können spotten, so viel Sie wollen, aber er sagt verblüffend genau voraus, was passieren wird. Wie er das macht, weiß der Himmel, aber er liegt jedes Mal richtig.«

Ulf stand die Skepsis ins Gesicht geschrieben. »Sind Sie sich da sicher? Ich möchte ja nicht klingen wie diese Leute, die nichts glauben wollen, aber trotzdem ...«

Frau Högfors ließ sich nicht beirren. »Nein, ich sehe, dass Sie nicht an so etwas glauben, und ich weiß, Sie wollen nichts hören, was Ihren Unglauben ins Wanken bringt.«

»Lassen Sie's drauf ankommen«, sagte Ulf tapfer.

»Nun ja, vor etwa sechs Monaten habe ich mein Horoskop gelesen, und da stand, ich solle vorsichtig sein, falls ich in dieser Woche vorhätte, irgendwohin zu fahren. Da stand, es könne gut sein, dass ich aufgehalten würde.«

»Und?«

»Zwei Tage später musste ich nach Stockholm reisen, und mein Zug fiel aus. Ich musste die Reise absagen. Das war zum dreißigsten Geburtstag meiner Nichte. Ich habe die Feier verpasst.«

Ulf blickte nachdenklich. »Und an welchem Tag war der Geburtstag?«

»Am zwanzigsten Januar.«

Ulf lächelte. »Die Woche des Eisenbahnerstreiks, wie ich mich erinnere.«

»Ja, das stimmt. Die Züge wurden bestreikt.«

Ulf wartete darauf, dass Frau Högfors den naheliegenden Zusammenhang herstellte, doch sie schien ihn nicht wahrzunehmen. Seine Nachbarin war eine intelligente Frau – sie hatte, rief er sich in Erinnerung, einen Abschluss in Sozialanthropologie, doch der lag lange zurück. Hier war der detektivische Scharfsinn gefragt, und es wäre absolut verständlich, wenn das kriminalistische Denken, das für ihn selbstverständlich war, bei ihr schlicht nicht vorhanden wäre.

Er hob eine Augenbraue. »Und diese Meldung – dass es vielleicht zum Streik kommt – war vorher tagelang in sämtlichen Zeitungen gewesen. Kommt Ihnen das nicht verdächtig vor, Frau Högfors?«

Seine Nachbarin blickte nachdenklich. »Wollen Sie andeuten, er wusste das schon?«

»Nun ja, das will ich wohl andeuten. Wenn man weiß, dass bei der Eisenbahn gestreikt wird, dann scheint einem der gesunde Menschenverstand nahezulegen, dass eine Störung von Reiseplänen bevorsteht.«

Frau Högfors schürzte die Lippen. »Möglich«, räumte sie ein – ein bisschen widerstrebend, dachte Ulf. Dann wiederholte sie: »Möglich.« Und dann lächelte sie schmallippig und sagte, erneut widerstrebend: »Aber es ist harmlos, oder? Und wer von uns wäre nicht wenigstens ein kleines bisschen abergläubisch – manchmal?«

Ulf räumte ein, dass vermutlich jeder in irgendeinem Punkt abergläubisch sei. Er dachte an seine Kollegen. Erik trug beim Angeln immer einen bestimmten Gürtel – das hatte er ihnen einmal verraten –, und Carl nahm an einem Freitag den Dreizehnten nie eine Festnahme vor: »Sie kommen gleich wieder raus«, hatte er erklärt. Und was Anna betraf, die hatte eine Kaninchenpfote als Schlüsselanhänger – er hatte sie selbst gesehen –, und wozu hatte man eine Kaninchenpfote am Schlüsselring, es sei denn, man glaubte, es brächte irgendwie Glück?

Und er selbst … Ulf zögerte. War er ohne solche komischen kleinen Überzeugungen? Zu seiner nicht geringen Enttäuschung erkannte er, dass dem nicht so war. Warum sonst achtete er immer darauf, rechtzeitig aus der Badewanne auf den Badvorleger zu steigen, bevor das Wasser vollständig abgelaufen war? Das tat er, weil er das Gefühl hatte, es würde eine Katastrophe geben, falls er immer noch in der Wanne läge, wenn das finale Gluckern ihm sagte, dass alles Wasser abgelaufen war. Oder tat er es etwa, weil es kalt und unangenehm wäre, noch in der Wanne zu liegen, wenn kein Wasser mehr darin war? Ersteres, wenn er ehrlich zu sich war.

Unvermittelt kam ihm eine Frage in den Sinn: Waren ehrliche Menschen sich selbst gegenüber notwendigerweise genauso ehrlich wie anderen gegenüber? Konnte man sich beispielsweise über eine Schwäche hinwegtäuschen, während man zugleich in allem anderen absolut ehrlich war? Doch dann sagte sich Ulf, dass er lieber über das nachdenken sollte, was Frau Högfors im Park gesehen hatte: Åke Holmberg und Nils Cederström zusammen. Was mochte das bedeuten, falls es denn etwas zu bedeuten hatte?

Gleich darauf glaubte er, die Antwort auf diese Frage zu kennen. Nils musste Åkes Artikel mit der Ankündigung der bevorstehenden Enthüllung über ihn gelesen haben, woraufhin er den Journalisten eilig kontaktiert hatte, um ihn zu bitten, nicht damit an die Öffentlichkeit zu gehen. Das war es sicher – das musste es sein. Falls Åke auch nur einen Funken Anstand im Leib hatte, hatte er ihm natürlich gesagt, dass sie den Artikel sowieso nicht bringen würden, und in diesem Sinn hatten sie sich wieder getrennt und die halb gegessene Pastete zurückgelassen, die Martin hinterher gefressen hatte.

Doch warum hatten sie sich auf einer Bank im Park getroffen? Ulf grübelte. Vielleicht hatte Nils nicht gewollt, dass man ihn das Gebäude der Zeitung betreten sah. Sein Gesicht war hinlänglich bekannt, und er hatte sicher nicht von irgendeinem Passanten fotografiert werden wollen, während er einen Journalisten – auf metaphorischen Knien – anflehte, seine Informationen nicht zu veröffentlichen. Hemingway hätte das niemals getan. Ebenso wenig wie

Norman Mailer oder irgendein anderer der harten Kerle in der literarischen Welt.

Dann merkte er, dass Frau Högfors etwas gesagt hatte.

»Entschuldigung, ich war mit den Gedanken woanders.«

»Ich habe gesagt, dass ich diese hübsche neue Leine, die Sie für Martin gekauft hatten, leider verloren habe. Die, auf der steht: ›Made in China.‹ Die aus Kunstleder.«

Ulf winkte ab. »Ach, die. Machen Sie sich keine Sorgen. Es ist nur eine Leine.«

»Ich habe eine neue gekauft. Hier.« Sie zeigte ihm eine schicke neue Leine, in Rot und mit der Prägung »van Dog«.

Ulf dankte ihr. Dann betrachtete er die Prägung. »Van Dog?«

»Es ist eine Designermarke für Hunde, hat man mir gesagt«, erklärte Frau Högfors. »Mir persönlich gibt das nichts – Sie wissen schon, Gucci und so weiter. Diese jungen Leute mit ihren Designeretiketten überall – die merken gar nicht, wie sie manipuliert werden.«

Ulf nickte. »Das meiste davon ist bloß Durchschnittsware. Man bezahlt für die Marke – und nicht zu knapp.« Er seufzte. »Und jetzt nehmen sie Hundebesitzer ins Visier.«

Frau Högfors sah auf die Uhr. »Haben Sie Zeit für einen schnellen Kaffee, Herr Varg?«

Ulf bejahte. Er war müde und musste sich entspannen: Frau Högfors ein paar Minuten zuzuhören würde ihm guttun. Danach würde er sich Spaghetti bolognese zubereiten und mit einem grünen Salat essen. Blomquist sagte, man solle Salat dazu essen, wenn man eine große Portion Kohlehydrate zu sich nahm. Blomquist sagte … Ulf lächelte. Ich darf keinen inneren Blomquist ausbilden, sagte er sich. Das geschah so leicht; vielleicht überkam es einen unmerklich, schleichend, wie eine seltsame Krankheit. So war Blomquist vermutlich zu Blomquist geworden – nach und nach.

Ulf setzte sich auf Frau Högfors' Sofa, Martin zu seinen Füßen. Wenn ich ein normales Leben hätte, sagte er sich, wäre es dies, was mich jeden Abend bei meiner Heimkehr erwarten würde: die Gesellschaft eines anderen Menschen und eines Hundes. Er würde für sie und sich selbst etwas kochen – wer sie auch sein mochte, diese einfühlsame, unterstützende Frau, die er sich suchen sollte und die er finden konnte, wenn er nur suchen würde. Stattdessen, dachte er, sehne ich mich nach einer, die nicht mein sein kann, es sei denn ... es sei denn ... Erregung durchfuhr ihn. Was für ein Narr Jo doch war; was für ein unglaublicher Narr! Da hatte dieser hochqualifizierte Anästhesist eine Familie, die ihn liebte, aber trotzdem musste er unbedingt einer flüchtigen Verliebtheit hinterherjagen, einer schäbigen kleinen Affäre, in irgendwelchen ... wo eigentlich? In der beengten Wohnung seiner Geliebten vielleicht oder in einem billigen Hotel, wo niemand fragte, was in den seelenlosen Zimmern vorging.

Seine Gedanken wandten sich wieder Nils Cederström zu, und unvermittelt verspürte er den dringenden Wunsch, sich Frau Högfors anzuvertrauen. Normalerweise sprach er nicht mit Außenstehenden über seine Fälle – das verstieß gegen die Vorschriften –, aber bei Frau Högfors war es etwas anderes. Sie begegnete in ihrem Alltag nur sehr wenigen Menschen, und es war unwahrscheinlich, dass sie mit jemandem darüber sprechen würde. Geheimnisse waren bei Frau Högfors gut aufgehoben.

Also erzählte er es ihr. Er erzählte ihr die ganze Geschichte seit der Kontaktaufnahme durch Nils Cederströms Freundin. Er erzählte ihr von seinem Besuch beim Buchhändler und dem Lob, mit dem Nils von seinen Freunden überhäuft worden war. Er erzählte ihr von seinem Besuch bei Åke und der Weigerung des Journalisten, ihm zu sagen, mit was für einer Enthüllung die Zeitung gedroht hatte. Und er schloss mit der Feststellung, er habe den Eindruck, dass er überhaupt nichts erreicht habe und mit weiteren Fortschritten in diesem Fall nicht zu rechnen sei.

»Außer dass Sie eine Verhaftung vornehmen«, sagte Frau Högfors.

Ulf runzelte die Stirn. »Aber ich sagte ja, ich habe nicht die leiseste Ahnung, wen ich festnehmen sollte. Um jemanden festzunehmen, muss man zuallererst …« Er brach ab und sah seine Nachbarin forschend an. »Sie haben doch nicht etwa eine Theorie?«

»Natürlich habe ich eine Theorie. Oder besser gesagt, ich habe eine Überzeugung.«

Er wartete darauf, dass sie fortfuhr. Zu seinen Füßen regte Martin sich im Schlaf, seine Läufe zuckten, wie sie es bei allen Hunden tun, wenn sie davon träumen, Kaninchen oder Eichhörnchen zu jagen. Ulf fragte sich, ob Martin in seinen Träumen alles perfekt hören konnte, ob er befreit war von dem Handicap der Taubheit, unter dem er im wachen Zustand litt.

»Sehen Sie«, begann Frau Högfors, »es ist doch sonnenklar, dass Ihr Nils Cederström von Åke Holmberg erpresst wird.«

Sie musterte Ulf, als wollte sie sich vergewissern, dass er diesen grundlegenden Fakt begriffen hatte.

Dann fuhr sie fort: »Die Ankündigung dieser sensationellen Enthüllung war seine Art, Nils mit unangenehmen Konsequenzen zu drohen, sollte er nicht bezahlen.«

»Und? Erpresst womit?«

Frau Högfors lachte. »Es ist die vollständige Umkehrung der normalen Situation, wo der Erpresser damit droht, irgendein Fehlverhalten des Opfers zu enthüllen. In diesem Fall ist es aber kein Fehl-, sondern ein Wohlverhalten, falls man das denn so sagen kann. Wenn Nils also nicht bezahlt, erfährt alle Welt, dass er nicht der harte, trinkfeste Kerl ist, als den die Öffentlichkeit ihn kennt. Darin besteht die Drohung.«

Ulf sah an die Decke. Natürlich. Natürlich. Er hatte in der völlig falschen Richtung gesucht, im Dunkeln, dabei hätte er im Licht suchen müssen.

»Wissen Sie, ich glaube, Sie haben recht. Tatsächlich ist das brillant.«

Frau Högfors nahm dieses Kompliment gelassen. »Ich habe nur zwei und zwei zusammengezählt.«

Ulf schüttelte den Kopf. »Aber ich habe es nicht gesehen.«

»Vielleicht weil Sie keine Frau sind, Herr Varg.«

Nicht zum ersten Mal wollte er ihr vorschlagen, ihn Ulf zu nennen. Niemand sagte in Schweden noch Herr und Frau, und mittlerweile klang es fast affektiert, wenn man diese Anreden verwendete. Doch er tat es nicht. Sie war Frau Högfors, und er war Herr Varg, ganz gleich, wie sehr der Sprachgebrauch sich verändert hatte.

»Meinen Sie?«, fragte Ulf gelassen. »Ach, na ja, wenigstens kenne ich meine Grenzen.«

»Werden Sie ihn jetzt festnehmen?«, fragte Frau Högfors.

Ulf erklärte ihr die Schwierigkeiten einer Strafverfolgung, wenn das Opfer zugleich der Hauptzeuge, jedoch nicht bereit war, Anzeige zu erstatten.

»Ich werde mit Holmberg sprechen«, sagte er, »und ihn verwarnen. Das sollte die Sache unterbinden, selbst wenn wir ihn nicht zur Rechenschaft ziehen können.«

Frau Högfors sagte, das verstehe sie. »Manchmal braucht die Gerechtigkeit Zeit.«

»Oder fällt aus«, murmelte Ulf.

Er dachte darüber nach. Die Welt war ein trostloser Ort der Korruption und Ungerechtigkeit. Da konnte man den Glauben an die Justiz wohl verlieren, doch das durfte man nicht. Man musste diesen Kampf weiterführen, und er und seine Kollegen im Dezernat für heikle Fälle würden genau das tun, trotz der unvermeidlichen Enttäuschungen und Fehlschläge. Man machte weiter. Man arbeitete weiter, stellte Fragen, beobachtete, verfolgte, deckte auf. Und wenn man Glück hatte und alles in die richtige Richtung deutete, dann schlug man zu. Doch manchmal ging der Schlag ins Leere, wenn man dort ankam, wo gerade eben noch ein ausgemachter Schurke gestanden hatte. Dann rappelte man sich eben wieder hoch, bürstete sich den Staub ab und nahm den Kampf wieder auf.

Nachdem Ulf seine Spaghetti bolognese verzehrt und dazu ein Glas Chianti getrunken hatte, ging er mit Martin in den Park. Ein, zwei weitere Hunde wurden von ihren Haltern ausgeführt, doch Ulf kannte niemanden von ihnen. Martin schien sich für die anderen Hunde nicht zu interessieren – ein Anzeichen für Depression bei Hunden, hatte Dr. Håkansson Ulf erklärt –, doch als sie sich der Parkbank näherten, auf der Frau Högfors Nils Cederström und Åke Holmberg im Gespräch gesehen hatte, wurde er munter. Ulf gestattete ihm, zur Bank zu laufen und die Stelle zu beschnüffeln, an der er vermutlich die halb gegessene Pastete gefunden hatte.

Während Ulf beobachtete, wie Martin das Holz ableckte, fragte er sich unwillkürlich, ob seine Erinnerung daran olfaktorischer oder visueller Natur war, jedenfalls in erster Linie. Hatte Martin sich an die Bank erinnert, bevor er etwaige Geruchsspuren der Pastete hatte wahrnehmen können? Und hinterließen Fleischpasteten überhaupt nennenswerte Geruchsspuren? Falls ja, musste die Welt voller aromatischer Spuren sein, dachte Ulf – Schicht auf Schicht, ein Geruch über dem anderen, erzählten sie die Geschichte dessen, was wo gewesen war.

Irgendwann zog er Martin fort. Der Hund wollte gar nicht von der Parkbank ablassen. Vielleicht, dachte Ulf, hoffte er auf ein letztes Wunder; hoffte darauf, dass das Manna, das dort gelegen hatte, irgendwie noch einmal erscheinen würde. Sie gingen zurück, und Martin zerrte an der Leine.

Unterwegs ließ Ulf sich noch einmal Frau Högfors' Auflösung der Cederström-Sache durch den Kopf gehen. Sie hatte recht, dachte er, und das bedeutete, dass er den Fall abschließen konnte, sobald er Åke sehr ernsthaft verwarnt hatte. Ulf würde eine spätere Strafverfolgung nicht ausschließen. Das war zwar unwahrscheinlich, wie er sehr wohl wusste, aber er wollte Åke eine Weile leiden lassen. Das wäre eine angemessene Bestrafung für einen Erpresser, dessen Geschäftsmodell auf Angst und Sorgen beruhte.

Da die Cederström-Sache nun geklärt war, konnte Ulf seine Aufmerksamkeit den beiden ausstehenden Angelegenheiten zuwenden. Eine davon war offiziell, die andere ganz entschieden nicht. Die offizielle Angelegenheit betraf die Ausfuhr unechter Wölfe. Die inoffizielle Angelegenheit bestand darin, Anna die Nachricht zu überbringen, dass ihre Befürchtungen betreffend Jo berechtigt waren.

Das machte ihm natürlich zu schaffen. Es war seine Pflicht, doch er freute sich nicht auf diese Begegnung. Daher würde er das nicht sofort in Angriff nehmen, sondern am nächsten Morgen als Erstes versuchen, einen estnischen Burschen zu finden, der alte Motorräder wiederherrichtete und Hunde als Wölfe verkaufte.

Dies bedeutete eine Unterhaltung mit seinem Biker-Freund Arvid Forsberg, genannt der Professor, dem Autor von *Der große skandinavische Biker-Krieg* und anderen Werken zu eher abstrusen Themen. Ulf beschloss, Blomquist mitzunehmen; er sorgte sich nicht wegen Arvid selbst, den er kannte und dem er vertraute, doch der Ort, an dem er ihn aufsuchen würde, bereitete ihm Sorgen: Es war der Schuppen eines Motorradklubs am Rand eines Industriegebiets, in beleseneren Polizeikreisen auch als »Dante'scher Kreis der Hölle« bekannt. Besser, er ging nicht allein dorthin, dachte Ulf, selbst wenn das bedeutete, Blomquist zuhören zu müssen, der sich sicher über etwas auslassen würde, was am Vorabend beim Durchforsten von Gesundheitsseiten im Internet seine Aufmerksamkeit erregt hatte: das beste neue Mittel gegen Bluthochdruck, die neu entdeckten Superkräfte eines dunkelgrünen Gemüses oder die letzten Statistiken zur Langlebigkeit in solchen Gebieten Südindiens, in denen der Kokosölverbrauch besonders hoch ist. Oder womöglich sogar über alle drei Themen.

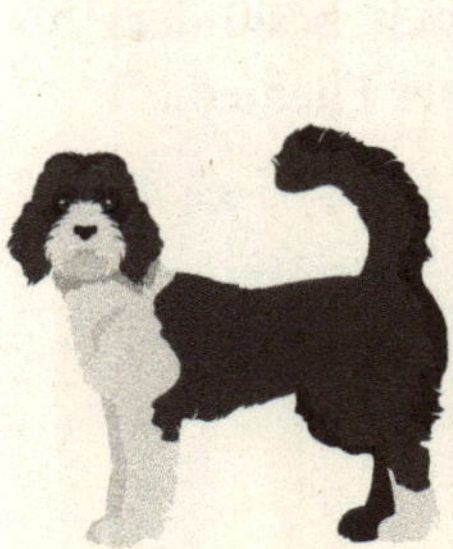

KAPITEL VIERZEHN

Der große skandinavische Biker-Krieg

Blomquists Neugierde war geweckt.

»Dieser Professor«, fragte er, »der arbeitet für Sie?«

»Jemand, der für einen arbeitet«, war ein Euphemismus für einen Informanten. Viele Kriminalermittler hatten ein, zwei Leute, die »für sie arbeiteten«, in manchen Fällen jahrelang. Eine solche Beziehung konnte, wenn sie verdeckt blieb, für beide Seiten gewinnbringend sein. Der Informant durfte ein gewisses Maß an Immunität erwarten, solange er seinem »Chef« regelmäßig Informationen lieferte, für gewöhnlich über die Feinde des Informanten in der Unterwelt. Allerdings litt ihre Beziehung, falls Hinweise sich als falsch erwiesen oder der Informant bewusst veraltete Informationen weitergab. Noch mehr litt ihre Beziehung allerdings, wenigstens aus Sicht des Informanten, sollte dem Chef jemals die Identität seines Informanten herausrutschen. Dies wurde als terminales Ereignis bezeichnet und endete für den Informanten mit Vergeltungsmaßnahmen, es sei denn, er war schnell genug, um dem Zorn seiner Verbrecherkollegen zu entgehen.

Der Professor hingegen arbeitete nicht im üblichen Sinne für Ulf. Er war eine in Biker-Kreisen hoch angesehene Persönlichkeit, Vertrauensperson und Biograf, akzeptiert als jemand, der über dem normalen Treiben stand. Der Professor wusste alles über die skandinavische Motorradszene und hatte Hunderte, wenn nicht gar Tausende von Biker-Informationen im Kopf – wer welche Maschine besaß, wer wohin fuhr, wer wem welches Motorrad verkaufte. Alle diese Fakten waren für die meisten Menschen herzlich uninteressant, aber die Motorradfahrer in ihrer Parallelwelt aus röhrenden Motoren, Benzindämpfen und verbranntem Gummi konnten gar nicht genug davon bekommen.

»Nein«, antwortete Ulf auf Blomquists Frage. »Der Professor arbeitet für niemanden. Er steht über alledem.«

»Also können Sie offen mit ihm reden?«

Ulf bestätigte dies. »Sie – die Biker, meine ich –, sie wissen, dass der Professor nie etwas verraten würde, was einen anderen Motorradfahrer bei der Polizei in Schwierigkeiten bringen könnte. Er versteht den Verhaltenskodex – genau genommen heißt es, er habe ihn überhaupt erst geschrieben.«

Blomquist blickte nachdenklich. »Wie kommt er damit zurecht? Ich meine, manche dieser Leute stecken doch bis über beide Ohren im Drogenhandel.«

Ulf schüttelte den Kopf. »Nicht der Professor. Ihm gehören drei Wohnungen – ganz legal. Sein Vater hat sie ihm hinterlassen. Er lebt von den Mieteinnahmen.«

Blomquist zuckte die Achseln. »Ich dachte nur, ich frage mal.«

»Und es war eine vernünftige Frage. Aber er ist wirklich etwas Besonderes, Blomquist. Er ist Autor, er hat Motorradbücher geschrieben. Haben Sie schon mal von *Der große skandinavische Biker-Krieg* gehört? Das findet man in Bahnhofsbuchhandlungen. Da liegt immer irgendwo ein Exemplar. Tja, das hat er geschrieben.«

Sie fuhren mit dem Saab. Als Ulf parkte und ausstieg, fragte Blomquist: »Eins noch: Sie haben gesagt, der Professor würde nie etwas verraten, was einen anderen Motorradfahrer bei der Polizei in Schwierigkeiten bringen könnte.«

»Stimmt.«

»Aber haben Sie nicht genau das jetzt vor? Sie wollen doch diesen Mann finden – der womöglich Este ist, haben Sie gesagt –, der mit unechten Wölfen handelt. Das wird den Mann doch bestimmt in Schwierigkeiten bringen, oder?«

Ulf zögerte. Blomquist mochte recht haben, aber man konnte nie wissen. Bei der Arbeit eines Kriminalpolizisten waren Fragen wie Köder, die man auslegte: Manchmal fing man etwas, manchmal nicht. Ulf warf einen Blick in den Schuppen. Überall liefen Mitglieder des Motorradklubs umher. Jede Menge Leder und so viele Nieten, dass man eine Eisenwarenhandlung damit ausstatten konnte.

»Tiere«, murmelte Blomquist.

»Tiere könnten dabei durchaus eine Rolle spielen.« Ulf hatte seine Stimme gesenkt.

Blomquist blickte verdutzt. »Das verstehe ich nicht.«

»Werden Sie noch.«

Der Schuppen stand auf einem Stück Brachland neben einer Lagerhalle. Früher schien er für irgendwelche Montagearbeiten benutzt worden zu sein, denn daneben lagen mehrere Haufen mit Stahlseilen, wie sie an Kränen eingesetzt wurden. Ein rostverkrusteter halber Ausleger lag verbogen zwischen den Stahlseilen und dem Zaun. Am Ende eines mit Ziegeltrümmern übersäten Wegs stand eine Holzhütte mit einem einzelnen Fenster ohne Glasscheibe. Es war ein Bild der Vernachlässigung, des industriellen Niedergangs.

Sie betraten den Schuppen, der so groß wie eine Tennishalle war. An einer Wand standen Motorräder aufgereiht, ein Sammelsurium von Maschinen, aus dem hie und da besonders hohe oder breite Lenker herausragten. Weitere Motorräder waren mitten im Schuppen abgestellt. Um eine Maschine im hinteren Teil des Schuppens hatten sich ein paar Biker versammelt und sahen einem Mechaniker im blauen Overall, der am Motor bastelte, über die Schulter.

Seitlich von ihnen ertönte ein Schrei.

»Ulf!« Ein großer, kräftiger Mann, der eine runde Brille mit schwarzem Gestell trug, winkte Ulf zu. Er saß an einem Tisch, auf dem mehrere Magazine aufgeschlagen lagen. »Hier drüben, Ulf!«

Ulf ging durch den Raum und kam dabei an einem Paar vorüber, einem Mann und einer Frau, die auf einem aufgebockten Motorrad saßen und die Besucher eindringlich musterten. Ulf nickte ihnen zu und erntete ein knappes Nicken seitens des Mannes. Die Frau rührte sich nicht und kaute auf entschieden unfreundliche Weise Kaugummi. Sie hatte Piercings in der Nase und den Augenbrauen. Eine Tätowierung von Pegasus, dem fliegenden Pferd, bedeckte ihren gesamten linken Oberarm.

Blomquist grüßte sie mit vollendeter Höflichkeit. Sein Gruß wurde ignoriert.

Der Professor stand auf. »Mein alter Freund – was führt dich hierher? Ein Motorrad gekauft?«

Ulf schüttelte dem Biker die Hand. »Ich habe meinen Saab, Prof. Das genügt mir.«

Er stellte Blomquist vor, der höflich begrüßt wurde.

»Ich kenne einen Blomquist«, sagte der Professor. »Er hat vor ein paar Monaten meine Tante geheiratet, nachdem mein Onkel gestorben war. Der Mann schnarcht stark. Das macht sie ganz verrückt.«

Blomquist runzelte die Stirn. »Schlafapnoe«, sagte er. »Ist er auf Schlafapnoe untersucht worden?«

Der Professor schien neugierig zu werden.

»Das ist sehr weit verbreitet«, erklärte Blomquist. »Manchmal wacht man nachts hundert Mal davon auf. Man hört auf zu atmen, verstehen Sie, und davon wird man wach. Am Ende leidet man unter Schlafentzug.«

»Nun, nun«, sagte der Professor. »Kann man da was machen?«

»Ja«, erwiderte Blomquist, »kann man. Man bekommt diese kleinen Schienen, verstehen Sie, die man in den Mund steckt. Sie halten die Atemwege offen. Oder man kann eine Atemwegsüberdruckmaske bekommen. Mit der schläft man dann. Man trägt sie die ganze Nacht.«

»Sehr interessant. Ich könnte mit ihr darüber sprechen. Wo kann ich mehr darüber erfahren?«

»Es gibt eine Klinik gleich hier in Malmö«, erzählte Blomquist. »Ich kann Ihnen die Adresse besorgen, wenn Sie mögen.«

»Würden Sie mit ihm reden?«, fragte der Professor. »Meinen Sie, Sie könnten mit ihm über das alles sprechen?«

»Natürlich«, sagte Blomquist bereitwillig. »Ich helfe gern. Schlafstörungen können das Land einen Haufen Geld kosten, wissen Sie? Wenn man alles zusammenrechnet ...«

»Jaja«, unterbrach ihn Ulf. »Das ist wunderbar, Blomquist. Aber wir müssen uns mit dem Professor hier unterhalten.«

Der Professor breitete die Arme aus, als wollte er sagen, er gehöre ganz ihnen.

»Ich brauche eine Information«, sagte Ulf.

Der Professor musterte ihn. »Eine Information? Keiner der Jungs führt was im Schilde, das kann ich dir sagen. Die sind alle sauber, Ulf. Hundert Prozent sauber.«

»Natürlich«, erwiderte Ulf rasch. »Nein, es hat nichts mit den Jungs hier zu tun. Ich will mich nur nach einem Mann erkundigen, der klassische Motorräder repariert. Er hat einen Transporter, auf dem das steht. Und eine Tätowierung – hier am Hals. Und er ist Este oder Lette, glaube ich.«

Der Professor kniff die Augen zusammen. »Ein tätowierter Este mit einem Transporter? Das ist ein großer Personenkreis, Ulf.« Dann schüttelte er den Kopf. »Tut mir leid. Nie von so jemandem gehört.«

Ulf wartete kurz. Dann sagte er leise: »Es ist ein Fall von Tierquälerei, Prof.«

Das hatte eine unmittelbare Wirkung. Der Professor verzog angewidert das Gesicht.

Ulf deutete auf ein Motorrad, das nicht weit vom Schreibtisch des Professors stand. Es war eine alte rote BSA mit dazu passendem Beiwagen. »Wie geht's den Möpsen, Prof?«

»Bestens«, erwiderte dieser. Er drehte den Kopf, steckte zwei Finger in den Mund und pfiff scharf. Zwei kleine Köpfe schauten aus dem Beiwagen und drehten sich kurz hin und her. Dann sprangen die beiden hellbraunen Möpse heraus und trotteten zum Professor herüber. Ihre Halsbänder waren so rot wie die BSA.

Ulf bückte sich und ließ die Hunde an seiner Hand schnüffeln. »Sie riechen Martin.«

»Wie geht's ihm?«, fragte der Professor.

»Er ist immer noch geringfügig depressiv. Wir dachten, es könnte jahreszeitlich bedingt sein, aber jetzt, tja, jetzt sind wir da nicht mehr so sicher.«

Der Professor nickte. »Dr. Håkansson behandelt ihn?«

»Ja.«

»Dr. Håkansson ist der Beste«, sagte der Professor. »Er hat Betsy hier operiert. Sie hatte einen Tumor. Zum Glück gutartig. Ich hätte es nicht ertragen, wenn es etwas Ernsteres gewesen wäre.«

Ulf seufzte mitfühlend. »Sie wachsen einem ans Herz, nicht wahr?« Er verstummte, denn der Professor schüttelte den Kopf.

»Das passt nicht zusammen, Ulf. Mir ist gerade etwas eingefallen – ich kenne doch jemanden, auf den deine Beschreibung passt, aber das ist keiner, der jemals Tiere misshandeln würde. Ganz im Gegenteil.«

Ulf fragte nach dem Namen. Der Professor zögerte. »Karmo Pärn«, sagte er schließlich. »Aber ich versichere dir, Ulf, er würde nichts dergleichen tun.« Er hielt inne. »Sag mir: Was genau soll er denn getan haben?«

Ulf war offen zu ihm. Er nannte ihm die Details und fügte hinzu: »Sag Dr. Håkansson nicht, dass ich dir das erzählt habe. Ich dürfte das eigentlich an niemanden weitergeben – außerhalb der Truppe, heißt das.«

Der Professor lachte. Als die Möpse das hörten, begannen sie, begeistert zu bellen, stellten sich auf die Hinterläufe und strampelten mit den Vorderpfoten.

Ulf wartete auf eine Erklärung.

»Weißt du, was Karmo macht?«, fragte der Professor schließlich. »Ja, er repariert alte Motorräder, aber er ist Hundezüchter. Seine Zwinger stehen draußen vor der Stadt. Er ist Hundezüchter und -trainer.«

Ulf wechselte einen Blick mit Blomquist.

»Wir haben hier Hunde, die Wölfen ziemlich ähnlich sehen«, sagte der Professor.

Er wartete auf Ulfs Reaktion, doch Ulf schwieg. Da nahm

er Ulf beiseite und flüsterte ihm etwas ins Ohr. Ulfs Augenbrauen gingen in die Höhe. Blomquist spitzte die Ohren, doch der Professor sprach zu leise. Der Uniformierte verzog das Gesicht.

Schließlich löste Ulf sich vom Professor und sagte: »Oh, na dann.« Nach kurzem Zögern fügte er hinzu: »Das ist es also.«

»Ja«, sagte der Professor. »Da siehst du es.«

»Jetzt verstehe ich.« Ulf lachte. Blomquist sah ihn böse an.

Der Professor bot ihnen eine Tasse Kaffee an. Ulf akzeptierte. Fragend sah der Professor Blomquist an. Der hatte die Lippen zusammengepresst, nickte aber schließlich.

Während der Professor zu einer ramponierten Kaffeemaschine auf einer schmutzigen Spüle ging, sah Blomquist Ulf vorwurfsvoll an. »Das war extrem unhöflich«, sagte er.

Ulf legte Blomquist eine Hand auf die Schulter. »Ich weiß, ich weiß.« Er seufzte. »Aber diese Leute …« Er breitete die Arme aus. »Diese Leute sind nicht gerade Hautevolee, Blomquist. Sie wissen doch, wie das ist.«

»Aber warum musste er flüstern?«

Ulf zuckte die Achseln. »Wer weiß?«

Blomquist war nicht besänftigt. »Ich habe dumm danebengestanden, während Sie …« Er stammelte vor Empörung. »Wenn das hier ein Krimi wäre, würde so etwas nicht passieren.«

»Wir sind aber nicht in einem Krimi, Blomquist. Das ist die Realität. Und in der Realität geht nicht immer alles auf.«

Der Professor kehrte mit einem Tablett zurück, auf dem drei unappetitlich aussehende Tassen mit öligem schwarzem Kaffee standen. Er reichte Ulf und Blomquist je eine Tasse, ehe er sich selbst die letzte nahm und auf den Kaffee blies, um ihn abzukühlen.

»Mein Freund hier – Blomquist.« Ulf deutete auf Blomquist. »Mein Freund würde gern etwas über den großen Biker-Krieg hören.«

»Den großen skandinavischen Biker-Krieg«, korrigierte der Professor. Lächelnd wandte er sich Blomquist zu. »Sie interessieren sich für Motorradgeschichte?«

Blomquist trank verdrossen einen Schluck Kaffee und ignorierte die Frage.

»Ja, das tut er«, antwortete Ulf an Blomquists Stelle.

Der Professor setzte sich wieder auf seinen Stuhl und legte die Füße – in reich verzierten amerikanischen Cowboystiefeln – auf den Tisch. Seinen Gästen bot er keine Plätze an, und so zog Ulf einfach einen Hocker heran, wischte Baumwollfussel von der Sitzfläche und bedeutete Blomquist, er solle sich setzen.

»Schieß los«, ermunterte er den Professor. Zu Blomquist sagte er: »Stellen Sie sich vor, Sie wären in der Universität Lund, Blomquist.«

Blomquist starrte in seine Kaffeetasse und schwieg.

Der Professor räusperte sich. »Es begann alles vor langer Zeit, im Jahr 1980«, begann er gewichtig. »Damals wurde in Kopenhagen der erste Ortsverband der Hells Angels gegründet. Sie nannten sich United MC, wie Sie vielleicht wissen. Es waren ein paar gute Leute dabei, aber auch ein paar schlechte – so ist die Welt nun mal, nicht wahr? Gut und schlecht. Schopenhauer und so weiter. Okay, also diese Männer hatten Feinde, wissen Sie, ein anderer Club namens The Filthy Few. Denen gefiel es nicht, dass die Angels in ihr Revier eindrangen, und das muss man von ihrer Warte aus auch verstehen. Man muss eine historische Perspektive einnehmen, wie es so schön heißt. Also sind sie in diese Bar gegangen, verstehen Sie, die zum Revier der Angels gehörte. Dann gab es Rabatz. Aber so richtig. Das waren die ersten Opfer – die ersten Jungs, die ihr Leben für ihren Club gaben.«

Der Professor senkte den Blick, respektvoll und traurig wie jemand, der von einer Trauerfeier oder der Rückführung gefallener Soldaten erzählte.

»Sie waren Helden, diese Männer«, fuhr er dann fort. »Die Leute sagen, es sei nur um Drogen gegangen, aber das stimmt nicht. Ganz und gar nicht. Das zeigt nur, wie unwissend viele sind, wenn es um Motorradgeschichte geht.«

Ulf nickte mitfühlend. »Die Leute wissen nichts.«

Es war eine simple Feststellung und eigentlich nicht wahr, aber er wusste nicht, was er sonst dazu hätte sagen sollen. Und in Bezug auf Motorradgeschichte sollten die Leute es ruhig zugeben: Sie wussten nichts.

»Es ging um Ehre, verstehen Sie«, fuhr der Professor fort. »Die jungen Leute heutzutage wissen gar nicht mehr, was das Wort bedeutet, das kann ich euch sagen. Es kommen junge Männer zu uns – achtzehn, neunzehn sind die –, und denen sage ich: ›Definiert Ehre.‹ Und wisst ihr was? Sie starren mich an und bekommen den Mund nicht auf. Dieses Wort haben sie noch nie gehört. Noch nie.«

Ulf schüttelte den Kopf. »Schlimm«, murmelte er.

Als Ulf den Saab anließ und sich anschickte, zurück ins Büro zu fahren, starrte Blomquist stur geradeaus.

»Ich weiß, was Sie denken«, sagte Ulf, während er sich in den Verkehr einfädelte.

Blomquists Tonfall war vorwurfsvoll. »Ach?«

Ulf warf seinem Begleiter einen kurzen Blick zu. Allmählich verstand er den anderen Mann besser, und ihm war klar geworden, dass er außergewöhnlich empfindlich war. Hinter seinem schier endlosen Schwadronieren über Gesundheits- und Ernährungsthemen verbarg sich ein Mensch, der sehr verletzlich war. Und dieser Mensch war im Prinzip ein guter, dachte er.

»Ja«, erwiderte Ulf, »ich verstehe, Blomquist. Sie fühlen sich ausgeschlossen.«

»Na ja, können Sie es mir verdenken? Niemand will mich dabeihaben. Niemand.«

Ulf wies ihn darauf hin, dass er ihn eigens in eine Reihe von Fällen einbezogen hatte, unter anderem in diesen. »Ich tue, was ich kann, Blomquist. Und er war derjenige, der geflüstert hat, nicht ich. Er. Daran können Sie mir nicht die Schuld geben.«

»Ich fühle mich wirklich ausgeschlossen.« Blomquist schniefte.

»Schon gut, ich hab's kapiert. Aber geben Sie um Himmels willen nicht mir die Schuld.«

Blomquist sah aus dem Fenster. »Und es ist nichts Neues«, fuhr er fort. »So geht es mir schon sehr, sehr lange.«

»Wirklich?«

»Ja. Als Jugendlicher war ich bei den Pfadfindern. Ich war mit Feuereifer dabei und habe all die Knoten gelernt und so. Und ich hatte eine Menge Abzeichen: Kochen, Holzarbeiten, gemeinnützige Arbeit – das volle Programm. Aber wissen Sie, was passiert ist? Als wir ins Pfadfinderlager gegangen sind, hatten wir Zweierzelte. Wir mussten uns also ein Zelt teilen. Besser gesagt, alle außer mir. Ich war der Einzige, der niemanden hatte, mit dem er sich das Zelt teilen konnte.«

»Das tut mir leid, Blomquist«, sagte Ulf. »Wirklich.«

»Danke. Aber es ging so weiter, wissen Sie? Auf der Polizeischule mussten wir uns für manche Übungen einen Partner suchen. Meinen Sie, ich hätte einen finden können? Nein, konnte ich nicht. Sie mussten mich mit einem der Polizeihunde zusammentun. Es war wirklich peinlich: Alle hatten jemanden, nur ich nicht. Ich hatte nur einen Hund.«

Ulf fragte nach dem Namen des Hundes.

»Rufus.«

»Und war er ein guter Hund?«

Blomquist seufzte. »Ja. Aber dann fing er an, mir aus dem Weg zu gehen.«

»Rufus ist Ihnen aus dem Weg gegangen?«

Blomquist nickte.

»Und das macht Ihnen immer noch zu schaffen?«

Blomquist kratzte sich im Nacken. »Ja.«

»Sie könnten deswegen jemanden aufsuchen, wissen Sie? Ich gehe zu einem Therapeuten. Er ist sehr hilfreich.«

Ulf wusste nicht recht, warum er das gesagt hatte. Er glaubte nicht, dass Dr. Svensson ihm besonders viel geholfen hatte, und er war sich überhaupt nicht sicher, ob der Psychotherapeut viel für Blomquist tun konnte.

Doch Blomquists Interesse war geweckt. »Könnten Sie mir seine Kontaktdaten geben?« Er hielt kurz inne, dann fuhr er ein wenig besorgt fort: »Ich nehme an, es ist nicht zu teuer …«

»Der Wohltätigkeitsfonds der Polizei kommt für den Großteil auf«, sagte Ulf. »Das ist einer der Vorteile, wenn man im Dezernat für heikle Fälle ist.«

Sie setzten ihre Fahrt fort. Ein wenig später brachte Blomquist die geflüsterte Unterredung zwischen Ulf und dem

Professor erneut zur Sprache. »Werde ich noch in das Geheimnis eingeweiht?«

»Ja.« Und Ulf erzählte es ihm.

Als er zum Ende kam, nickte Blomquist und sagte: »Nun, nun.« Und dann fügte er hinzu: »So etwas kann man sich nicht ausdenken, oder?«

Woraufhin Ulf sagte: »Nein, da haben Sie wohl recht.«

Bei seiner Rückkehr ins Büro fand Ulf eine Nachricht von Anna auf seinem Schreibtisch. Er faltete sie behutsam auseinander und las: »Ich nehme den Nachmittag frei. Die Mädchen haben Schwimmtraining, und der Trainer will mit mir sprechen. Ich mache Gebrauch von meinem Recht auf Gleitzeit. Können wir uns treffen, um über die Angelegenheit von neulich zu sprechen? Ich will nicht im Büro oder am Telefon darüber reden – aus naheliegenden Gründen. Können wir morgen zusammen zu Mittag essen, was meinst du? Ich habe da was über einen neuen Thai gelesen. Da könnten wir uns treffen. Sieh dir das Lokal online an. Es heißt Ko Samui. Wir sollten getrennt hingehen, ich möchte nicht, dass die anderen sich fragen, was wir vorhaben. Alles Liebe, Anna.«

Ulf las die Nachricht mehrfach. »Alles Liebe, Anna.« Sie hatte geschrieben: Alles Liebe, Anna! Das war das erste Mal, dass sie das Wort Liebe verwendet hatte, und er fragte sich, was das zu bedeuten hatte. Viele Leute gebrauchten diese Grußformel, und häufig hatte sie nichts weiter zu bedeuten, das wusste er, doch in diesem Fall könnte es anders sein. Er steckte die Nachricht in seine Jackentasche und ertastete dabei etwas, was er völlig vergessen hatte: die neue Leine, die Frau Högfors für Martin gekauft hatte und die Ulf an die Materialbeschaffung zurückgeben wollte, um so weiteren Nachfragen vorzubeugen.

Ulf stand auf und ging zu Erik, der damit beschäftigt war, Etiketten auf Akten zu kleben. Er bat Erik um einen gepolsterten Umschlag, um darin die Leine zurückzuschicken.

»Diese Leine, über die wir gesprochen haben«, sagte er. »Ich schicke sie an die Materialbeschaffung zurück.«

Eriks Blick fiel auf die Leine in Ulfs Hand. »Darf ich?«, fragte er und griff danach.

Er betrachtete sie eingehend, insbesondere die Goldprägung mit dem Markennamen. »Was ist dieses ›van Dog‹?«

»Es ist eine Marke. Das ist eine Designerhundeleine, verstehst du. ›Van Dog‹ ist angeblich der letzte Schrei bei Hundezubehör.«

Erik wirkte skeptisch. »Die Materialbeschaffung würde uns nie eine Designerhundeleine schicken. Würden sie einfach nicht. Wo ist die ursprüngliche Leine?«

»Verloren.«

»Na, dann sollten wir das so melden.«

Ulf schüttelte den Kopf. »Aber um sie als verloren zu melden, muss man einen Verlorener-Artikel-Bericht ausfüllen. Und wie du dich vielleicht erinnerst, gibt es im Formular für verlorene Artikel eine Rubrik ›Umstände des Einsatzes, bei dem der Artikel verlegt oder zerstört wurde‹. Erinnerst du dich? Tja, was sollen wir da eintragen? Wir haben keinen Hund im Dezernat, wie die sehr wohl wissen.«

Das schien Erik nicht zu behagen. »Aber was ist, wenn sie sagen: ›Die ist nicht von uns?‹ Was dann?«

»Das ignorieren wir einfach«, sagte Ulf. »Wenn man etwas ignoriert, löst es sich in Luft auf. Wir haben dann jedenfalls ein reines Gewissen.«

Erik dachte darüber nach. »Vermutlich«, sagte er schließlich.

Ulf lächelte. »Wir könnten natürlich auch sagen, wir wollten jemanden an die Leine legen.«

Erik sah ihn verständnislos an, dann suchte er einen gepolsterten Umschlag heraus und reichte ihn Ulf. Ulf schrieb eine Nachricht und steckte sie zusammen mit der Leine in den Umschlag. »Betr. Nachfrage wg. Hundeleine neulich: versehentlich bestellt und hier beigefügt. Bitte interne Revision informieren.« Er beschloss, in den letzten Satz noch »baldigst« einzufügen. Es war ja gut und schön, wenn Leute wie die aus der Revision darauf bestanden, dass man etwas baldigst erledigte, aber andere konnten das auch.

Ulf verschloss den Umschlag und legte ihn in Eriks Ausgangspostfach. Er malte sich aus, wie irgendein Bürokrat diese Nachricht und die beigefügte Leine erhielt und vermutete – zufälligerweise zu Recht –, dass irgendwo irgendetwas Regelwidriges geschah, doch ohne zu wissen, was. Das war ein tröstliches Bild. Man könnte es sich zur Gewohnheit machen, dachte er: im Kleinen tun, was möglich war, um in den Rängen der Bürokraten, die über diejenigen herrschten, die tatsächlich etwas zu tun hatten, Verwirrung zu stiften. Das war natürlich kindisch. Andererseits gab es ebenso eine Zeit für kindisches wie eine für erwachsenes Verhalten. Man musste bloß wissen, was wann geboten war.

Erik beendete das Beschriften der Akten und nahm ein Angelmagazin aus der Schreibtischschublade. Ulf fiel eine Schlagzeile auf der Titelseite ins Auge: »Große Forellen«, lautete sie. »Weitere Neuigkeiten. Rekordfänge.«

Erik blätterte das Magazin durch. Dann fragte er ganz beiläufig: »Wie ist denn das Ko Samui so? Hast du schon mal da gegessen?«

Als Ulf klar wurde, was diese Frage zu bedeuten hatte, erstarrte er. Wie konnte Erik es wagen? Wie konnte er es wagen, Nachrichten zu lesen, die auf Ulfs Schreibtisch lagen und zusammengefaltet waren, damit kein neugieriger Blick darauf fiel?

Er antwortete nicht, sondern funkelte Erik nur an. Der wandte den Blick ab. Ulf starrte auf seine Hände und versuchte, seine Wut zu bezähmen. Wenn er nicht darauf vertrauen konnte, dass Erik seine private Korrespondenz nicht las, konnte er ihm dann überhaupt noch trauen? Er hob den Blick. Erik war aufgestanden und nahm Ulfs Polsterumschlag aus seinem Ausgangsfach.

»Ich bringe das runter in die Poststelle«, verkündete er.

Ulf nickte knapp.

Nun war Ulf allein im Büro. Er wartete noch einen Moment, dann stand er auf und ging zu Eriks Schreibtisch. Ulf respektierte die Privatsphäre anderer, doch er hatte beschlossen, Erik zu zeigen, wie es war, wenn jemand das nicht tat. Er zog eine Schublade auf und sichtete rasch den Inhalt. Da war ein kleiner Karton mit Büroklammern, auf dem in Eriks Handschrift der Zifferncode stand, den die Materialbeschaffung für diesen Artikel verwendete. Außerdem waren da ein Kugelschreiber, oben leicht angekaut, eine billige, rezeptfrei erhältliche Lesebrille, die Ulf Erik nur gelegentlich tragen sah, eine Werbung für Angelschnüre, aus einem Angelmagazin herausgerissen, und ein Rundschreiben zum Altersruhegehalt, in dem Erik mehrere Passagen rot unterstrichen hatte.

Er schloss die Schublade und sah in die darunter. Hier fand er diverse Angelzeitschriften, darunter auch die, in der Erik kurz zuvor geblättert hatte. Da war das Titelblatt mit der Überschrift »Große Forellen«, und jetzt sah Ulf auch das Foto unter dem Text: eine große Forelle, daneben eine Fischwaage und ein Messschieber. Und dann, unter den Zeitschriften, ein abgegriffenes Notizbuch. Ulf nahm es heraus und sah es sich an.

Dies war Eriks Angeltagebuch. Es war schlicht gehalten: Auf der linken Seite befand sich eine Spalte mit der Überschrift »Ort und Datum«, daneben eine weitere Spalte mit dem Titel »Spezies und Gewicht«, während die rechte Seite nicht unterteilt war und die Überschrift »Beobachtungen und Schlussfolgerungen« trug. Ulf lächelte. Zu welchen Schlussfolgerungen konnte man in Bezug auf den ungleichen Kampf kommen, der auf der linken Seite dokumentiert wurde?

Dass ein Fisch an Land gezogen worden war? Dass man, wenn man einen Haken mit einem geeigneten Köder ins Wasser hängte, zumindest in den meisten Fällen einen ahnungslosen Fisch, ein Geschöpf ohne Verstand, aus seinem Element ans Ufer zerren konnte? Dass jeder derart behandelte Fisch sterben wird?

Er blätterte den ausgefüllten Teil des Buchs durch bis zum letzten Eintrag, der aus der vorhergehenden Woche stammte. Und dort las er folgenden Kommentar: »Hübsche Forelle heute. Habe eine meiner neuen Fliegen benutzt. Eine nahm sie, spuckte sie aber wieder aus (Pech!). Dann eine echte Schönheit und eine nicht sehr große. Hätte die nicht sehr große (mindermaßig) zurückwerfen sollen, aber der Seeaufseher war nicht in der Nähe, also habe ich sie behalten. Köstlich. Schlussfolgerung: Eine kleine Forelle kann viel besser schmecken als eine große.«

Ulf überflog den Eintrag und wollte das Buch schon zuklappen und zurück in die Schublade legen, doch dann hielt er inne. Erik würde jeden Augenblick zurückkommen, aber sicher blieb noch genug Zeit, um den letzten Eintrag im Tagebuch zu kopieren. Er ging zum Fotokopierer, der auf dem Tisch neben dem großen Aktenschrank stand.

Es gelang Ulf, das Tagebuch rechtzeitig in die Schublade zurückzulegen, und als Erik hereinkam, war er gerade auf dem Weg zurück zu seinem Schreibtisch. Erik blieb an der Tür stehen, sah zu Ulf und dann auf seinen Schreibtisch. Ulf ließ sich nichts anmerken. Fast hätte er vor sich hin gepfiffen, ließ es aber bleiben. Vor vielen Jahren hatte er auf der Polizeischule gelernt, dass es fast immer einem Schuldeingeständnis gleichkam, wenn man pfiff. Niemand pfeift heutzutage, hatten die Dozenten gesagt. Wenn jemand pfeift, hat er etwas zu verbergen.

Ulf setzte sich an seinen Schreibtisch und verwahrte schweigend die Kopie in seiner Tasche. Das, dachte er, musste es sein, was ein Erpresser empfand: Befriedigung darüber, einen Beweis für das Fehlverhalten eines anderen in der Hand zu haben. Und auch ein Gefühl von Macht: Es verlieh einem Macht über einen Menschen, wenn man wusste, dass dieser gegen das Gesetz verstoßen hatte – in diesem Fall gegen das Gesetz über die zulässige Größe von Forellen, die man behalten durfte. Ulf gestattete sich ein Lächeln. Er wollte Erik nicht erpressen, doch er würde ihn nichtsdestotrotz lehren, die Privatsphäre anderer zu respektieren.

Erik setzte sich. Er wirkte nachdenklich, bemerkte Ulf, so, als versuchte er, sich an etwas zu erinnern. Schließlich zog er die oberste Schublade auf und dann die darunter, nahm kurz das Tagebuch heraus und legte es, anscheinend beruhigt, wieder zurück.

Beinahe hätte Ulf sein Schweigen gebrochen. Beinahe hätte er gesagt: »Also, Erik, sind illegale Forellen besonders lecker? Nicht, dass du das aus eigener Erfahrung wüsstest natürlich.« Doch er tat es nicht. Er würde sein Wissen einstweilen für sich behalten und am nächsten Morgen eigens früher kommen, um die fotokopierte Seite auf Eriks Schreibtisch zu legen. Sollte Erik ihn später darauf ansprechen, würde er einfach leugnen, etwas darüber zu wissen. Das würde Erik eine Lektion erteilen.

Doch dann dachte er noch einmal nach. Wie konnte er nur? Wie konnte er nur so kleinlich sein – und so unaufrichtig? Was er da vorhatte, war doch beschämend – es stellte ihn auf eine Stufe mit Åke Holmberg; es machte ihn zum Erpresser. Er tastete nach der Kopie in seiner Tasche, zog sie heraus, warf einen letzten Blick darauf und riss sie dann im Schutz seines Schreibtischs unauffällig in kleine Stücke, die er in den Papierkorb warf. Ulf schämte sich; er hätte das nicht tun dürfen, aber wenigstens hatte er es rechtzeitig bereut. Darüber war er erleichtert, so, wie man es ist, wenn man einer Versuchung widerstanden hat und sich das als moralisches Verdienst anrechnen kann.

Doch Ulf stand noch eine weitere Herausforderung bevor, und zwar eine, der er sich am nächsten Tag beim Mittagessen stellen musste. Da würde er Anna von Jo berichten müssen. Er sollte der Bote sein, der die traurige Nachricht überbrachte, und darauf freute er sich nicht im Geringsten, obwohl er in Annas Gesellschaft sein würde, in einem Restaurant – eine Aussicht, die ihn unter normalen Umständen elektrisieren würde.

Er stellte sich das Ko Samui vor: dezente Beleuchtung, rot gepolsterte Stühle, irgendein Wasserspiel, vielleicht mit Lotusblumen, und durchdringender Geruch nach Zitronengras; all dies gab es immer in Restaurants mit Namen wie Ko Samui. Ob es in Thailand schwedische Restaurants gab? Er konnte es sich nicht vorstellen, was schade war, denn Thailänder könnten ein Smörgås durchaus genießen, wenn sie die Gelegenheit bekämen, es zu entdecken. Es gab noch diverses andere Schwedische, woran sie Gefallen finden könnten, dachte Ulf, auch wenn einem die Atmosphäre in Bangkok nicht sonderlich skandinavisch erschien.

Bergman-Filme hingegen, stellte er sich vor, würden in Thailand wohl eher nicht gut ankommen, da die Thailänder seiner Meinung nach lautere Filme bevorzugten. Die Inder taten das jedenfalls; von Zeit zu Zeit sah Ulf sich einen Bollywood-Film an, und die lebhaften Tanzszenen, an denen das gesamte Ensemble beteiligt war, gefielen ihm sehr. So etwas sah man in Bergman-Filmen niemals, überhaupt in keinem schwedischen Film übrigens; ABBA allerdings, für die Ulf sich nie hatte erwärmen können, waren dem hin und wieder gefährlich nahe gekommen.

Frau Högfors mochte ABBA natürlich, und gelegentlich hörte er durch die Wand »Super Trouper« in voller Lautstärke, begleitet von begeisterter Beinarbeit. Sie sollte sich in Acht nehmen, dachte er: ABBA war für so manchen Sturz verantwortlich. Wenn ältere Leute sich zu sehr aufregten, konnten sie stürzen, und daran wäre dann ABBA schuld.

Ulf dachte an Martin: Bevor sein Hund vollständig ertaubt war, hatte dieser gern ABBA gehört und im Takt zu deren schwungvollen Melodien gebellt. Wenn heute irgendwo ABBA gespielt wurde, guckte er bloß verdutzt, eine Reaktion, die Dr. Håkansson damit erklärte, dass Martin die Vibrationen spürte. »So nehmen auch taube Musiker Musik wahr«, hatte der Tierarzt erläutert. »Und bei Tieren ist es genauso.«

Nein, Schweden und Thailand waren sehr verschieden, dachte Ulf. Dennoch würden alle davon profitieren, wenn die Thailänder ein wenig schwedischer in ihrer Lebenseinstellung würden. Man würde ihnen das niemals aufzwingen wollen; das wäre eine sehr unschwedische Herangehensweise. Doch man könnte vielleicht andeuten, dass eine Großstadt wie Bangkok geringfügig umweltverträglicher wäre, wenn sie ein kleines bisschen schwedischer wäre.

Schwedische Tuk-Tuks jedenfalls wären umweltfreundlicher als die qualmenden Fahrzeuge, die Ulf vor Kurzem in einer Fernsehdokumentation gesehen hatte, doch er bezweifelte, dass die Thailänder es gut aufnehmen würden, falls man ihnen sagte, sie dürften keine Abgase ausstoßen. Wenn man es recht bedachte, nahmen die meisten Menschen es nicht gut auf, sondern fanden es unverschämt. Aber früher oder später würden sie auf das hören müssen, was andere zu diesem Thema zu sagen hatten.

Seine Gedanken wandten sich wieder dem vorgeschlagenen Restaurantbesuch zu und der Aussicht, dass Anna ihm gegenübersitzen und die Speisekarte lesen würde. Es wäre wunderbar, wenn er sich mit thailändischem Essen auskennen würde und ihr die einzelnen Gerichte erklären könnte, aber wahrscheinlich würde es andersherum sein. Sie würde ihm die Speisekarte erläutern, und er würde brav bestellen, was sie ihm empfahl. Doch das würde er gern tun, denn er würde alles mögen, was sie auswählte – das wusste er jetzt schon.

Das Bild verdüsterte sich; nun sah er Anna nervös auf sein Verdikt warten, das nur ein Wort sein konnte: ja. Ein

Wort würde eine Ehe und eine Welt zerstören. Ein einzelnes kurzes Wort, das normalerweise so positiv war, aber auch so negativ sein konnte. Er seufzte.

Manchmal war das die einzig mögliche Reaktion auf die Welt. Man mochte einen positiveren Laut hervorbringen wollen – etwa ein erfreutes Nach-Luft-Schnappen –, doch herauskommen würde ein Seufzer. Das war es, was die Welt in uns auslöste – einen Seufzer. Wegen alledem, was wir gegen unseren Willen tun mussten; alledem, was wir nicht getan hatten, aber gern getan hätten; wegen alledem und noch mehr – ein Seufzer. »Weltschmerz.« Diese deutschen Wörter waren manchmal so nützlich, und speziell dieses schien Ulfs Gefühle sehr genau zu beschreiben. »Weltschmerz«: Mit zwei Silben wurde ein weites Bedeutungsfeld von Bedauern und Leid aufgerufen; auf seine Art ebenso weit wie das Land in Schwedens Norden, einsam, unberührt, unerreichbar für menschliche Wärme.

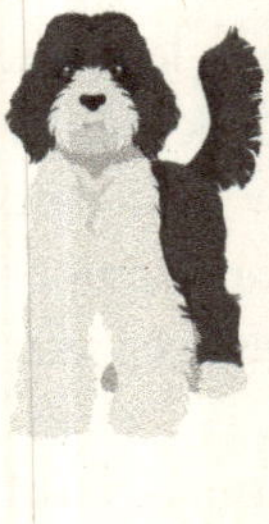

KAPITEL FÜNFZEHN

Nicht ABBA

In dieser Nacht hatte Ulf einen lebhaften Traum, der deutlich weitreichendere Konsequenzen haben sollte als der durchschnittliche Albtraum. Ulf steuerte seinen Saab mit Martin auf dem Beifahrersitz durch eine ansprechende, sanft geschwungene Landschaft. Die Luft war frisch, und der Wind, der durch das offene Fenster hereinkam, ließ Martins Ohren flattern, sodass die ungewohnten kleinen Hörgeräte zu sehen waren, die man ihm eingesetzt hatte. Zufriedenheit erfüllte Ulf, denn er schien kein klares Ziel und keinen Zeitdruck zu haben. Doch abrupt veränderte sich die Grundstimmung des Traums. Nach einer Kurve erblickte er eine Straßensperre der Polizei. Dahinter traten zwei Gestalten hervor und bedeuteten Ulf anzuhalten. Eine dieser Gestalten war Polizeipräsident Ahlbörg.

Ahlbörg war vollendet höflich, erkundigte sich nach Ulfs Befinden und zerzauste Martin freundlich das Fell. Aber dann fiel sein Blick auf den Rücksitz, und er entdeckte den Kühlergrill, den Viligot Danior Ulf aus Dankbarkeit für seine Unterstützung geschenkt hatte. »Das«, verkündete der Polizeipräsident, »ist Bestechung, Varg. Sie sind entlassen.«

Ulf beteuerte seine Unschuld. »Ich wollte es ja melden«, sagte er. »Ich war schon unterwegs.«

Das beeindruckte den Polizeipräsidenten nicht. »Wohin? Sie waren schon unterwegs wohin?«

Ulf antwortete, ohne nachzudenken: »In die Vergangenheit. Ich war unterwegs nach …« Und da geriet er ins Stocken und verstummte. Wohin fuhr er mit dem Kühlergrill? Er hatte keine Ahnung. Und dann drehte Martin sich zu ihm um und sagte in perfekt artikuliertem Schwedisch: »Daran bist du selbst schuld, weißt du?«

Für einen Augenblick vergaß Ulf den Polizeipräsidenten und staunte über dieses Wunder des Sprechens, dessen Zeuge er gerade geworden war. Martin hatte noch nie mit ihm gesprochen, aber jetzt sprach er ein perfektes, wenn auch ein wenig altmodisches Schwedisch.

Dann erwachte Ulf, den absurden Traum noch lebhaft im Gedächtnis. Er schlug die Augen auf und blickte an die Decke, wo das Licht der Straßenlaternen, das durch die Lamellen der Jalousie drang, Schattenstreifen warf. Diese Streifen erinnerten ihn an den Kühlergrill für seinen Saab.

Er setzte sich auf und sah auf die Uhr. Es war fünf Uhr morgens, eineinhalb Stunden vor der Zeit, zu der er normalerweise aufstand. Wieder dachte er an seinen Traum. Der Kühlergrill befand sich noch im Haus, er lehnte im Gästezimmer am Schreibtisch. Ulf hatte in dieser Sache längst etwas unternehmen, sich aber in gewisser Weise den Ernst der Lage nicht eingestehen wollen und war daher untätig geblieben.

Jetzt war es viel zu spät. Es war genauso wie mit der Hundeleine, nur unendlich viel ernster. Wenn herauskäme, dass er ein Geschenk angenommen hatte, ohne es zu melden, auch wenn er in keiner Weise darum gebeten hatte, dann konnte das, was im Traum passiert war, Wirklichkeit werden. Und falls er entlassen würde, würde er gewisse Pensionsansprüche verlieren. Überdies wäre es schwierig, eine neue Arbeit zu finden, weil niemand einen Kriminalpolizisten würde einstellen wollen, der wegen Korruption entlassen worden war. Korruption – das war so ungerecht.

Ulf hatte sich während seiner ganzen bisherigen Laufbahn nie etwas zuschulden kommen lassen; er war absolut ehrlich – so sehr, dass es ihm schon unmöglich war, eine ganz harmlose Notlüge auszusprechen. Und dennoch, je länger der Kühlergrill in seinem Besitz war, desto schwieriger würde es werden, sich seiner zu entledigen, und desto mehr würde es ihn belasten, sollte jemand ihn sehen. Manchmal stattete die Innenrevision Polizisten unangekündigt einen Besuch ab, um ihren Lebensstandard zu begutachten. So kamen sie korrupten Beamten, die über ihre Verhältnisse lebten, auf die Schliche; und nicht nur bestechlichen Polizisten, sondern auch solchen, die Leuten wie Viligot Danior gedankenlos gestattet hatten, ihnen ein Geschenk zu machen.

Ulf stand auf und öffnete das Schlafzimmerfenster, atmete die frische Morgenluft ein und traf eine Entscheidung. Er konnte den Kühlergrill nicht einfach irgendwo abladen, denn aus seiner beruflichen Erfahrung wusste er, dass Menschen, die versuchten, sich einer Waffe zu entledigen, dabei unweigerlich entdeckt wurden. Mittlerweile hing an jeder Ecke eine Überwachungskamera, und man konnte nie wissen, wer einen gerade beobachtete. Zudem waren da die Passanten, die dazu neigten, zufällig hinzusehen, wenn Straftäter, die sich unbeobachtet wähnten, etwas wegwarfen.

Falls Ulf den Kühlergrill zur städtischen Mülldeponie brachte, würde man ihn sehen. Wenn er ihn irgendwo am Straßenrand aus dem Auto warf, kam garantiert im falschen

Augenblick ein Radfahrer um die Ecke oder eine Frau sah aus dem Fenster ihres Bauernhauses. Nein, er würde es anders machen müssen.

Er nahm sich nicht die Zeit zu frühstücken, sondern kochte sich bloß einen doppelten Espresso. Solcherart gestärkt, holte Ulf den Kühlergrill aus dem Gästezimmer und hüllte ihn in die Zeitung vom Vortag. Dann weckte er Martin, der trotz seiner Depression einen tiefen Schlaf hatte. Ulf hatte noch eine alte Leine, die er jetzt verwendete, nachdem er die neue ja an die Materialbeschaffung geschickt hatte, und die befestigte er nun an Martins Halsband. Mit dem Kühlergrill unterm Arm ging er zum Auto. Martin, der zunächst lustlos gewesen war, wurde munter und schnupperte begeistert die Morgenluft.

Ulf kannte die sich verändernde Sozialgeografie seiner Stadt ebenso gut wie jeder Uniformierte. Er wusste, wo die Gangs lebten; er wusste, wo sich lokale Bindungen mit importierten Loyalitäten rieben; er wusste, wo die Straßenkriminalitätsrate am höchsten war, und genau dorthin fuhr er jetzt. Seved hatte er sich ausgesucht, weil Blomquist über dieses Viertel und seine Probleme gesprochen hatte.

»Sie sagen uns, es sei ein besonders gefährdetes Viertel«, hatte er erzählt. »Ich sage, es ist ein besonders kriminelles Viertel. Aber …« Er zuckte die Achseln. »Ich bin kein Soziologe, Varg. Und auch kein Kriminologe. Ich bin ein einfacher Polizist.« Dann hatte er noch etwas gesagt, was Ulf in Erinnerung geblieben war: »Da gibt es eine Straße, ich sage Ihnen, da verschwindet alles, was nicht niet- und nagelfest ist. Lassen Sie etwas fünf Minuten im Auto liegen, und es ist weg, wenn Sie zurückkommen.«

Dieses Seved war nun Ulfs Ziel. Als er das Viertel erreichte, suchte er sich aufs Geratewohl eine Straße aus und bugsierte den Saab in eine Parklücke neben einem Lebensmittelgeschäft. Die Beleuchtung war eingeschaltet, und er sah Menschen durch den Laden gehen – in diesem Teil der Stadt begann der Tag offenbar früh.

»Wir machen einen Spaziergang, Martin«, sagte Ulf. »Keinen langen. Eine halbe Stunde vielleicht.«

Der Hund sah ihn an und beobachtete seine Lippen. Als er »Spaziergang« erkannte, wedelte er mit dem Schwanz.

Ulf ließ sämtliche Autofenster offen und ging los. Ihm war ein wenig unbehaglich in dieser Gegend, doch er sagte sich, dass keiner der Anwohner, die ihm mit den Blicken folgten, wusste, dass er Kriminalpolizist war. Für sie war er nur irgendein Mann mit einem Hund, ein Fremder, der vielleicht irgendwo etwas mit einem Dealer zu erledigen hatte – jemand, um den man sich nicht groß Gedanken machen musste.

Etwa vierzig Minuten lang spazierten Ulf und Martin umher. Ein paar Jugendliche interessierten sich für sie, doch Martin, der ein stattlicher Hund war und aussah, als könnte er auf sich aufpassen, flößte ihnen Respekt ein. Sie beobachten sie, unternahmen aber nichts. Ulf blickte einfach geradeaus und wunderte sich, dass Teenager um diese Uhrzeit schon auf waren: Kein Teenager, der etwas auf sich hielt, war um sechs Uhr morgens bereits auf den Beinen. Diese jungen Männer, sagte er sich, waren die Nachtschicht. Sie würden bald an die Tagschicht übergeben und zu Bett gehen.

Er hatte den Spaziergang so geplant, dass ihr Weg sie schließlich von der anderen Seite her zurück zu der Straße führen würde, in der er geparkt hatte. Als er nun um die

Ecke bog, blickte er die Straße entlang in Richtung Saab. Doch der war nicht mehr da.

Ulf blieb wie angewurzelt stehen. Sein Plan war ganz schlicht gewesen. Er würde den Wagen für kurze Zeit unbeaufsichtigt stehen lassen, und der Kühlergrill würde gestohlen werden, genau wie Blomquist es vorhergesagt hatte. Und damit, so sein Plan, wäre das erledigt gewesen. Doch es war schrecklich schiefgegangen. Offensichtlich war der Saab selbst gestohlen worden.

Raschen Schrittes ging Ulf durch die Straße und verfluchte seine hirnverbrannte Idee. Als er die Stelle erreichte, wo der Wagen gestanden hatte, sah er den Kühlergrill am Boden liegen – die Diebe hatten ihn aus dem Auto geworfen. Martin schnüffelte am Grill und sah Ulf erwartungsvoll an, doch der wusste dem Hund nichts zu sagen, und so schloss er die Augen. Er hätte heulen können.

Er liebte dieses Auto – er liebte es. Und jetzt fuhr vermutlich irgendein ordinärer Kerl, der voller Hass auf alles war, wofür der Saab stand, damit herum, misshandelte die Gangschaltung und hatte zweifellos vor, ihn auf irgendeinem abgelegenen Stück Brachland in Brand zu stecken, sobald er ihn satthatte.

Vor Enttäuschung und Wut über seine eigene Dummheit stiegen Ulf die Tränen in die Augen. Doch diese Tränen galten noch anderem. Sie galten dem, was verloren gegangen war. Dem gesellschaftlichen Vertrauen. Der gescheiterten Idee der Gemeinschaft und dem gegenseitigen Respekt. Sie galten einem Ideal, an das Ulf wie so viele andere auch noch glauben wollte, von dem er jedoch fürchtete, dass es nicht überleben werde.

Blomquist fand ihn mehrere Stunden später im Café gegenüber vom Büro. Ulf bemerkte ihn nicht gleich, da er in seine Kaffeetasse starrte. Als er aufblickte, sah er Blomquist, der ihn besorgt musterte.

»Alles in Ordnung, Varg?«

Ulf nickte, merkte aber selbst, dass es kein überzeugendes Nicken war.

»Sag's dem Onkel.« Blomquist setzte sich.

Ulf zuckte zusammen. Er hatte Blomquist diesen Satz schon einmal sagen hören, und er ging ihm gegen den Strich. Doch jetzt war nicht der rechte Zeitpunkt, um das anzusprechen, daher erwiderte er bloß: »Mein Saab ist geklaut worden.«

Blomquist war entgeistert. »Dieses schöne alte Auto?«

»Ja. Ich bin damit heute Morgen ausgefahren – einfach, um ein bisschen frische Luft zu schnappen.«

Er würde Blomquist nicht von seinem gescheiterten Plan erzählen, selbst wenn er dann ... nun, er wollte das Wort lügen nicht verwenden, aber dies war eine Notsituation, und da stand ihm doch wohl ein kleiner Spielraum zu.

»Wo haben Sie es angezeigt?«, fragte Blomquist.

Ulf schwieg.

»Sie haben das doch wohl angezeigt, oder?«, hakte Blomquist nach.

Ulf schüttelte den Kopf. »Wozu? Sie wissen so gut wie ich, dass unsere Freunde bei der Kfz-Kriminalität mit der Arbeit nicht mehr nachkommen. Wie überall.« Er hielt inne. »Dagegen haben wir es leicht mit unseren heiklen Verbrechen. Wir haben unendlich viel Zeit, um die unbedeutenden Fälle zu untersuchen, mit denen wir es zu tun haben. Aber wenn es um Bomben und Schießereien und Autodiebstahl und so weiter geht – wie sollen sie das alles jemals schaffen?«

Zu Ulfs nicht geringer Überraschung stimmte Blomquist ihm zu. »Sie haben recht. Aber wir müssen doch irgendetwas tun können.«

»Wir können es akzeptieren«, erwiderte Ulf.

Blomquist blickte nachdenklich. »Erinnern Sie sich an diesen Burschen, von dem Sie mir erzählt haben? Der, der von dem lutherischen Pfarrer angegriffen wurde?«

Ulf nickte resigniert. »Ich erinnere mich an ihn. Ja.«

»Wie hieß der?«

»Viligot Danior. Er ist ein ...«

»Ja, ich weiß«, sagte Blomquist. »Ich weiß nicht genau, wie heutzutage die korrekte Bezeichnung lautet, aber er gehört jedenfalls dazu zu dem Verein. Egal – Sie haben doch gesagt, dass Sie ihn mochten?«

Ulf trank einen Schluck Kaffee. »Ja. Ich glaube, diese Leute haben es oft schwer. Die Menschen sind gegen sie. Sie geben ihnen an allem die Schuld.«

Blomquist zögerte. »An allem sind sie nicht schuld«, sagte er dann. »Aber ein paar von ihnen stellen zumindest hier und da was an, das müssen Sie zugeben. Nicht, dass ich sie alle über einen Kamm scheren wollte natürlich.«

Ulf sah ihn an. »Natürlich.«

»Rufen Sie ihn an.«

»Warum?«

»Weil er Ihnen vielleicht helfen kann. Er ist doch in der Autodiebstahlsbranche, denke ich. Nicht, dass ich da irgendwas verallgemeinern wollte. Oder sonst kennt er bestimmt jemanden, der in der Branche ist.«

Ulf dachte darüber nach. »Ich denke nicht, dass ich das tun sollte. Immerhin war ich mit diesem Fall befasst. Das wäre ja, als würde ich ihn um einen Gefallen bitten.«

»Und es wäre auch ein Gefallen«, bestätigte Blomquist. »Wohlgemerkt, es spricht nichts dagegen, dass ich mich an ihn wende. Er und ich hatten noch nie miteinander zu tun. Ich könnte ihn anrufen und sagen: ›Mein Freund – Sie wissen schon, der, der Ihnen geholfen hat – hat einen ziemlich schönen alten Saab eingebüßt. Sie wissen nicht zufällig etwas darüber?‹ Das könnte ich tun.«

Ulf zuckte die Achseln. »Ich denke schon.«

»Dann mache ich das. Können Sie mir seine Nummer geben?«

»Besorgen Sie sich die bei Carl. Sie steht in der Akte.«

Blomquist bestellte sich eine Tasse Kaffee und eine zweite für Ulf. Während sie ihren Kaffee tranken, sagte Blomquist: »Wissen Sie noch, diese Sache mit den Hunden?«

Trotz seines Verlusts brachte Ulf ein Lächeln zustande. »Lustig, nicht wahr?«

»Sie haben gesagt, dass dieser estnische Bursche – der, der die Hunde exportiert, die wie Wölfe aussehen – Sie haben gesagt, dass er die Hunde ausbildet, damit sie als Komparsen in Filmen auftreten können.«

»Ja. Das tut er. Er besorgt Hunde, die wie Wölfe aussehen, nimmt sich viel Zeit, um sie auszubilden, und verkauft sie dann an Filmgesellschaften, die Wölfe in ihren Filmen brauchen. Das ist offenbar ein erfolgreiches Geschäftsmodell. Man könnte es wohl ein ziemliches Nischenprodukt nennen.«

»Und alles einwandfrei?«

»Natürlich. Niemand wird geschädigt. Es war nur so, dass mein Tierarzt – der Tierarzt, der sich um Martin kümmert, Dr. Håkansson –, der hat da die Flöhe husten gehört. Er dachte, der Mann würde Hunde exportieren, die er als

Wölfe verkauft, dabei wissen alle, dass es Hunde sind, die bloß wie Wölfe aussehen.«

Blomquist drehte seine Tasse hin und her. »Meine Schwester hat einen Hund. Ein gutes Tier – sehr gehorsam. Aber sie meint, er könnte Schauspieler werden. Sie wissen schon, in einer dieser Sendungen, wo der Hund Menschen rettet – so etwas. Sehen Sie, sie hat ein Drehbuch über einen Hund geschrieben, der lauter tapfere Sachen macht. Dabei hatte sie ihren eigenen Hund im Sinn …« Er brach ab.

Ulf starrte ihn an. »Ich stelle Ihnen den Kontakt zu ihm her«, sagte er schließlich. »Man kann nie wissen.« Er sah auf die Uhr. »Ich muss los und mit jemandem sprechen, Blomquist. Mir wäre lieb, wenn Sie als Verstärkung mitkämen. Einfach vorsichtshalber.«

»Ich rufe nur schnell diesen Burschen an, bevor wir fahren«, sagte Blomquist. »Dann ist das erledigt.«

Ulf sagte nichts. Manchmal war es besser zu schweigen, wenn man keine Sprachspur hinterlassen wollte, das Äquivalent zur schriftlichen Spur, doch stets weniger kompromittierend, denn das gesprochene Wort ist nun einmal wie mit Rauch in die flüchtige Luft geschrieben.

»Åke Holmberg«, sagte Ulf. »Dies ist mein Kollege Blomquist. Er ist ebenfalls beim Dezernat für heikle Fälle.«

Åke war zu ihnen herunter an den Empfang gekommen. Er hielt ein Klemmbrett in der Hand und wirkte abgelenkt.

»Das kommt mir jetzt ein bisschen ungelegen«, sagte er knapp.

»Das tut nichts zur Sache«, erwiderte Ulf. »Und ich fürchte, es kümmert mich nicht im Geringsten, ob es Ihnen gelegen kommt oder nicht.«

Åke zuckte zusammen. Mit dieser Tonart hatte er nicht gerechnet, und sein Verhalten änderte sich. Er öffnete den Mund, schloss ihn dann aber wieder.

»Sie wissen sicher, weshalb wir hier sind«, sagte Ulf.

Das war eine klassische Vorgehensweise bei Ermittlern, die sich ihrer Sache nicht sicher waren. In vielen Fällen funktionierte es, und die Leute rechtfertigten sich unwillkürlich, ohne zu merken, dass der Ermittler gar nichts gegen sie in der Hand hatte. Åkes Reaktion bewies, dass diese Taktik auch bei ihm fruchtete.

»Hier können wir nicht reden«, sagte er so leise, dass er kaum zu verstehen war. »Im Keller ist eine Kantine. Da können wir hingehen.«

Ulf war einverstanden, und der Journalist führte sie durch einen Flur zu einer Treppe ins Tiefgeschoss. Irgendwo war eine Druckerpresse zu hören, die die Spätausgabe der Zeitung produzierte. Es roch nach Tinte.

»Es ist ein bisschen laut«, sagte Åke, »aber hier können wir ungestört reden.«

Sie setzten sich einander gegenüber an einen kleinen Resopaltisch.

»Ich kann es erklären«, begann Åke.

Ulf hob eine Augenbraue. Es war so viel einfacher, wenn der Straftäter alles gestand. »Bitte. Aber ich muss Sie warnen: Blomquist wird alles aufschreiben, was Sie uns erzählen. Sie sind nicht verpflichtet, irgendetwas zu sagen, wissen Sie?«

»Ich möchte aber«, beteuerte Åke.

»Na schön«, sagte Ulf, »aber ich wüsste ehrlich nicht, wie Sie eine Erpressung erklären wollen.«

Åke wirkte überrascht. »Erpressung?«

»Ja«, bestätigte Ulf. »Erpressung. Mithilfe von Drohungen Geld von anderen erlangen.«

Åkes Überraschung wuchs. »Ich wüsste nicht, was das mit mir zu tun hat.«

Ulf schnaubte. »Vielleicht gefällt Ihnen das Etikett nicht, aber Schmutz ist Schmutz, egal, wie man es betrachtet.«

»Schmutz?«

»Erpressung«, meldete Blomquist sich zu Wort. »Wissen Sie, wie man noch dazu sagt? Mord der Seele.«

Verständnislos starrte Åke Blomquist an. »Mord?«

»Der Seele«, bekräftigte Blomquist.

Åke schüttelte den Kopf. »Nils hat mir geholfen. Er hat mich nicht erpresst – und übrigens auch sonst niemanden.«

Ulf lachte. »Nicht er ist der Erpresser, Holmberg – Sie sind es.«

»Ich?« Åkes Verwunderung wirkte durchaus echt. »Ich? Ein Erpresser?«

Ulf merkte sofort, dass Åke sich nicht verstellte. Kurz fragte er sich, wohin das führen mochte. Åke wollte irgendetwas erklären, aber es war eindeutig etwas anderes als Erpressung. Was wiederum nur bestätigte, dass Menschen, die glaubten, man wisse etwas, was man in Wahrheit gar nicht wusste, sich noch jedes Mal selbst belasteten.

»Am besten, Sie erklären uns das«, sagte Ulf. Das sollte genügen, dachte er.

»Ich habe mir das Geld nur geborgt«, erzählte Åke. »Das versichere ich Ihnen. Ich wollte es zurückzahlen. Man hatte mir gesagt, das System sei narrensicher und wir würden siebzehn Prozent bekommen, garantiert, innerhalb von sechs Monaten nach der Investition.«

Ulfs Miene war ausdruckslos. »Aber das haben Sie nicht?«

»Nein, haben wir nicht. Und dann habe ich entdeckt, dass es ein – wie heißt das noch? –, ein Ponzi-Schema war. Sie haben von vielen Menschen Geld genommen und es dann benutzt, um früheren Investoren ihr Geld zurückzuzahlen. Ein klassischer Ponzi.«

Blomquist schüttelte ungläubig den Kopf. »Warum sind Sie darauf hereingefallen? Wo Sie doch Journalist sind und alles?«

»Weil ich verzweifelt war. Ich hatte mich da in etwas reingeritten.«

Er sah sich um und senkte die Stimme. Der Lärm der Druckerpresse war immer noch so laut, dass ihre Unterhaltung nicht mitgehört werden konnte, zudem waren nur ein, zwei weitere Personen in der Kantine, ganz am anderen Ende.

»Ich hatte Schulden. Es waren Zahlungen an meine Gläubiger fällig. Einer von ihnen hat gedroht, mich vor Gericht zu bringen.«

Ulf stöhnte. Er hatte einen Horror vor Schulden und konnte sich keinen schlimmeren Albtraum als Verbindlichkeiten vorstellen, die man nicht begleichen konnte. Als in Griechenland Schluss mit lustig war und die Deutschen ein Machtwort sprachen, hatte er Mitgefühl mit den Griechen gehabt. Sie hatten es natürlich herausgefordert, aber dennoch …

»Ich habe mir das Geld von oben geborgt«, fuhr Åke fort. »Ich war einer der Verwalter des Hilfsfonds für Journalisten.«

Wieder stöhnte Ulf. Das war die schlimmste Art von Veruntreuung, dachte er – eine Wohltätigkeitsorganisation zu bestehlen.

Åke senkte den Blick auf seine Hände. »Ich bedauere es. Ich bedauere es mehr, als ich sagen kann.«

Blomquist funkelte ihn an. »Ein Hilfsfonds«, murmelte er.

»Ich weiß, ich weiß. Aber jedenfalls musste ich das Geld zurückzahlen, und da kam Nils ins Spiel. Seine Partnerin ist eine Ex-Freundin von mir. Wir sind auch nach der Trennung gute Freunde geblieben. Fast wie Bruder und Schwester.«

Ulf blickte auf. »Ebba?«

»Ja. Ich wollte nicht, dass sie davon erfährt, und als ich Nils gefragt habe, ob er mir hilft und mir das Geld leiht, habe ich ihn gebeten, es vor ihr geheim zu halten. Er war einverstanden.«

Ulf hatte das Gefühl, dass er allmählich zum Kern der Sache vordrang. »Also gibt es gar keine Erpressung?«

»Himmel, nein!«, sagte Åke. »Er hat mir das Geld sogar geschenkt, anstatt es mir nur zu leihen.« Er beobachtete, welche Wirkung das auf seine Besucher hatte. »Ja, so ein Mensch ist er, wissen Sie. Dieses Image, das er hat ...«

»Dieses Image täuscht«, ergänzte Ulf.

»Ja«, bestätigte Åke. »Definitiv. Aber um auf das zurückzukommen, was ich Ihnen erzählt habe, ich habe jeden Cent zurückgezahlt, den ich mir geborgt hatte.« Er hielt inne. »Ich habe mich furchtbar mies gefühlt. Eigentlich bin ich ein ehrlicher Mensch, Herr Varg, und das war das einzige Mal, dass ich so etwas getan habe. Das versichere ich Ihnen – das einzige Mal. Und ich werde so etwas nie wieder tun, nie.« Erneut machte er eine Pause, dann fuhr er fort: »Wobei ich nicht erwarte, dass Sie mir das glauben.«

Ulf atmete tief durch. Ein Verbrechen war ausgeschlossen, ein anderes jedoch enthüllt worden. Wenn er sich an die Vorschriften hielt, müsste er Åke jetzt verwarnen und ihn dem Dezernat für Wirtschaftskriminalität melden. Die Vorschriften … Aber hatten die Schöpfer solcher Vorschriften dabei immer das reale Leben im Blick? Ließen diese Vorschriften jemals Raum für diese grundlegendste menschliche Tugend, die Gnade? Oder für Vergebung? Er musterte den unglücklichen Åke. Welchen Sinn hatte es, ihn wegen eines Verbrechens anzuklagen, das er mit der Rückzahlung des geborgten Geldes bereits selbst korrigiert hatte?

Ulf sagte: »Würden Sie uns einen Moment entschuldigen?« Er wandte sich an Blomquist und bedeutete ihm, ihm ans andere Ende des Raums zu folgen.

»Nun?«, fragte Ulf.

Blomquist zuckte die Achseln. »Er hat Geld genommen.«

»Ja, ich weiß, aber …«

»Von einem Wohltätigkeitsfonds!«

»Ja, ich weiß. Also meinen Sie, wir sollten ihn den Kollegen übergeben?«

Blomquist zögerte mit der Antwort. »Nicht unbedingt.«

»Dann lassen wir ihn mit einer Verwarnung davonkommen?« So würde Ulf es gern machen, doch er sorgte sich, dass Blomquist es missbilligen könnte.

»Ja«, sagte Blomquist. »Man kann nicht alle für alles bestrafen.«

Sie kehrten zu Åke zurück. »Dürfte ich Sie etwas fragen?«, erkundigte sich Ulf.

»Natürlich.«

»Dieser Artikel, den Sie schreiben wollten – der, in dem Sie etwas über Nils Cederström enthüllen wollten –, worum ging es da?«

»Um nichts«, erwiderte Åke. »Es war seine Idee.«

Ulf wartete.

»Er hat das vorgeschlagen«, fuhr Åke fort. »Wegen seines Rufs. Sie wissen ja, er möchte, dass die Leute ihn für eine Art Enfant terrible halten.«

Das wusste Ulf in der Tat. Und nun passte alles zusammen. Er sah zu Blomquist, und der nickte.

»Na schön«, sagte Ulf. »Ich billige in keiner Weise, was Sie getan haben. Aber …«

Åke sah ihn flehentlich an.

»Ich werde ignorieren, was Sie uns erzählt haben«, fuhr Ulf fort. »Vorausgesetzt …«

»Alles«, unterbrach ihn Åke. »Alles, was Sie wollen. Sie müssen es nur sagen.«

»Ihr Wort. Geben Sie mir Ihr Wort, dass Sie so etwas nicht wieder tun.«

Åke zitterte. »Das haben Sie.«

»Gut«, sagte Ulf. »Fall abgeschlossen also.«

Sie verließen das Gebäude. Da klingelte Blomquists Handy, und er telefonierte kurz. Dann wandte er sich lächelnd an Ulf.

»Das war Viligot Danior«, sagte er. »Er hat dafür gesorgt, dass Ihnen Ihr Wagen zurückgebracht wird. Spätestens um fünf heute Nachmittag soll er bei Ihnen vor dem Haus stehen.«

Ulf klatschte vor Freude in die Hände. »Blomquist«, rief er. »Sie wunderbarer Mensch! Sie wundervoller Kollege! Sie Held!«

Blomquist wischte diese Komplimente beiseite. »Danken Sie ihm, nicht mir.« Und nach kurzem Nachdenken fügte er hinzu: »Karma, Varg. Karma. Denen, die Gutes tun, widerfährt auch Gutes.«

Ulf verzog das Gesicht. Wie so viele gute Menschen hielt er sich selbst nicht für gut.

»Nein, das meine ich ernst«, beteuerte Blomquist.

Ulf war vor Anna im Ko Samui und saß an einem Tisch in der Nähe des Fensters, als ihr Wagen draußen hielt. Er beobachtete, wie sie parkte, und als sie ausstieg und zum Restaurant ging, tat sein Herz einen Sprung. Für einen Moment schloss er die Augen; Liebe war eine Wunde in der Seele – wir redeten uns etwas anderes ein, aber sie war schlicht eine Wunde, so real und lästig wie ein echter Riss im Fleisch. Und sie brach ganz zufällig über uns herein, befiel uns ohne Vorwarnung, wenn wir im Café saßen oder durch einen Park spazierten oder irgendeiner anderen der gewöhnlichen Tätigkeiten nachgingen, mit denen unsere Tage angefüllt waren: Die Liebe brach über uns herein und streckte uns nieder wie eine Figur aus der Bibel einen Feind. Liebe tat das, denn so war sie: eine Verletzung. Wir waren so töricht zu denken, sie sei ein Segen, doch das war sie nicht.

Anna kam an seinen Tisch und entschuldigte sich dafür, dass sie zu spät sei.

»Aber du bist nicht zu spät«, beruhigte er sie. »Ich war zu früh.«

»Du bist so freundlich, Ulf.« Anna nahm Platz. »Immer gibst du dir selbst die Schuld, auch wenn jemand anders verantwortlich ist.«

Bekümmert wandte er den Blick ab; und der Grund dieses Kummers war der Gedanke an das, was er gleich tun musste.

»Die Mädchen haben demnächst wieder einen dieser großen Wettbewerbe«, erzählte Anna. »Die Norweger kommen. Wir müssen sie schlagen.«

»Norweger? Nun, nun.« Warum waren die Leute immer so in Sorge wegen der Norweger? Norweger waren einfach da, wie das Wetter, wie Bäume. Man musste nicht ständig gegen sie anschwimmen.

Doch Anna hatte noch mehr zu sagen. »Die Norweger sind sehr gut im Rückenschwimmen.«

Das war Ulf neu. Musste man sich darum nun auch Sorgen machen? Diese Norweger mit ihrer geordneten Gesellschaft und ihrer niedrigen Kriminalitätsrate und ihrem gewaltigen Staatsfonds … und jetzt auch mit ihrem Rückenschwimmen.

»Was ist mit dem Brustschwimmen?«, fragte Ulf.

Anna schüttelte den Kopf. »Ich glaube, da könnten wir gewinnen. Die hundert Meter jedenfalls. Doch, da haben wir gute Aussichten.«

»Ich hoffe es«, sagte Ulf. Verzweiflung erfüllte sein Herz, und selbst der Gedanke an einen Sieg über hundert Meter Brust konnte seine Laune kaum heben. Er stand kurz davor, eine Ehe zu zerstören. Dass er selbst davon profitieren würde – dass Anna dann vielleicht frei für ihn war –, war in diesem Moment nur ein kleiner Trost.

Anna nahm die Speisekarte, warf einen Blick darauf und legte sie wieder auf den Tisch. Dann sah sie Ulf an.

»Ich muss es dich fragen«, sagte sie sanft. »Ich sitze hier und überlege, wie ich dieses Gespräch am Laufen halte, anstatt zur Sache zu kommen. Wir könnten über die Mädchen und ihre Schwimmwettkämpfe reden. Wir könnten über Martin und seine Depression reden. Wir könnten über thailändisches Essen und was wozu passt reden, und über Zitronengras und so weiter, aber die ganze Zeit, die ganze Zeit würde sie hier bei uns sein – diese Frage.« Sie hielt inne, ergriff wieder die Speisekarte, und Ulf sah, dass ihre Hand zitterte.

Da traf er eine Entscheidung. Er nahm ihre Hand. Es war das erste Mal, dass er das tat – überhaupt. Zum ersten Mal überhaupt hatte er die Hand der Frau ergriffen, die er so sehr liebte.

»Jo hat keine Affäre«, sagte er.

Er spürte, wie ihre Hand zitterte, und dann drückte sie seine Hand fest.

»Nicht?«

Er schüttelte den Kopf. »Du musst dir keine Sorgen machen. Wie gesagt, Jo hat keine Affäre. Worum du dir da Sorgen gemacht hast, ist … na ja, nichts, worum du dir Sorgen machen müsstest.«

Ihre Augen leuchteten auf. »Bist du sicher? Bist du absolut sicher?«

Er wiederholte sein Verdikt. »Wie gesagt, er trifft sich nicht mit einer anderen Frau. Da kannst du ganz beruhigt sein.«

Ulf sah zur Decke. Was erwarte ich dort zu sehen, fragte er sich. Den Engel, der die guten und die schlechten Taten aufschreibt? Er hatte die Wahrheit gesagt. Es hatte eine Affäre gegeben, doch nun gab es sie nicht mehr. Jo hatte offensichtlich eine Entscheidung getroffen, und die war, bei Anna zu bleiben. Ulf würde ihm eine zweite Chance geben, selbst wenn das bedeutete, dass er selbst keine Chance bekam.

Mit einem Mal bemerkte er, dass Anna weinte. Erneut streckte er die Hand nach ihr aus, doch sie beschäftigte sich mit einem Taschentuch.

»Entschuldige«, sagte sie. »Es klingt kitschig, aber ich weine vor Freude.«

Ulf zwang sich zu einem Lächeln. »Das freut mich sehr. So, jetzt lass uns etwas zum Mittagessen auswählen. Ich muss zurück und einen Bericht schreiben.«

»Ach, Berichte«, sagte Anna. »Berichte, Berichte, Berichte!«

An diesem Abend fuhr Ulf Varg, Leiter des Dezernats für heikle Fälle mit einem Abschluss in Kriminologie von der Universität Lund, Besitzer eines hörgeschädigten Hundes namens Martin – der einzige Hund in Schweden, der gelernt hatte, von den Lippen abzulesen –, Liebhaber skandinavischer Kunst, Freund vieler Menschen, aber dennoch ein eher zurückhaltender Mann, er fuhr mit dem Taxi von der Arbeit nach Hause. Vor dem Gebäude stand sein vertrauter silbergrauer Saab, ein wunderschönes Werk der Ingenieurskunst, das für so vieles stand – für die Geschicklichkeit des Homo faber, für die Idee, dass etwas Nützliches schön sein konnte, für das Konzept Schweden an sich. Er bezahlte die Taxifahrt, und der Fahrer sagte: »Schönes Auto, das.«

Ulf ging nicht sofort zu seinem Wagen, sondern stieg die Treppe hinauf und klopfte bei Frau Högfors. Sie öffnete ihm lächelnd. »Ich wollte gerade mit Martin raus«, sagte sie.

»Dann kommen Sie doch mit«, erwiderte Ulf. »Wir können zusammen mit ihm spazieren gehen.«

»Gern.«

Martin kam angesprungen und leckte Ulf begeistert ab.

Sie verließen das Haus. Martin sah den Saab und lief hin, um ihn zu untersuchen. Er schnüffelte an den Rädern und an einer der Türen. Dann knurrte er.

Frau Högfors war verdutzt. »Was hat Martin denn?«

Ulf runzelte die Stirn. Er vermutete, dass Martin den Geruch der Diebe wahrnahm.

Martin bellte.

»Komisch«, sagte Frau Högfors. »So hat er auch gebellt, als er neulich im Park die Russen sah. Genau so. Ich nenne das sein russisches Bellen.«

Ulf ging zum Saab. Vielleicht war es ja nur das Licht, aber der Lack schien einen etwas anderen Farbton zu haben, so, als wäre er neuer. Er holte den Schlüssel aus der Tasche und wollte ihn in den Schlitz im Türgriff stecken, doch er passte nicht.

Ulf sah zum Himmel und dachte an Viligot Danior und seine Familie von Dieben. Das waren sie – Diebe. Und nun hatten sie den Saab eines anderen gestohlen, um ihm einen Gefallen zu tun.

Frau Högfors spürte, dass etwas nicht stimmte. »Alles in Ordnung?«, fragte sie.

Ulf atmete tief durch. Das war einfach zu kompliziert. »Ja, ja.«

Martin war davongesprungen.

»Gehen wir ihm lieber hinterher«, sagte Frau Högfors. »Er hat ein gutes Gespür für den Straßenverkehr, aber ich lasse ihn nicht gern zu weit weglaufen.«

»Nein«, pflichtete Ulf ihr bei. »Man sollte Hunde nicht aus den Augen lassen.«

Und auch sonst nichts, dachte er. Und auch sonst nichts.

Sie bogen um die Ecke. Und da erblickte Ulf einen weiteren silbergrauen Saab, der neben einem großen weißen Transporter parkte. Er blieb wie angewurzelt stehen.

»Ist das Ihr Wagen?«, fragte Frau Högfors. »Ich dachte, der andere …«

»Mein Fehler«, sagte Ulf lächelnd.

Ihm war danach, einen Luftsprung zu machen. Ihm war danach, seine Freude laut herauszuschreien. Ihm war danach, ein Lied anzustimmen. Doch er war Ulf Varg vom Dezernat für heikle Fälle, und es gab Dinge, die tat man einfach nicht, selbst wenn man außerordentlich zufrieden mit der Welt war. Schließlich konnte sich nicht jeder aufführen wie ABBA.

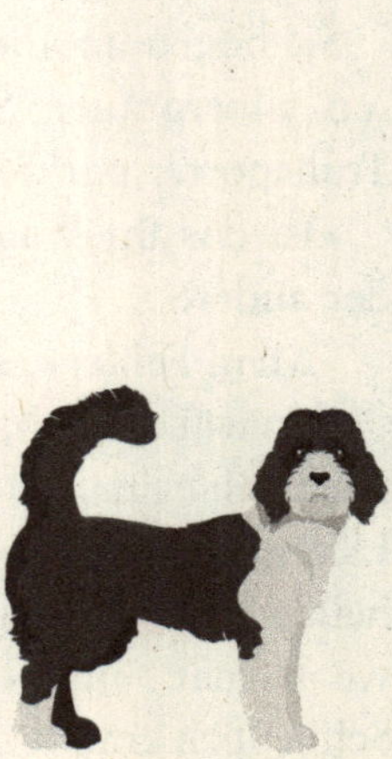

INHALT

Hier wird jedes Verbrechen aufgeklärt – auch das absurdeste

ALEXANDER McCALL SMITH

DAS DEZERNAT FÜR HEIKLE FÄLLE

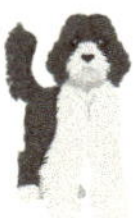

ROMAN

Inspektor Ulf Varg ist der ranghöchste Polizist im Dezernat für heikle Fälle in der schwedischen Stadt Malmö. Auf seinem Schreibtisch landet das, was die Kollegen von der Kripo nicht recht einzuordnen wissen. Dazu gehören sowohl der mysteriöse Überfall, bei dem jemandem hinterrücks ein Messer in die Kniekehle gestochen wurde, der Fall eines Mädchens, dessen (erfundener!) Freund vermisst wird und ein FKK-Ressort, das von einem Werwolf heimgesucht wird. Kommissar Ulf Varg und sein Team, bestehend Erik Nykvist und Anna Bengsdotter, sind schon einige Merkwürdigkeiten gewohnt und so machen sie sich in aller Ruhe an die Ermittlungen. Nicht zuletzt ist da noch Marten, Ulf Vargs tauber, Lippen lesender Hund, dessen akute Depression ihm große Sorgen bereitet.
Mit großem Witz wirft Altmeister Alexander McCall Smith einen einzigartigen Blick auf den skandinavischen Krimi. Sterben muss hier garantiert niemand, dafür darf herzlich gelacht werden.

KNAUR